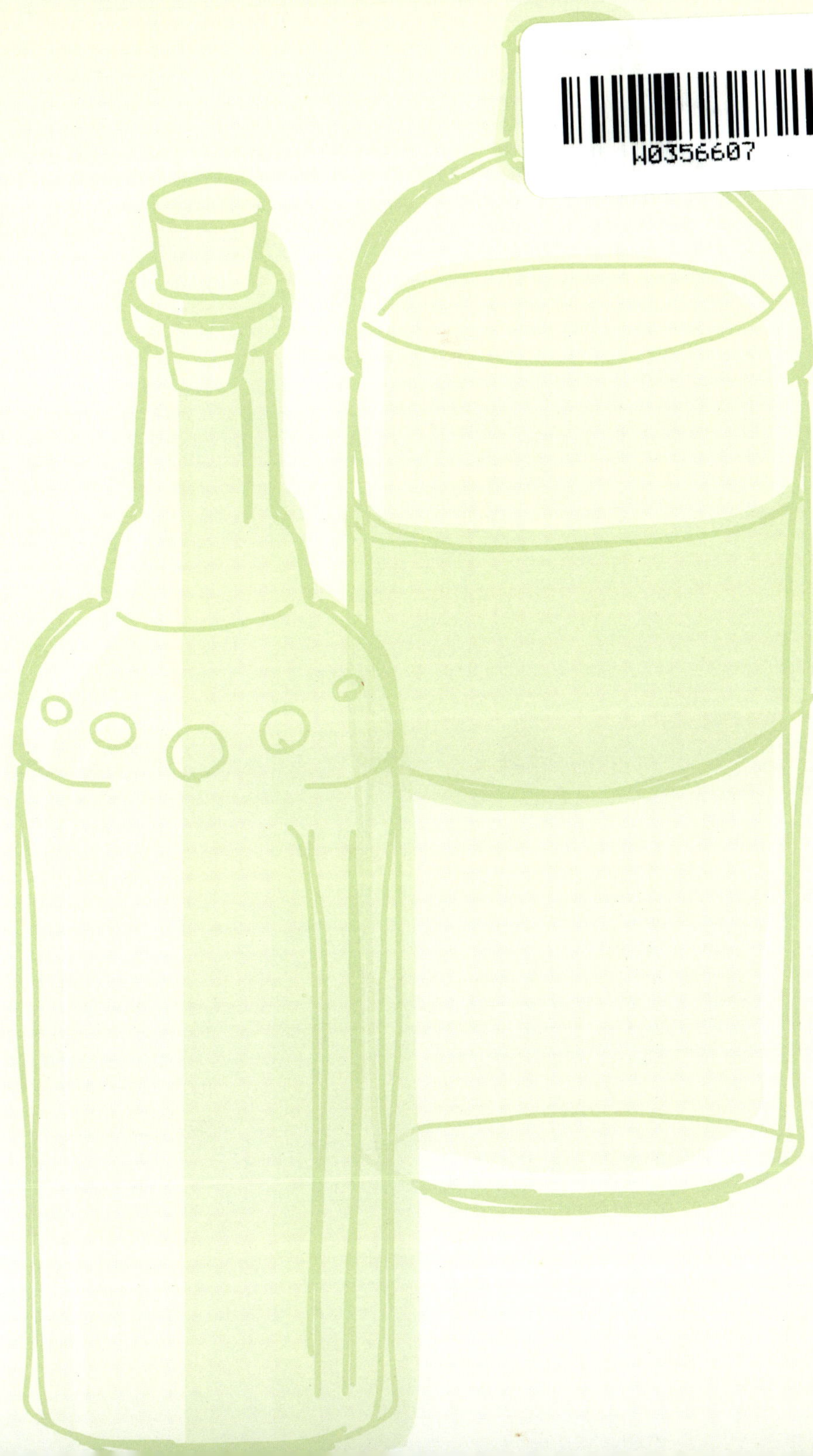

Ingrid Kleindienst-John

SOS Hexenschuss

Die besten Rezepte bei kleinen Beschwerden

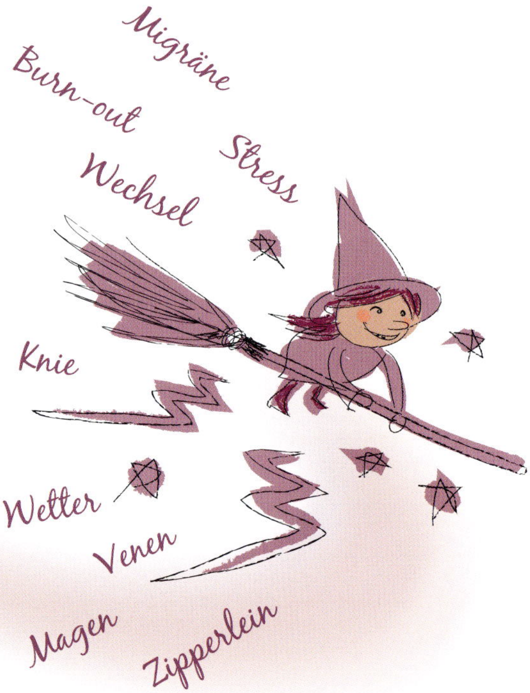

ISBN 978-3-99025-189-8

2. Auflage

A-4020 Linz
www.freya.at

Layout & Illustration: freya_art, Daniela Waser
Lektorat: Dipl. Päd. Magdalena Fuchs
Fotos: Kurt John, Ingrid Kleindienst-John, Daniela Mossier und Ingrid Puttinger
© Fotolia: falco47, Teamarbeit, Friedberg, Piotr Marcinski, lightwavemedia, John Takai, a4web.at, drubig-photo, Johanna Mühlbauer, abasler, Halfpoint, tamapanda, meteo021

printed in EU

Die Verfasserin gibt weder direkt noch indirekt medizinische Ratschläge, sie stellt keine Diagnosen und erteilt keine Verordnungen. Herausgeber, Verfasserin und Verlag übernehmen dafür keine Verantwortung.

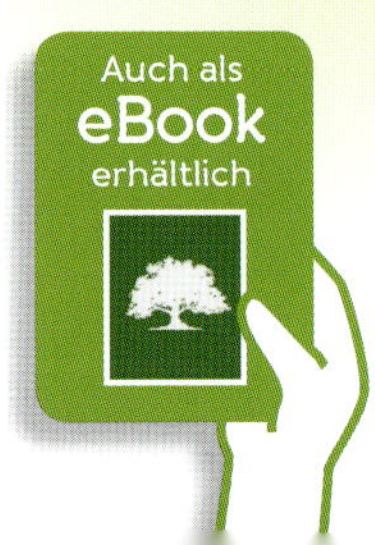

Ingrid Kleindienst-John

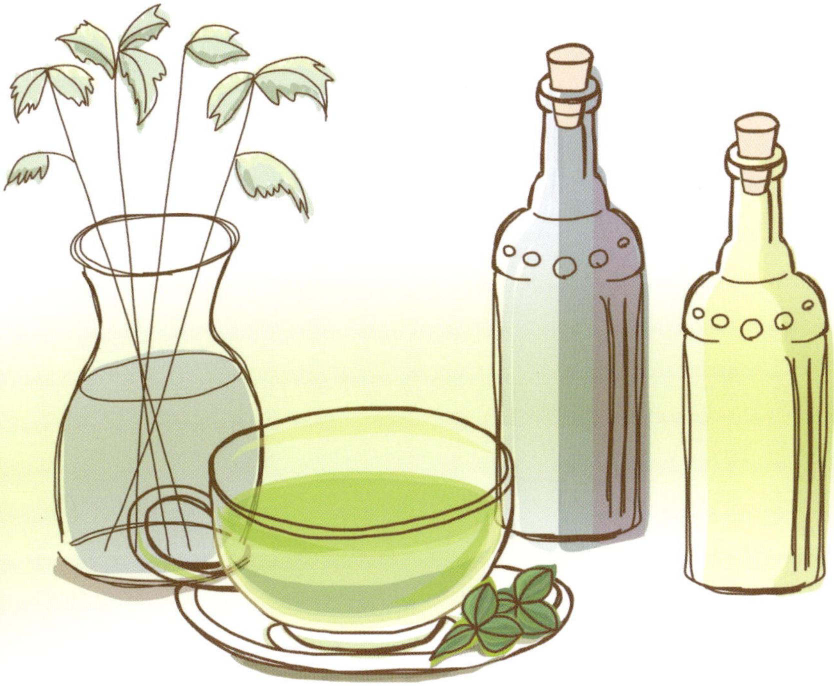

SOS Hexenschuss

Die besten Rezepte bei kleinen Beschwerden

freya

INHALT

ALLGEMEINE REZEPTUREN

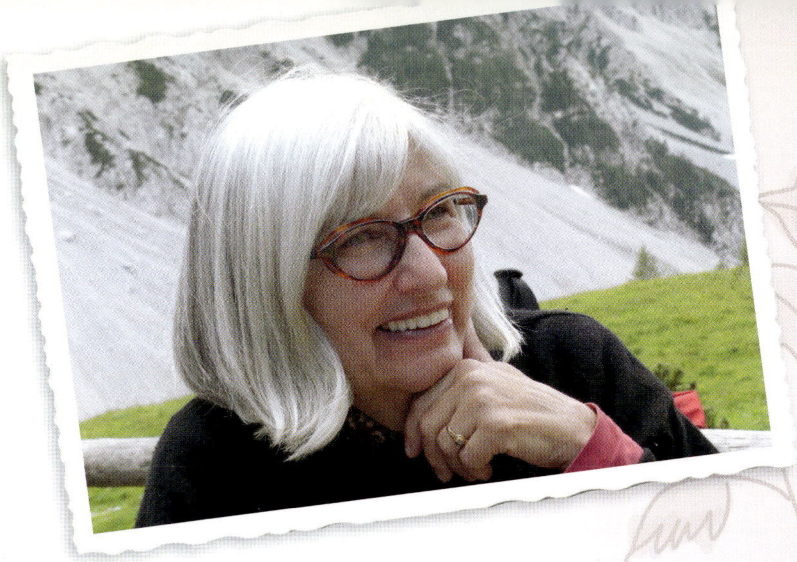

„Alter schützt vor Liebe nicht, aber Liebe schützt bis zu einem gewissen Grad vor Alter."

Jeanne Moreau

Irgendwann werden wir alle älter – genaugenommen beginnt dieser Prozess ja bereits mit unserer Geburt. Wir werden älter, aber wir wollen nicht alt werden. Besser: Wir wären gerne von den unangenehmen Begleiterscheinungen des Alterns verschont.

Ich halte es da wohl mit meiner Großmutter, die immer meinte: „Der Körper kann schon mal altern, solange unser Geist wach und rege ist, bleiben wir ja doch jung."

Wir können nämlich schon einiges dazu tun, dass unsere Gesundheit nicht zu schnell entflieht und mit ihr unsere Aktivität, unsere Agilität. Und damit sollte man rechtzeitig beginnen!

Was kann man nun gegen Hexenschuss und Zipperlein tun – und auch gegen so manches andere Wehwehchen?

Meine Hausmittel können Ihnen einen Besuch beim Arzt oder bei einem Spezialisten nicht ersparen, aber im Fall des Falles dienen sie als Nothelfer und sie unterstützen das Gesundwerden, ebenso wie sie vielleicht verhindern können, dass es überhaupt zum Notfall kommt.

Die Weltgesundheitsorganisation (WHO) hat Gesundheit übrigens folgendermaßen definiert:

„Gesundheit ist ein Zustand des umfassenden körperlichen, geistigen und sozialen Wohlbefindens und nicht nur das Freisein von Beschwerden oder Krankheit ..."

In diesem Sinne sollten wir unsere Gesundheit auch selbstverantwortlich schützen und – so es uns möglich ist – bewahren.

Dieses Buch enthält also kein Jammern über verlorene Jugendlichkeit, es soll im Gegenteil Mut machen, freudig älter zu werden und die uns geschenkten Jahre gesund zu genießen.

Egal, ob Sie dreißig, fünfzig oder neunzig sind: Die Tipps auf den folgenden Seiten können Ihnen vielleicht dabei behilflich sein ...

Unterstützt hat mich bei diesem Buch in erster Linie mein Mann Kurt John, der auch diesmal mit kritischem Blick mein erster Leser war und nicht zuletzt der Urheber vieler Bilder ist. Danke dafür! Bedanken möchte ich mich auch bei einigen meiner Kursteilnehmerinnen, die mir als „Models" für die Anwendungsbilder zur Verfügung standen, bei meiner Familie, die wie immer tapfer meine Rezepturen ausprobierte, bei meinen Freundinnen Daniela Mossier und Ingrid Puttinger für ihren fotografischen Beistand und nicht zuletzt bei Siegrid Hirsch, Wolfgang Ruzicka für ihr Vertrauen in mich und dem gesamten Team des Freya-Verlags für die Begleitung meines Vorhabens.

Ingrid Kleindienst-John
Buchbach, im Jänner 2015

„Die Natur ist die beste Apotheke."

Pfarrer Kneipp

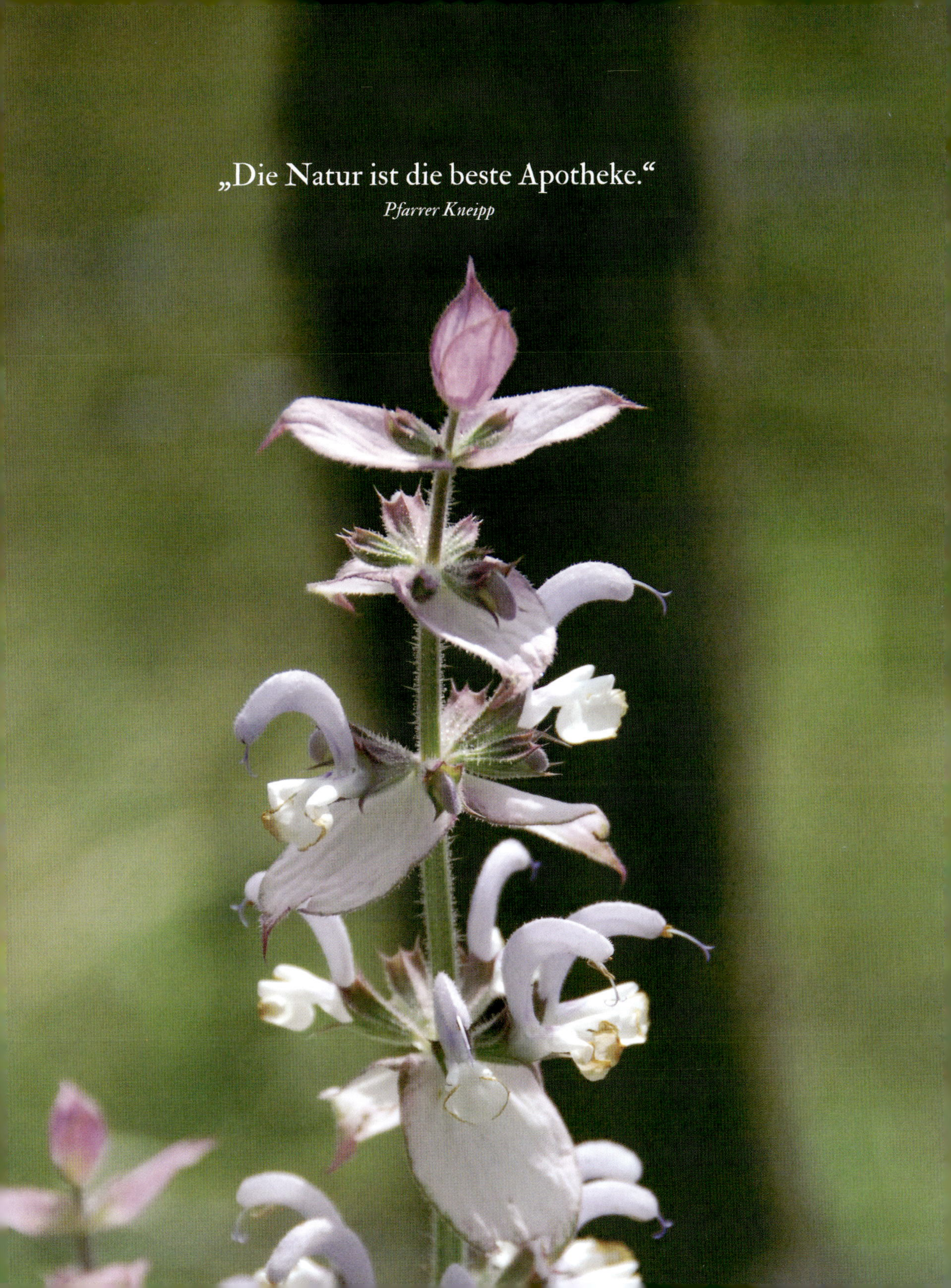

Unsere Volksheilkunde

Kräuter, Pflanzenwässer, Tees ... all das ist aus unserer Heilkunde schon lange nicht mehr wegzudenken. Und vielfach waren es die weisen Frauen, die ihre Familien und ihr Umfeld mit pflanzlichen Substanzen gesund erhielten, Krankheiten heilten und Wunden versorgten. Vieles von diesem Wissen ist leider in Zeiten der Hexenverfolgung (und auch später noch) verloren gegangen.

Von vielen Pflanzen weiß man dennoch, dass sie bereits viele hundert Jahre zuvor zu Heilzwecken verwendet wurden. Über einen großen Zeitraum hinweg waren die Pflanzen rund ums Haus ja auch die einzigen Mittel, die den Menschen zur Verfügung standen.

Vor verhältnismäßig kurzer Zeit – vor knapp 100 Jahren – wurde die Pflanzenheilkunde fürs erste durch die pharmazeutische Industrie verdrängt. Doch auch diese nahm und nimmt immer wieder Anleihen an der Pflanzenwelt ...

Heute sind wir sehr schnell mit der Gabe von Medikamenten, mit Präparaten, die manchmal viel zu rasch verordnet werden, um unsere Ungeduld zu befriedigen. Viel zu oft werden Antibiotika sinnlos eingesetzt: nicht nur bei Erkrankungen, die mit natürlichen Mitteln einfacher zu behandeln wären, sondern auch gegen virale Infektionen, gegen die Antibiotika gar nicht helfen können. In vielen Fällen geht es doch genaugenommen nur darum, dass wir dem Körper Zeit geben, ihm einen kleinen Schubs in Richtung Selbstheilung, „Wieder-Gesund-Werden", verpassen und uns in Geduld üben.

Die Phytotherapie hat jedenfalls bereits im alten Ägypten ihren Ursprung. Schon 2700 v. Chr. entstanden dort die ersten schriftlichen Belege über Anwendungen mit Kräutern.

In den wenigen Schriftstücken der Antike findet man eine ganze Reihe Hinweise über die Verwendung von Pflanzen zu Heilzwecken, ***Hippokrates*** (460–370 v. Chr.) lehrte das und verfasste über 60 Abhandlungen zu Krank-

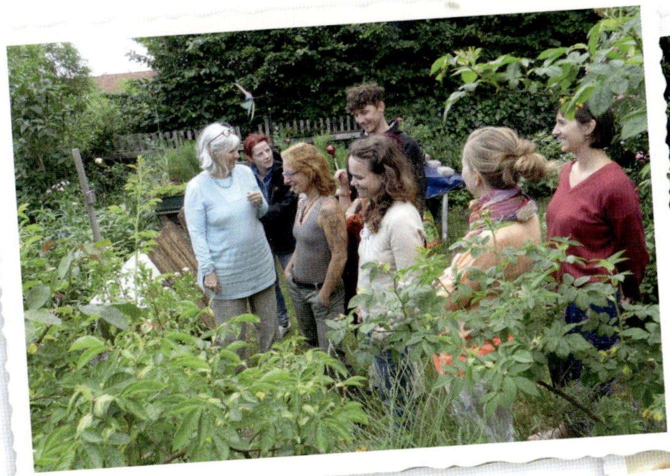

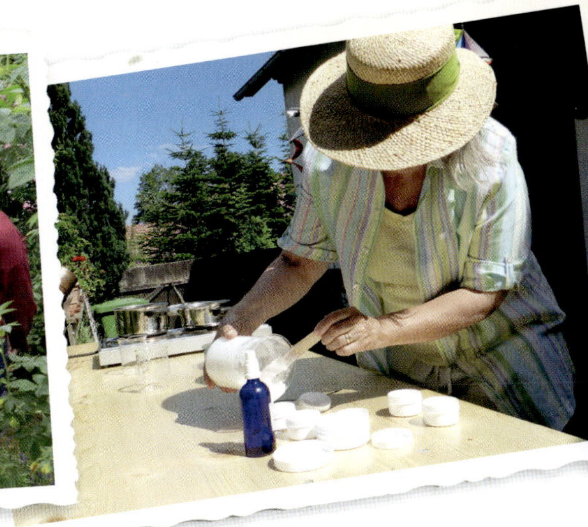

heitssymptomen und den dazu empfohlenen Heilmethoden. Viele berühmte Namen begleiten die Kräuterheilkunde durch den Lauf der Jahrhunderte: Aristoteles, Dioskurides, Galenos von Pergamon, Plinius – sie lebten in der Antike. Später dann – in der Zeit des Mittelalters – waren es Avicenna, Hildegard von Bingen, Paracelsus, Tabernaemontanus, Hieronymus Brunschwig, Otto Brunfels ... die Liste ließe sich endlos fortsetzen ...

Auch *Kaiser Karl der Große* (747–814) war sich der Heilkraft der Kräuter bewusst. In seinen Schriften („Capitulare de villis" – Landgüterverordnung) bestimmte er ganz genau, welche Pflanzen in seinen Burggärten und seinen Klöstern angebaut werden sollten. Die Arzneipflanzen, die verwendet wurden, wuchsen vor allem in der Umgebung des Wohnortes und so entstand das, was wir heute unter Volksheilkunde verstehen.

In der neueren Zeit wurde dieses Wissen durch Pfarrer Künzle, Maria Treben, Pfarrer Weidinger, die anthroposophische Bewegung nach Rudolf Steiner usw. in neuere Bahnen gelenkt. Und wir haben die Möglichkeit, diesen Schatz des Volkswissens für unsere Gesundheit zu nützen.

In den letzten Jahren hat erfreulicherweise ein leises Umdenken begonnen: Immer mehr Menschen denken darüber nach, was denn durch die Anwendung von zu vielen Pharmaka für Schaden angerichtet wird, wenn gleich

„Solange man neugierig ist,
kann einem das Alter nichts anhaben.“

Burt Lancaster

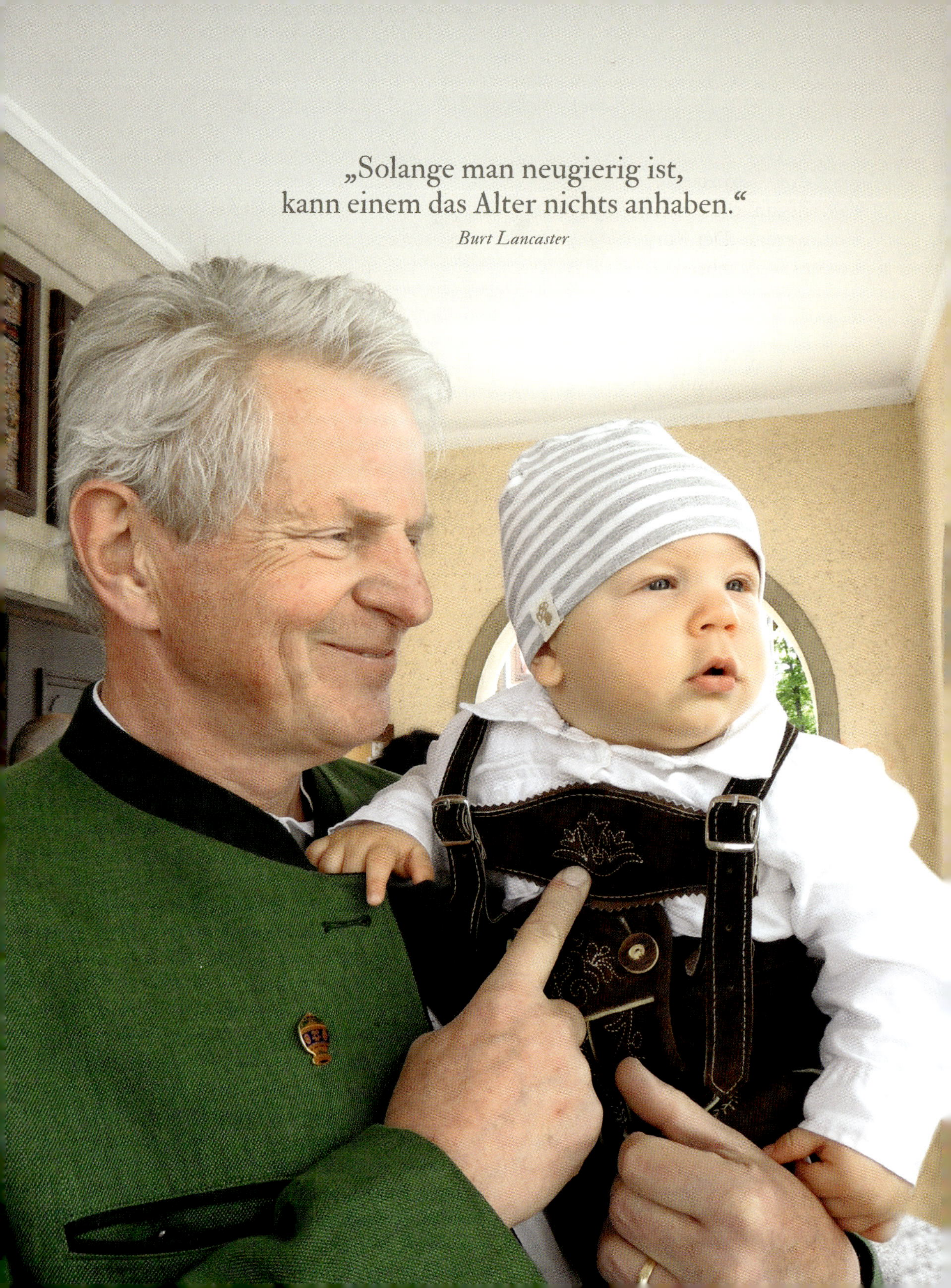

beim ersten Anzeichen eines Schnupfens oder Hustens mit starken Mitteln „gewaltsam“ die Arbeitsfähigkeit und scheinbare Gesundheit wiederhergestellt werden. Der Körper braucht Zeit, um gesund zu werden. Und ein zu rasches Rückkehren an den Arbeitsplatz kann bleibende Schäden verursachen, die wir dann im Alter zu spüren bekommen.

Meiner persönlichen Meinung nach ist es sicherlich besser, bei kleinen Beschwerden erst einmal zu einem bewährten Hausmittel zu greifen. Das heißt aber nicht, dass man bedenkenlos darauf los therapieren soll!

Ernsthafte Erkrankungen gehören immer abgeklärt und dazu benötigen wir einen guten Arzt oder Heilpraktiker unseres Vertrauens.
Mit phytotherapeutischen Anwendungen können wir jedoch auch selbst das Immunsystem stärken, damit erst gar keine Krankheit ausbrechen kann. Und im Krankheitsfall sollen unsere Kräuter, ätherischen Öle und Hydrolate dabei helfen, die Gesundheit rasch wiederherzustellen oder das Gesundwerden zu unterstützen.

Die in diesem Buch enthaltenen Empfehlungen und Rezepturen wurden sorgfältig erarbeitet und geben Ratschläge zur Selbsthilfe. Dennoch erfolgen die Angaben ohne Gewähr. Bei Unklarheit über die Beschwerden ist umgehend ärztlicher Rat einzuholen!

Bitte beachten Sie auch, dass die Rezepturen und Ratschläge keineswegs für Kleinkinder und Kinder bis etwa 13 Jahre geeignet sind.

Für eventuelle Nachteile, die aus den praktischen Hinweisen des Buches resultieren, können weder die Autorin noch der Verlag eine Haftung übernehmen.

Jeder Leser muss in Eigenverantwortung entscheiden, ob er die beschriebenen Naturheilweisen oder Gesundheitstipps anwenden möchte.

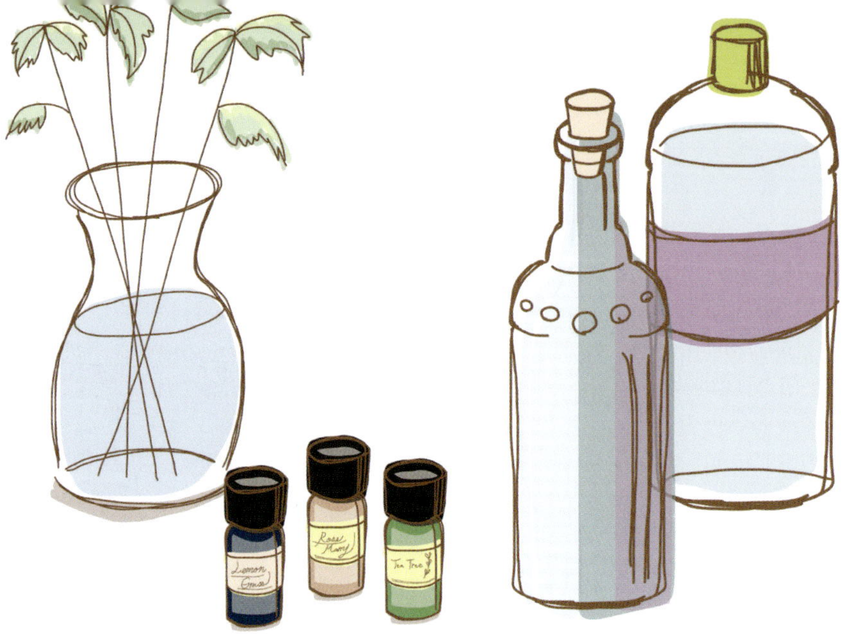

Eine kleine Warenkunde

Was sind ätherische Öle und Hydrolate?

Pflanzen produzieren ihre Duftstoffe als Energiespeicher, Informationsträger, Krankheitsschutz, Temperaturregler, Lockstoffe und Abwehrstoffe und vieles mehr.

Essenzen einer Blüte locken jene Insekten an, die der Pflanze genehm sind, schrecken aber jene anderen ab, die die Pflanze nicht „lieben", sondern lieber auffressen wollen. (Das hat man sich übrigens bei der Insektenbekämpfung mit Duftfallen zunutze gemacht.)

Ätherische Öle schützen die Pflanze auch vor Bakterien, Viren und Pilzen.

Die verdunstenden ätherischen Öle schaffen ein Mikroklima um die Pflanzenteile, das diese vor Hitze und Kälte schützen kann. Auch im Wurzelbereich können sich Stoffe – sprich: ätherische Öle – bilden, die Mikroorganismen abwehren können. Manches Mal wirken sie sogar wachstumshemmend auf die benachbarten Pflanzen (wie z. B. beim Eukalyptus).

Der Duft der Pflanzen sitzt in winzigen Öltröpfchen in oder auf dem Pflanzengewebe. Bei einigen sieht man diese Öldrüsen sogar mit bloßem Auge, nehmen wir nur die Orange als Beispiel. Drückt man die Orangenschale ein wenig zusammen, dann können wir sie auf der Oberfläche gut erkennen.

Hält man beispielsweise ein Blatt vom getüpfelten Johanniskraut gegen das Licht, kann man auch hier die Öldrüsen in Form von dunklen Pünktchen gut sehen.

Seit mindestens 6000 Jahren ist die Aromatherapie wohl schon bekannt. Sie war – den Erkenntnissen unserer Forschung nach – schon in der Antike weit verbreitet.

Der Geruchssinn der Menschen früherer Zeiten war sehr ausgeprägt – viel stärker als unser heutiger. Zur Konservierung der Nahrung, als Verdauungshilfe und als Heilmittel werden Kräuter und aromatische Stoffe schon sehr lange eingesetzt.

Man kann ätherische Öle durch Wasserdampfdestillation, aber auch durch Extraktion herstellen.

Die meisten Pflanzen könnten destilliert werden, allerdings ist das nicht immer sinnvoll. Dennoch: Etwa 80 % der Duftstoffe, die wir verwenden, sind ätherische Öle.

Eine weitere Methode zur Gewinnung ätherischer Öle ist auch die Kaltpressung. Diese Methode wird bei der Herstellung von Zitrusdüften angewendet.

Besonders stark duftende ätherische Öle erhält man bei der Extraktion mit Lösungsmitteln. Diese ätherischen Öle sind vor allem für die Herstellung von Parfums geeignet.

Bei der Wasserdampfdestillation entsteht – neben dem ätherischen Öl – auch ein Pflanzenwasser, das sogenannte Hydrolat.

Diese Pflanzenwässer enthalten die wasserlöslichen Wirkstoffe der destillierten Pflanze. Im ätherischen Öl finden wir die fettlöslichen Wirkstoffe.

Ätherische Öle eignen sich daher hervorragend für Massageöle, Cremes oder Salben, Hydrolate für Gesichtswässer, Bäder, Duftlampen.[1]

Was sind die Qualitätsmerkmale für ein gutes ätherisches Öl oder Hydrolat?

Man erkennt ein qualitativ hochwertiges ätherisches Öl am Etikett. Das klingt jetzt einfach, aber man sollte schon wissen, worauf man da schauen sollte:

1.) DIE BOTANISCHE BEZEICHNUNG

Das Wichtigste – neben dem deutschen Pflanzennamen – ist für mich die botanische Bezeichnung der verarbeiteten Pflanze. Diese finden wir meist in lateinischer Sprache auf dem Etikett. Sie ist der wissenschaftliche Name der Pflanze und wird durch den Internationalen Code der Nomenklatur für Algen, Pilze und Pflanzen geregelt.

Dieser Name sagt uns ganz genau, welche Pflanze für unser ätherisches Öl verarbeitet wurde.

Als Beispiel möchte ich den Eukalyptus nennen. Im Handel sind mindestens 5 verschiedene Sorten. Nicht alle sind gleich gut für jeden Menschen geeignet. Wir sollten also darauf achten, welches Eukalyptusöl denn nun wirklich in unserem Fläschchen drin ist.

Beispielsweise ist *Eucalyptus globulus* nicht gut geeignet, wenn wir es mit eher gesundheitlich schwachen Menschen zu tun haben. Es gibt *Eucalyptus radiata*, der ganz spezielle Anwendungen begleiten sollte, und *Eucalyptus staigeriana*, den ich beispielsweise durchaus auch für Kinder empfehlen kann.

Also bitte: Zumindest eine botanische Zusatzbezeichnung auf dem Etikett wäre wichtig auf dem Produkt, das Sie kaufen wollen!

1 Siehe auch mein Buch „Hydrolate – Sanfte Heilkräfte aus Pflanzenwasser", Freya-Verlag 2012

2.) WELCHER PFLANZENTEIL WURDE VERARBEITET?

Interessant für die Anwendung ist auch, welcher Pflanzenteil verarbeitet wurde. Denn oftmals schenkt uns eine Pflanze ein ätherisches Öl sowohl aus Blüte und Kraut, aber auch aus der Wurzel. Und jedes dieser Öle kann andere Inhaltsstoffe besitzen und daher auch anders wirken.

3.) WOHER KOMMT MEIN ÄTHERISCHES ÖL, MEIN HYDROLAT?

Auch das Herkunftsland ist interessant. Nicht jede Pflanze ist in jedem ihrer Anbaugebiete wirklich heimisch. Und nur dort, wo sie die besten Wachstumsbedingungen hat, wird sie auch die für sie typischen Eigenschaften entwickeln können.

Nehmen wir als Beispiel hier den Lavendel. Die wichtigsten Lavendelanbaugebiete finden wir in Südfrankreich, in Kroatien, in Südengland und teilweise auch in Bulgarien. Lavendel, der in China angebaut wird, kann dort nie sein Bouquet richtig entfalten und wird immer nur ein müder Abklatsch eines französischen Lavendels sein können. Der beste Lavendel ist übrigens meiner Meinung nach der Wilde Berglavendel aus den höheren Regionen Frankreichs ...

4.) WURDE DIE VERARBEITETE PFLANZE KONVENTIONELL ANGEBAUT? STAMMT SIE AUS BIOLOGISCHER LANDWIRTSCHAFT ODER GAR AUS WILDWUCHS?

Nun, Sie werden leider nicht immer ätherische Öle aus Demeter-Anbau bekommen können (obwohl das die besten Qualitäten sind). Vielfach werden ätherische Öle in kbA-Qualität (kontrolliert biologischer Anbau) angeboten, aber die meisten stammen doch aus konventioneller Landwirtschaft, was nicht heißt, dass sie „schlecht“ sind.

Bei Zitrusfrüchten empfiehlt sich allerdings, wirklich darauf zu achten, dass das ätherische Öl zumindest aus kontrolliert biologischem Anbau stammt, da bei der Kaltpressung leider die Spritzmittel mit ins Öl kommen.

Wildsammlung ist sehr selten, es handelt sich dabei um wildwachsende Pflanzen, die destilliert wurden, Pflanzen, die an ihrem natürlichen Standort wachsen dürfen und dort alle ihre besonderen Eigenschaften entwickeln können.

Wenn auf dem Fläschchen keine dieser Bezeichnungen angeführt ist, dann können Sie annehmen, dass Sie es mit einem ätherischen Öl aus konventionellem Anbau zu tun haben.

5.) DIE HERSTELLUNGSWEISE

Zu guter Letzt sollte unbedingt auch die Herstellungsart auf dem Etikett vermerkt sein: Wasserdampfdestillation, Kaltpressung, Alkoholauszug, Absolue (= Extraktion) oder CO_2-Extraktion.

Denn davon hängt u. a. auch die Haltbarkeit des Öls ab, aber auch die Einsatzmöglichkeiten. Ein ***Absolue*** beispielsweise können Sie wohl für ein Parfum verwenden, nicht aber für eine Heilanwendung, denn darin könnte ja noch ein Lösungsmittelrückstand enthalten sein, der vielleicht auf der Haut eine Reizung verursacht.

Produkte ***aus*** CO_2***-Extraktion*** eignen sich ebenfalls nicht unbedingt für die Anwendung auf der Haut.

Beide Produkte könnten Sie aber ohne Weiteres für die Duftlampe verwenden.

6.) HALTBARKEITSDATUM UND CHARGENNUMMER

Auf dem Etikett muss auch eine Chargennummer angegeben sein, mit der man notfalls das Produkt bis zum Erzeuger rückverfolgen kann.

Manche Firmen schreiben ein Haltbarkeitsdatum auf ihre Etiketten, manche das Erzeugungsdatum.

Grundsätzlich können Sie sich an folgender Faustregel orientieren:

- Ätherische Öle aus Wasserdampfdestillation haben meist eine Haltbarkeit bis zu vier Jahren (mit wenigen Ausnahmen, die ich später anführen werde).
- Ätherische Öle aus Kaltpressung halten zwischen einem und eineinhalb Jahren.
- Absolues und Produkte aus CO_2-Erzeugung halten ebenfalls etwa vier Jahre.
- Dennoch sollten Sie bei der Verwendung ätherischer Öle und Hydrolate die Produkte maximal ein Jahr nach dem Öffnen der Fläschchen verwenden.

Achtung: Ihre Haut kann rascher mit einer Hautreizung reagieren, als Sie denken!

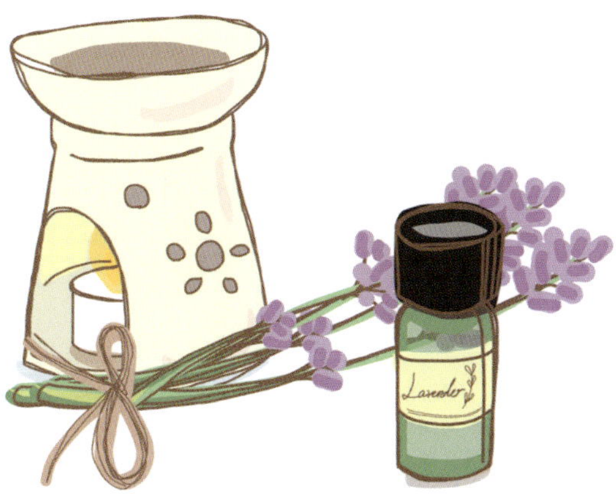

Die Qualität fetter Pflanzenöle

Auch bei den fetten Pflanzenölen, die Sie für die Anwendungen auf der Haut benötigen, ist es wichtig, auf eine gute Qualität zu achten!

Nehmen Sie nur solche Öle, die Sie auch unbedenklich essen könnten! Was für den Magen gut ist, ist auch gut für die Haut.

Also Öle, die aus erster Pressung und möglichst aus biologischem Anbau kommen. Nur so kann verhindert werden, dass eventuell vorhandene Schadstoffe in die Haut eingeschleust werden.

Die Kaltpressung sorgt für die Erhaltung wertvoller Nährstoffe im Endprodukt (Mineralstoffe, Vitamine und Fettsäuren werden dabei nicht zerstört). Bei dieser Methode dürfen die Temperaturen bei der Herstellung 60 °C nicht überschreiten.

Mazerate, das sind „angesetzte" Öle, sollten ebenfalls nur mit solch qualitativ hochwertigen Ölen hergestellt werden.

Und bitte: Verwenden Sie keine synthetischen Öle – ganz wenige Anwendungen ausgenommen! Diese Öle entziehen den tiefen Schichten der Haut Feuchtigkeit, lagern sie in den obersten Hautschichten ab und die untersten Schichten trocknen aus. Zwar hat man anfänglich ein feines, geschmeidiges Empfinden auf der Haut (weil die obersten Hautschichten aufquellen), später aber wird die Haut spröde, trocken und empfindlicher als zuvor.

Achten Sie beim Kauf also bitte auch bei den fetten Pflanzenölen darauf, was auf dem Etikett steht:

Verwenden Sie bitte wenn möglich ***Öle erster Pressung*** („virgine"), naturbelassen und ursprünglich („native"), möglichst rückstandsfrei und aus ***kontrolliert biologischem Anbau*** („kbA" oder „Demeter"). Nur dann ist, hoffentlich, gewährleistet, dass Pestizide, Insektizide und Schwermetalle weitgehend ausgeschlossen werden können.

Beachten Sie bitte auch immer die Haltbarkeit der von Ihnen verwendeten Trägeröle und verwenden Sie bitte niemals trübe, ranzige Öle! (Die einzige Ausnahme ist wohl das Nachtkerzenöl, das immer ein wenig ranzig riecht, aber – hoffentlich – nicht ranzig ist.)

Bedingt durch die in großer Menge vorhandenen ungesättigten Fettsäuren sind unsere Trägeröle leider nur begrenzt haltbar. Die ungesättigten Fettsäuren reagieren mit Sauerstoff und dadurch wird das Öl ranzig (d. h. es oxidiert). Das heißt also auch, je reichhaltiger an ungesättigten Fettsäuren unser Trägeröl ist, desto rascher verdirbt es.

Auch wenn ein Öl lt. Etikett noch eine Zeit lang haltbar wäre: Bitte überprüfen Sie regelmäßig, ob es noch gut riecht oder schon „ranzelt". Wenn nämlich eine Ölflasche einmal geöffnet wurde, beginnt bereits der Oxidationsprozess und dann kommt es natürlich vor allem auch darauf an, wie das Öl gelagert wird.

Ranzige fette Pflanzenöle dürfen deshalb nicht am menschlichen Körper angewandt werden, da sich durch die Sauerstoffzufuhr freie Radikale gebildet haben, die für uns gesundheitsschädlich sind.

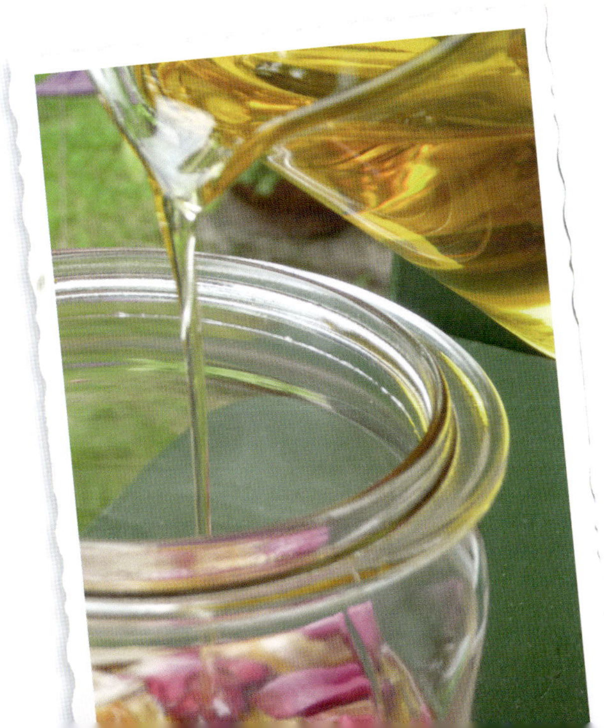

Die Qualität der Kräuter für Teezubereitungen und andere Anwendungen

Für viele stellt sich jetzt die Frage: Soll ich meine Kräuter selbst sammeln oder in einer Apotheke kaufen?

In der heutigen Zeit mit ihrer teilweise großen Umweltbelastung ist diese Frage berechtigt.

ERNTEN SIE BITTE SELBST NUR,

- wenn Sie die benötigte Pflanze sehr gut kennen,
- wenn Sie die Möglichkeit haben, in einer möglichst unbelasteten Umgebung zu sammeln.

Sollte das nicht der Fall sein, so haben Sie vielleicht die Möglichkeit, bei einer Kräuterfrau in Ihrer Umgebung die gewünschten Kräuter zu erwerben (und vielleicht sogar bei einer Kräuterwanderung diese gezeigt und erklärt zu bekommen).

Ansonsten empfehle ich Ihnen, die Kräuter in der Apotheke Ihres Vertrauens einzukaufen. In der Apotheke wird eine möglichst gleichbleibende Qualität der Kräuter gewährleistet.

Nur am Rande: Für Selbstsammler gibt es einige empfehlenswerte Kräuterbücher mit sehr guten Abbildungen und auch mit Sammelhinweisen zu Standort und Sammelzeit.

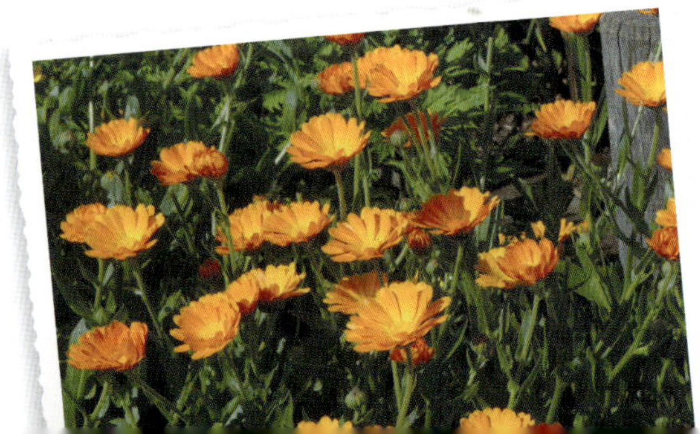

Aufbewahrung Ihrer Hausapotheke aus Ölen, Hydrolaten und Kräutern

Bewahren Sie Ihre ätherischen Öle, fetten Pflanzenöle und Hydrolate IMMER unbedingt an einem kühlen, trockenen und möglichst dunklen Platz auf. Durch die Lichteinwirkung wird der Oxidationsprozess, die chemische Veränderung, begünstigt.

Es hat sich bewährt, alle diese Produkte in dunklen Flaschen (Braunglas, Blauglas oder Violettglas) aufzubewahren, und zwar nicht im Kühlschrank sondern bei „normaler" Raumtemperatur, solange diese nicht über 25 °C beträgt!

Die Aufbewahrung der getrockneten Kräuter sollte möglichst unzerkleinert, staub- und lichtgeschützt erfolgen. Am besten eignen sich dafür braune Papiersäckchen.

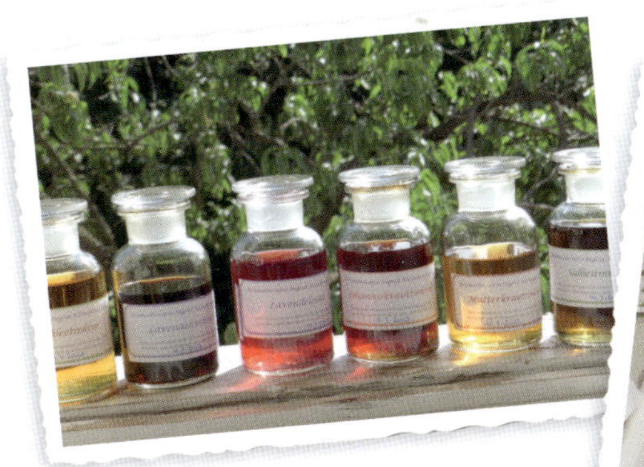

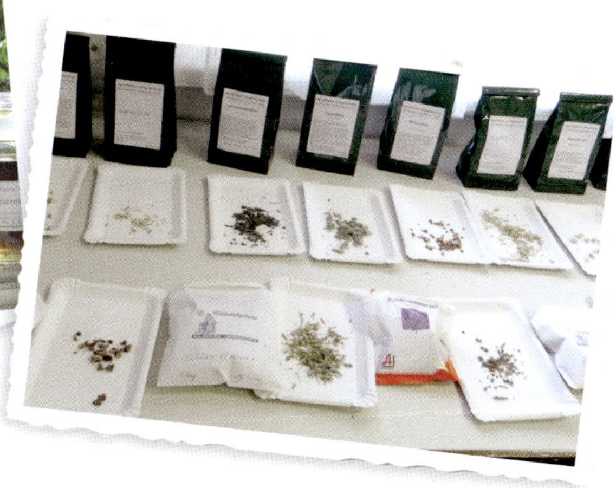

Was hat es mit den Inhaltsstoffen der Pflanzen auf sich?

Dieser kleine Abschnitt soll Ihnen helfen, die im Buch oftmals angeführten Inhaltsstoffe ein wenig zuordnen zu können. Man versteht dann vielleicht besser, warum so manches Kraut hilft und ein anderes nicht ...

In allen Pflanzen finden sich primäre und sekundäre Pflanzeninhaltsstoffe. Je nach der vorliegenden Pflanze sind diese Stoffe unterschiedlich beschaffen und vorhanden. Aus diesem Grund ist nicht jedes Kräutlein für alle Beschwerden gleichermaßen verwendbar.

Die Inhaltsstoffe, die einer Pflanze ihre Struktur verleihen, können durch weiche Substanzen gebildet werden, wie das die Kohlenhydrate, Eiweiß und Fette sind, oder aber durch holzartige Substanzen (Lignine und Zellulose). Außerdem finden wir im Zellsaft auch verschiedene Stoffe, wie Mineralien, Vitamine, Säuren.

Und dann gibt es noch die für jede einzelne Pflanzenart besonderen Stoffe, wie ätherische Öle, Alkaloide, Glykoside, Schleimstoffe usw.

Dennoch: Auch wenn man versucht, die Pflanzen nach ihren Inhaltsstoffen zu ordnen – man kommt immer wieder darauf, dass es die Pflanze in ihrer Ganzheitlichkeit ist und nicht nur der einzelne Wirkstoff, der uns zur Heilung verhilft. Denn alle die chemischen Bestandteile, die eine Pflanze enthält, helfen d e m wichtigen Inhaltsstoff, leichter, schneller und besser in unseren Organismus einzudringen und dort seine hilfreiche Kraft zu entfalten. Durch dieses von der Natur wirklich ausgeklügelte System erhält die jeweilige Heilpflanze ihre spezielle Wirkung!

Da einige der Pflanzeninhaltsstoffe wasserlöslich sind, finden sie sich in unseren Tees und auch in den Hydrolaten wieder. Andere wieder sind fettlöslich – sie kommen dann in den ätherischen Ölen und in den Pflanzenfetten zum Tragen.

Primäre Pflanzeninhaltsstoffe kommen in allen höheren Pflanzen vor. Diese Stoffe liefern unserem Körper jene Energie, die für uns lebensnotwendig ist. Sie geben der Pflanze vor allem die festen Strukturen (also Form und Aussehen), sie bilden aber auch Verbindungen im Zellsaft und sind so für die Ernährung sowohl der Pflanze als auch der Menschen wichtig.

PRIMÄRE PFLANZENINHALTSSTOFFE GLIEDERN SICH IN DREI GROSSE GRUPPEN:

- Kohlenhydrate
- Eiweißstoffe
- Fette

Sekundäre Pflanzeninhaltsstoffe bilden den kleineren Anteil in der Pflanze. Sie werden vor allem gebildet, um als Schutz- und Abwehrstoffe gegen Schädlinge zu helfen, sie locken auf der anderen Seite aber jene Insekten an, die sie für ihre Fortpflanzung benötigen. Auch als Hormone dienen sie der Pflanze. Farbe und Duft entstehen ebenfalls durch diese sekundären Pflanzeninhaltsstoffe – sie sind für jede Pflanze ganz spezifisch. Und das macht sie auch für unseren Körper so wertvoll: Auch uns schenken sie ihre Schutzwirkung, vor allem auch gegen freie Radikale, sie können Krankheitserreger abtöten, unser Immunsystem schützen, unterstützen und stärken.

Diese Stoffe sind aber für uns keine „Nahrungsmittel". In einigen Pflanzen findet man sie in allen Teilen, in anderen Pflanzen wiederum nur in Teilbereichen.

Für die Verwendung ist daher sehr wichtig, dass wir darauf achten, welcher Pflanzenteil für unsere Anwendungen einzusetzen ist.

DIE WICHTIGSTEN SEKUNDÄREN PFLANZENINHALTS-STOFFE MÖCHTE ICH HIER KURZ ERKLÄREN. ES SIND:

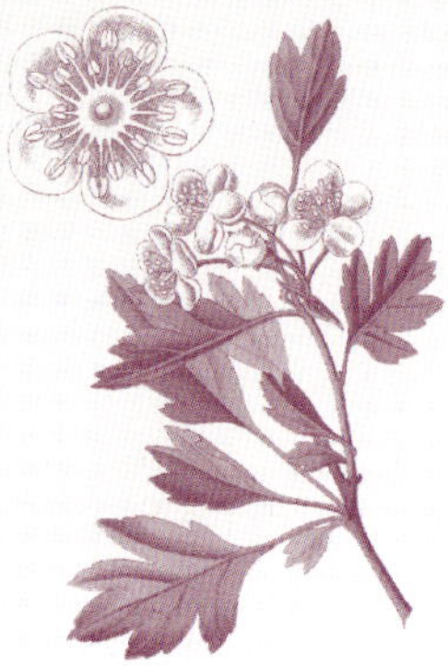

- Alkaloide
- Bitterstoffe
- Gerbstoffe
- Glykoside (Saponine, Herzglykoside, Flavone und Flavonoide, Anthocyane)
- Kieselsäure
- Schleimstoffe
- ätherische Öle
- Harze

In den Empfehlungen dieses Buches werden Sie keine Pflanze finden, die Alkaloide enthält. Diese Pflanzen eignen sich normalerweise nicht für eine Tee-Anwendung. Die Einnahme wäre absolut schädlich, wenn nicht sogar tödlich!

Eine Untergruppe der Alkaloide sind die Pyrrolizidinalkaloide. Sie kommen zwar in einigen der beschriebenen Pflanzen vor, richten aber bei mäßigem Einsatz der Pflanzen keinen Schaden an.

Kräuter, die Bitterstoffe enthalten, schmecken tatsächlich bitter. Diese Bitterstoffe wirken besonders gut bei Blähungen, Verstopfung und anderen Verdauungsproblemen. „Was bitter im Mund, ist für den Magen gesund" – so heißt es in einem alten Spruch. Bitterstoffe unterstützen unser Immunsystem, vorausgesetzt, sie sind sparsam dosiert. Sollte so ein Teekraut zu bitter sein, so können Sie Ihr Getränk natürlich dennoch süßen.

Tees, die Gerbstoffe in höherer Dosis enthalten, werden gerne äußerlich angewendet. Gerbstoffe sind oftmals in Kräutern, Früchten und Rinden enthalten. Sie bilden auf unserer Haut eine Art Schutzschicht, die widerstandsfähiger gegen Keime und Bakterien macht.

Gegen starkes Schwitzen werden diese Drogen ebenfalls gerne eingesetzt. Wir haben als Kinder mit Salbeitee gegurgelt, der viele Gerbstoffe enthält, wenn wir Halsschmerzen oder nach dem Zähneziehen eine Wunde im Zahnfleisch hatten. Getrunken haben wir den Salbeitee allerdings nicht.

Die Seifenstoffe – ***Saponine*** – können die Oberflächenspannung von Wasser herabsetzen (genaugenommen wie handelsübliche Seife). Beim Schütteln bilden sie einen milden Schaum. Bei starkem Husten oder Bronchitis können die Saponine dabei helfen, zähen Schleim zu verflüssigen und ihn besser abhusten zu können.

Herzglykoside sind wichtig für die Pharmaindustrie. Aus ihnen werden viele Medikamente hergestellt, die eine Wirkung auf die Herzmuskulatur besitzen. Für uns sind sie allerdings nicht anwendbar, da sie giftig sind! Pflanzen, die Herzglykoside beinhalten, kommen in unserem Buch nicht vor. Das gilt auch für Blausäure-Glykoside.

Senfölglykoside findet man in Kreuzblütlern. Sie sind wohl in dem einen oder anderen Hausmittel enthalten und Sie werden Hinweise dazu in dem einen oder anderen Pflanzensteckbrief wiederfinden.

Die Farbstoffe der Pflanzen haben verschiedene Namen, die wichtigsten davon sind ***Flavonoide*** (das sind die gelben, orangen und roten Farbstoffe). Sie wirken keimtötend und entzündungshemmend. Zu dieser Gruppe gehören auch ***Flavone und Anthocyane***.

Sehr wichtig für uns sind – im Erkältungsfall – auch die ***Schleimstoffe***. Sie besitzen die Fähigkeit, gemeinsam mit Wasser stark aufzuquellen. So entsteht eine schleimige Flüssigkeit. Schleimstoffe sind nicht schleimlösend! Sie bilden – ganz im Gegenteil also – einen schützenden Film über der entzündeten Schleimhaut des Rachens, aber auch des Magens. Beim Husten kann so die Rachenschleimhaut besser und schneller abheilen, da sie nicht immer wieder aufgeraut wird.

Vorsicht ist geboten, wenn man zu Verstopfung neigt, denn Schleimstoffe können diese Tendenz verstärken.

Tees aus Schleimstoffdrogen sollten Sie allerdings nicht lange anwenden. Sie behindern sonst die Aufnahme von Nährstoffen aus dem Darm. Tees aus Schleimstoffdrogen schmecken meist recht gut, denken wir nur an den Eibisch-Tee.

Auch ***ätherische Öle*** sind ja sekundäre Pflanzeninhaltsstoffe. Sie kommen allerdings in einer sehr geringen Menge – bis maximal ca. 3 % – in der Pflanze vor. Das sollte sich auch darauf auswirken, wie wir sie in unseren Zubereitungen dosieren.

Harze finden Sie im Rezeptteil bei der einen oder anderen Zubereitung. Sie werden von Bäumen gebildet, die ihre Wunden damit verschließen. Harze gelten allgemein als heilungsförderlich und können vor allem bei Schrunden und kleinen Wunden sehr gut eingesetzt werden.

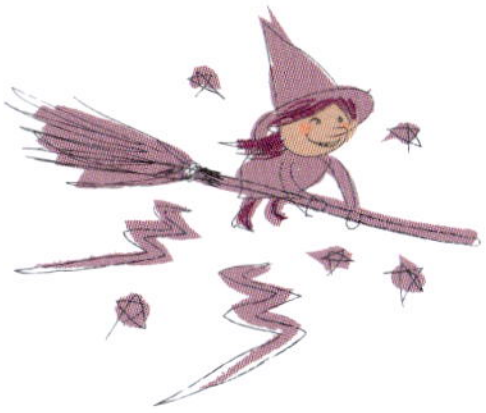

„An Rheumatismen und an wahre Liebe glaubt man erst, wenn man davon befallen wird."

Marie von Ebner-Eschenbach

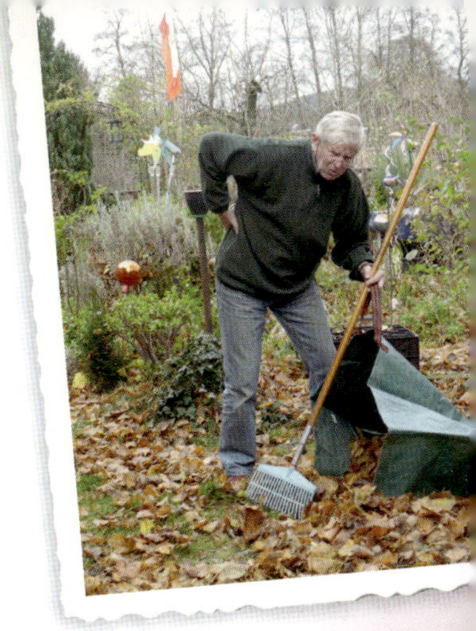

Hilfe, die Hex' hat auf mich geschossen!

Au weh! Hexenschuss! Das kennen Sie sicherlich auch: Eine unachtsame Bewegung, die Kiste falsch aufgehoben und schon ist es passiert! Ich kann mich kaum mehr richtig aufrichten – mein Kreuz schmerzt, aber wie!

Was ist das eigentlich, so ein Hexenschuss?

Die korrekte Bezeichnung dafür ist „Lumbalsyndrom" oder auch „Ischias Syndrom". Es handelt sich um einen plötzlich auftretenden Schmerz, stechend und anhaltend, der den Lendenwirbelbereich betrifft. Plötzlich ist jede Bewegung von Schmerz begleitet.

Viele Beschwerden, die auf eine degenerative und auch funktionelle Störung im Bereich der Lendenwirbelsäule zurückzuführen sind, sind ähnlich gelagert. Aber der Hexenschuss geht meist so schnell wieder, wie er gekommen ist.

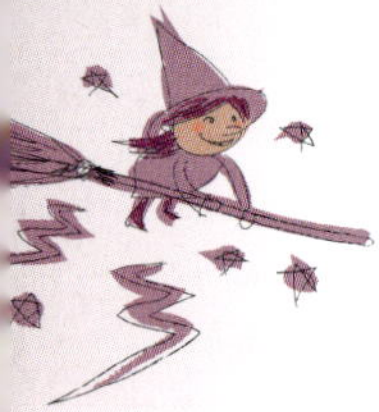

WARUM KANN DAS PASSIEREN?

Wir haben bemerkt, dass die typischen starken Schmerzen vor allem beim Aufrichten aus einer gebeugten Haltung auftreten. Dabei verspannt sich die Rückenmuskulatur. Man vermutet, dass beim Hexenschuss der Ischiasnerv, der im Lendenwirbelbereich beheimatet ist, eine leichte Quetschung erfährt. Auch eine Erkältung kann dafür verantwortlich sein, aber natürlich auch ein Sturz. Schuld daran, dass es überhaupt passieren kann, ist meistens eine nicht sehr stabile Rückenmuskulatur. Dagegen hilft mir nur Gymnastik oder entsprechende Bewegungstherapie. Aber doch erst dann, wenn der Schmerz abgeklungen ist!

Jetzt ist es also so weit – der Schmerz hat mich in seinen Fängen, die Hex' hat mich erwischt: Was kann ich tun?

JOHANNISKRAUTÖL

Das erste Mittel meiner Wahl ist eine Einreibung mit Johanniskrautöl, in das ich ein paar Tropfen ätherischer Öle gebe.

Sie mischen also für Ihr Erleichterung verschaffendes Hexenschuss-Öl die folgenden Zutaten in einem Fläschchen zusammen:

- 50 ml Johanniskrautöl (*Hypericum perforatum*)
- 5 Tropfen Cajeput (*Melaleuca cajeputi*) oder Niaouli (*Melaleuca quinquenervia*)
- 3 Tropfen Lavandin (*Lavandula intermedia*)
- 5 Tropfen Grapefruit (*Citrus aurantium paradisi*)

(Einige Varianten zu diesem schmerzlindernden Massageöl finden Sie im Rezeptteil, Seite 211.)

Johanniskrautöl ist ein Mazerat – also ein Ölauszug aus dem Pflanzenmaterial. Man kann es übrigens auch selbst herstellen, wenn man möchte (siehe Rezeptteil, Seite 191).

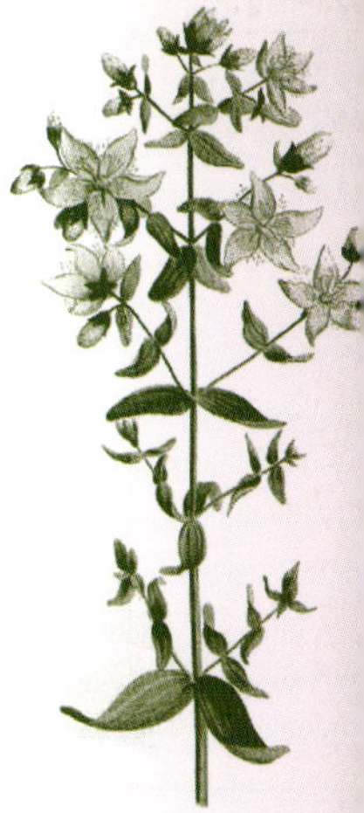

Johanniskraut

Hypericum perforatum

Es hat im ländlichen Sprachgebrauch noch einige andere Namen, darunter ***„Hartheu“*** und ***„Blutkraut“***, wächst vor allem an Weg- und Waldrändern, man findet es aber auch auf Wiesen und Feldrainen. Es blüht vom Juni bis zum September.

Das Kraut wird 25–100 cm hoch (je nach Standort), ist stängelig-verzweigt und blüht mit goldgelben Trugdolden.

Wenn man nicht ganz sicher ist, ob es sich beim gefundenen Pflänzchen wirklich um Johanniskraut handelt, kann man das sehr rasch durch Zerquetschen eines aufgeblühten Blütenblattes feststellen: Die Finger werden rot vom Blütensaft, der Hypericin enthält.

Der Name „Johanniskraut“ verweist auf die Blütezeit, denn zumeist beginnt es um den Johannistag, den 24. Juni, zu blühen. Der Tag der Sommersonnenwende ist eine magische Zeit und von daher ranken sich auch viele Legenden um das Johanniskraut[2].

Schon im Mittelalter benutzte man das blühende Kraut als Hilfe gegen den „Wahnsinn“ (vielleicht auch gegen Hysterie), man dachte ja, der Teufel sei in die betroffene Person gefahren. Aber auch Ölauszüge und Tinkturen wurden damals schon daraus hergestellt. Johanniskraut anzuwenden hat demnach schon lange Tradition.

Durch den Farbstoff Hypericin in den orangegelben Blütenblättern und auch in den Blättern des Stängels, die im Licht wegen ihrer Öldrüsen-Behälter wie durchlöchert aussehen (woher das lateinische Beiwort „perforatum" stammt), kam man auf das Symbol des Blutes: Die austretende rote Farbe sei das vergossene Blut Christi. Oder die Pflanze habe nach der Enthauptung Johannes des Täufers die rote Farbe bekommen.

2 Siehe „Pflanzen und Elemente“, Freya-Verlag 2013

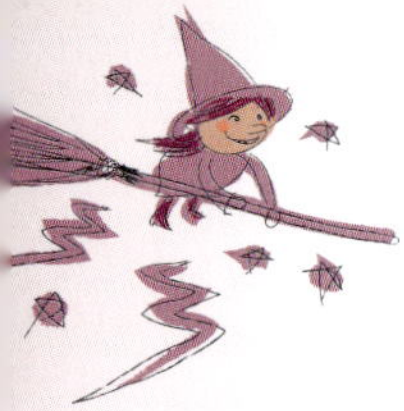

Viele sagenhafte Geschichten ranken sich um dieses Kraut. Im Mittelalter wurde es benutzt, um den Teufel auszutreiben. Der Gehörnte persönlich soll es nämlich gewesen sein, der die Pflanze gegen sich aufbrachte: Er stach sie mit einer Nadel, bis ihre Blätter ganz durchlöchert waren.

Die Löcher sind aber gar keine, sondern winzige Öldrüsen, in denen die wirksamen Stoffe stecken, welche die Pflanze so nützlich machen. Wegen der roten Farbe des wichtigsten Inhaltsstoffes, des Hypericins, wurde der Saft der Pflanze als „Blut Jesu Christi" bezeichnet.

Die klassischen Ärzte Griechenlands und Roms kannten das Johanniskraut ebenfalls schon und verwendeten es zur Wundheilung.

Paracelsus wiederum äußerte sich begeistert: ***„Es ist nicht möglich, dass eine bessere Arznei für Wunden in allen Ländern gefunden wird."***

Warum wirkt das Johanniskraut so gut bei Hexenschuss? Es regt die Blutzirkulation an, es trägt Aufbau- und „Ernährungs"-Prozesse bis in die Nervensphäre hinein.

Johanniskrautöl wirkt beruhigend, schmerzlindernd, aber es wirkt auch wundheilend und kann daher auch bei Schrunden und Hautreizungen, die mit Rötungen einhergehen, wunderbar eingesetzt werden. Bei leichten Verbrennungen wirkt es phänomenal, ebenso wie bei rheumatischen Beschwerden und Verstauchungen.

Für mich gehört es in jede Hausapotheke!

Bitte geben Sie allerdings ein wenig Acht, wenn Sie das Öl vor einem Sonnenbad anwenden: Sollten Sie sensible Haut haben, könnte es zu einer Hautreizung kommen!

Nach einem Sonnenbad hingegen hilft das Johanniskrautöl, die Rötung schneller verschwinden zu lassen!

Wir haben auch ätherische Öle im Hexenschuss-Öl verwendet, die ich hier kurz beschreiben möchte:

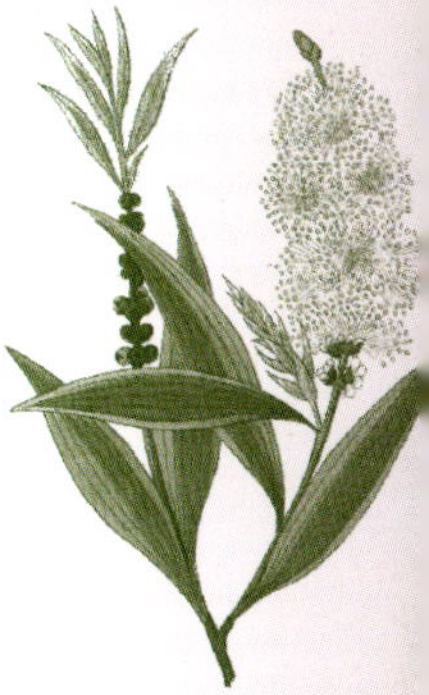

Cajeput

Melaleuca cajeputi

wächst als Baum in Australien, Indien und Indonesien. Der Baum gehört zu den Myrtengewächsen (*Myrtaceae*) und seine Blätter und Zweigspitzen werden für die Herstellung des ätherischen Cajeput-Öls verwendet. Der Duft des Öls ist frisch und kühl und erinnert ein wenig an Eukalyptus.

Seine Wirkung ist vor allem schmerzstillend. Es wird aber sehr gerne auch bei Erkältungen eingesetzt, da es auch schleimlösend wirkt. (Nur nebenbei bemerkt: Cajeput ist KEIN Öl für Babys[3].)

Niaouli

Melaleuca quinquenervia

Auch das ätherische Öl Niaouli wird von einem Vertreter der Myrtengewächse (*Myrtaceae*) gewonnen. Ebenso wie Cajeput wirkt es schmerzlindernd und ist erkältungswirksam.

Sein Duft ist leicht medizinisch, was aber in unserer Mischung nicht störend wirkt. Als Alternative können Sie es anstelle von Cajeput verwenden. Beides gemeinsam in die Mischung zu tun, ist allerdings nicht sinnvoll.

Niaouli stammt ebenfalls aus Australien. Man kann es übrigens auch sehr gut bei rheumatischen Beschwerden und bei Herpes einsetzen.

3 Siehe auch mein Buch „SOS Hustenzwerg! Ätherische Öle und Kräuter für Kinder von 0–12", Freya Verlag 2014

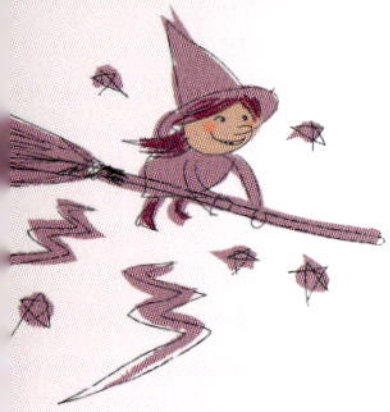

Lavandin super

Lavandula intermedia, Lavandula hybrida

Dieses ätherische Öl wirkt in jedem Fall aufmunternd und aktivierend. Eingesetzt wird es gerne bei Erkältungen, aber auch, um den Kopf „klar“ zu bekommen. Der Duft von Lavandin ist kampferartig und wirkt besonders gut, wenn es ums Thema „Durchatmen“ geht.

Da das Öl auch stark durchblutungsfördernd wirkt, verwende ich es sehr gerne in jenen Mischungen, bei denen es um Schmerzlinderung geht.

Lavandin-Öl riecht schärfer und klarer als das ätherische Öl des Lavendels. Es wirkt vor allem auf unsere linke Gehirnhälfte (unseren „Computer“) ein und unterstützt uns daher auch beim Lernen und Erinnern.

Grapefruit

Citrus aurantium paradisi

„Und wozu die Grapefruit“, werden Sie sich vielleicht denken. Das ätherische Öl der Grapefruit wirkt ausgleichend und harmonisierend. Und wer braucht nicht einen fröhlichen Duft, wenn es ihm nicht besonders gut geht?

Hilfreich bei Hexenschuss ist auch eine Einreibung mit Arnika-Tinktur oder mit Mädesüß-Tinktur. Über die Arnika werden wir etwas später noch einiges hören. Sie gehört ja zu den geschützten Pflanzen unserer Heimat.

Das Mädesüß

Filipendula ulmaria

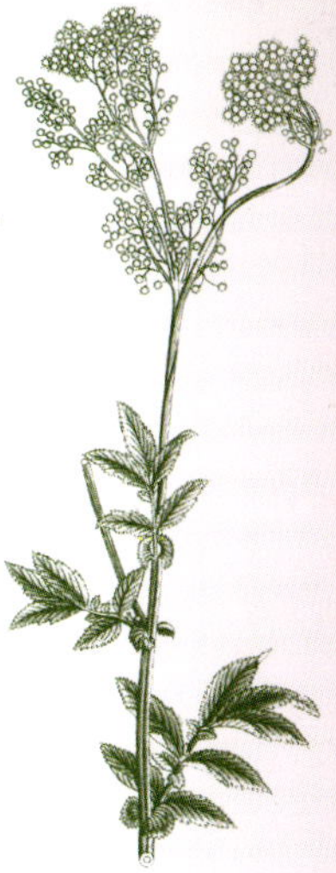

gehört zu den Rosengewächsen (*Rosaceae*) und wächst bei uns auf feuchten Böden, an Böschungen und an Uferrändern. Ich mag diese zarten, weißen Blüten, wenn sie auf ihren hohen Stängeln (bis zu gut einem Meter hoch) sanft im Wind schwanken. Man findet die blühende Staude den ganzen Sommer lang, von Juni bis September.

Mädesüß hat einen ganz eigenen Geruch: etwas süßlich, aber doch auch medizinisch. Es enthält Gerbstoffe, Schleimstoffe, aber vor allem auch Salicylsäure. Die Salicylsäure ist schmerzlindernd. Ihr Nachteil ist, dass sie nicht von jedem vertragen wird. Also bitte Vorsicht in der Anwendung!

Unsere Heilpflanze wird für vielerlei Zwecke gebraucht: Man kann wohlschmeckenden Tee damit zubereiten (wir werden Mädesüß für unseren Grippe-Tee verwenden, aber auch als „Blutreinigungstee"), sie hilft in Form eines Fußbades bei geschwollenen Beinen.

Ich destilliere Mädesüß auch sehr gerne und verwende dann das Hydrolat für Kosmetika, aber auch zum Verfeinern von Speisen und Getränken[4].

4 Siehe „Die Kräuter in meinem Garten", Siegrid Hirsch & Felix Grünberger, Freya-Verlag und „Hydrolate – Sanfte Heilkräfte aus Pflanzenwasser", Ingrid Kleindienst-John, Freya-Verlag 2012

MÄDESÜSS-TINKTUR

Dazu benötigen Sie ein Glas mit weitem Hals, das sich auch verschließen lässt. Füllen Sie das Glas gut zur Hälfte mit noch nicht ganz aufgeblühtem Mädesüß und übergießen Sie die Pflanzen mit Doppel-Korn (70 %).

Den Tinktur-Ansatz im Warmen für etwa 4–6 Wochen stehen lassen, danach abseihen und in dunkle Flaschen füllen. Bei Bedarf mit ein paar Tropfen einreiben.

Mädesüß-Tinktur kann bei Kopfschmerzen auch eingenommen werden: 5–10 Tropfen in einem kleinen Glas Wasser gelöst, kann den Kopfschmerz rasch vertreiben.

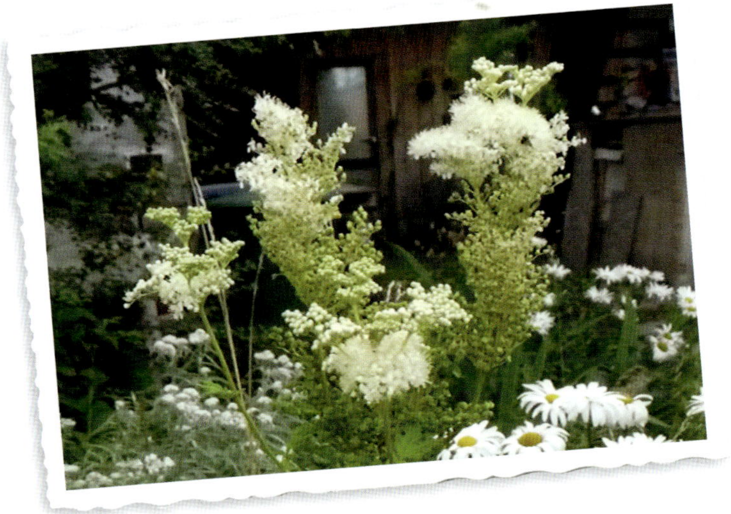

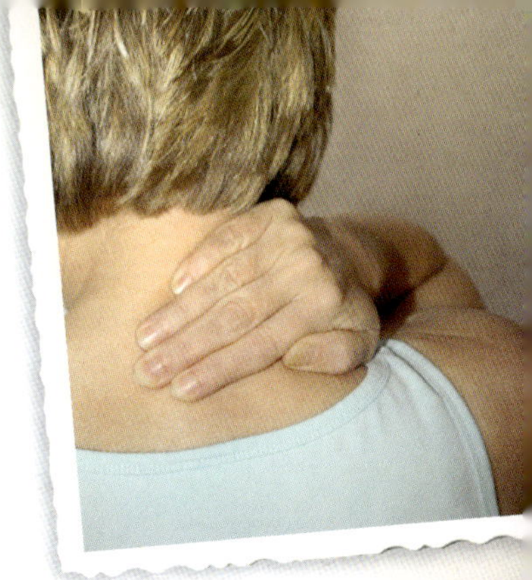

„Falls ihr die Wahl von zwei Wegen habt, dann wählt den der Natur!“

Aristoteles

Der Nacken schmerzt, die Schulter tut weh …

Zu viel am Computer gearbeitet und die Sitzhöhe des Bürostuhls falsch eingestellt? Oder vielleicht zu schwer gehoben? Keines von beiden? Dann hängt sich vielleicht ein seelisches Problem an … Was auch immer die Ursache der Schmerzen im Schulter-Nacken-Bereich sein mag – es fühlt sich absolut nicht gut an!

Zuerst einmal ist hier Erste Hilfe angesagt! Wärme – am besten mit einem Dinkelspelzen- oder Hirsekissen, das schmiegt sich gut an, oder manchmal schon durch einen warmen Schal – tut immer gut.

Ein Massageöl, das die Durchblutung fördert und unterstützt, kann grundsätzlich auch nicht schaden.

MASSAGEÖL

Hier ein feines Massageöl-Rezept speziell für diesen Bereich:

- 30 ml Mandelöl (*Prunus dulcis*)
- 20 ml Jojobaöl (*Simmondsia chinensis*)
- 3 Tropfen Lavandin Super (*Lavandula intermedia*)
- 2 Tropfen Wacholderbeere (*Juniperus communis*)
- 2 Tropfen Rosmarin 1,8-Cineol (*Rosmarinus* var. 1,8-Cineol)
- 5 Tropfen Grapefruit (*Citrus paradisi*)

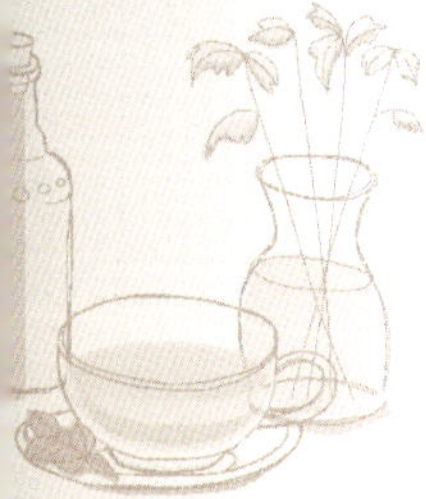

Mischen Sie die Zutaten in einem ausreichend großen Fläschchen und dann heißt es: mehrmals täglich sanft damit die betroffenen Stellen einreiben (bitte OHNE Druck im Bereich der Wirbelsäule!!!).

Bleibt der Schmerz besonders im Nacken dennoch erhalten, kann eine Untersuchung der Halswirbelsäule nicht schaden – es könnte sich auch um einen Bandscheibenschaden handeln (vor allem, wenn zeitweise die Finger „bamstig“ werden, leicht mal anschwellen und zu kribbeln beginnen ...

Durch ein Zuviel an Sitzen, aber auch durch einseitiges Arbeiten kann die Halswirbelsäule schon stark überstrapaziert werden.

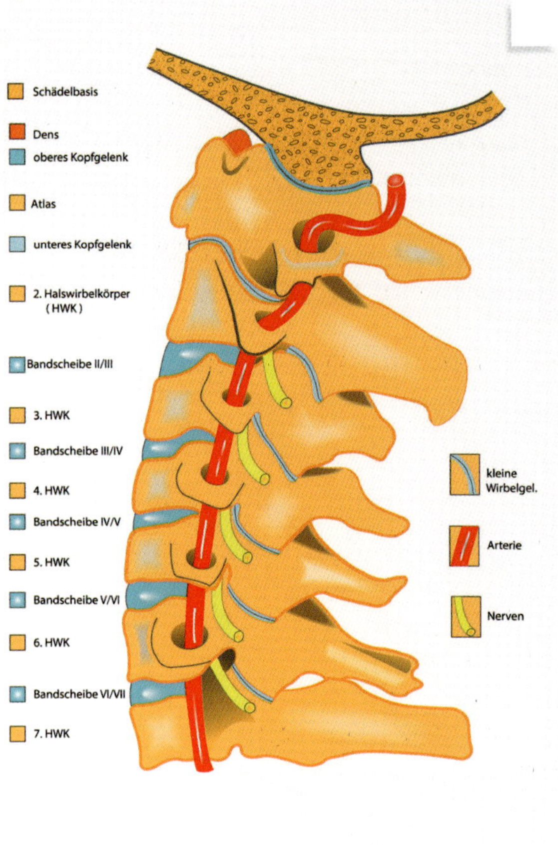

Die Halswirbelsäule besteht aus sieben Wirbeln, der oberste – er heißt „Atlas“ – trägt den Kopf (die Assoziation mit der mythologischen Gestalt des Atlas, der die Welt trägt, liegt nahe ...). Er ermöglicht uns, den Kopf nach links und rechts zu drehen und das funktioniert deshalb, weil er auf dem zweiten Wirbel, „Axis“, sitzt, dessen Köpfchen ihm diese Bewegungen erlaubt.

Die Halswirbelsäule hilft uns dabei, den Kopf zu heben, zu senken und zu drehen, aber auch, ihn seitlich zu neigen.

Ist allerdings die Beziehung zwischen Atlas und Axis nicht ganz in Ordnung, stimmt sozusagen die Statik der Wirbelsäule hier nicht ganz (und da handelt es sich meist um Bruchteile von Millimetern!), dann verspannt sich die Nackenmuskulatur und das wirkt sich auf unser gesamtes Wohlbefinden aus.

Schmerzen können durch Fehlhaltungen, aber auch durch ein Schleudertrauma und durch ganz „gewöhnliche" Verschleißerscheinungen entstehen.

Zwischen den einzelnen Wirbelkörpern sitzen die Bandscheiben (Ausnahme: Zwischen Atlas und Axis gibt es keine!). Die Bandscheiben haben sozusagen eine „Stoßdämpfer-Funktion".

Wird der Druck auf die Bandscheiben zu groß, dann werden die Nerven im Halsbereich belastet und die dabei entstehenden Schmerzen spürt man dann im Nacken-, Schulter- und Armbereich.

Beim ***Schleudertrauma*** wird durch die Überstreckung des Nackens vor- und rückwärts eine Muskelüberdehnung herbeigeführt und oftmals auch eine Bandscheibe dabei in Mitleidenschaft gezogen. Solche Verletzungen treten zumeist bei Auffahrunfällen auf, aber auch bei Schi- und anderen Sportunfällen kann es dazu kommen. Haben Sie so einen Unfall, sollten Sie unbedingt erst einmal einen Arzt zu Rate ziehen!

Tut aber nicht nur der Bereich der Halswirbelsäule weh, sondern der ganze Schulter-Nacken-Bereich, so kann das beispielsweise durch andauernden Stress entstanden sein, der besonders hier für massive Muskelverspannungen sorgen kann. Innere Anspannungen lösen gerne solche Muskelverspannungen aus, oftmals werden sie besonders durch verkrampfte Haltung hervorgerufen. Auch schlechtes Sehen kann daran beteiligt sein ... und natürlich zu wenig Ausgleichssport!

Und man könnte sich auch einmal mit seiner Seele auseinandersetzen: Was belastet mich so, dass es mich „hinunterzieht"? Das sprichwörtliche „Seelen-Rucksäcklein" ... Meine Großmutter hat das immer mit dem Satz definiert: ***„Die Trud sitzt mir im Nacken ..."***

Die ***„Trud"***, darunter verstand sie vor allem auch alles, was einen abends nicht einschlafen lässt, Probleme, die einen einfach nicht mehr loslassen und die sich so anhängen, dass sie förmlich Schmerzen verursachen.

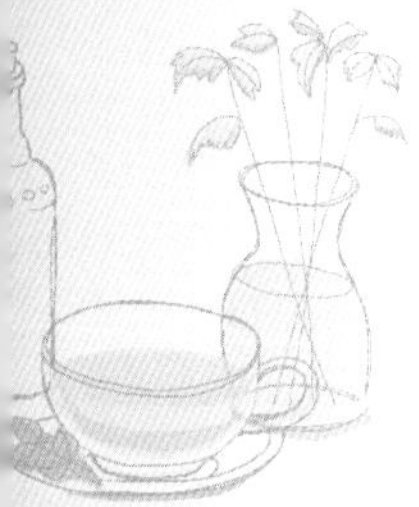

Die Trud, Thrud oder Drud war ursprünglich eine Göttin der nordischen Mythologie. Sie erscheint dort als Göttin der Bäume, Blumen und Gräser, sowie aller Naturwesen. Im alpenländischen Raum wurde die Trud mit der Wilden Jagd und den Raunächten in Verbindung gebracht. Ihre übermenschliche Kraft setzt sie entweder helfend oder verderbend ein. Sie gehört zu den Nachtdämonen, die den Menschen Albträume bringen.

Besonders Frauen sollen davon betroffen sein. Man schützte sich vor der Trud mit einem sogenannten "Drudenmesser", mit dem man einen "magischen Kreis" um sich zog.

Meine Großmutter kannte auch noch den Begriff des ***„Witwenhügels“*** – das ist der Bereich, in dem die Halswirbelsäule mit der Brustwirbelsäule zusammentrifft, also der 7. Halswirbel. Hier schlagen sich bei vielen Menschen ebenfalls schmerzliche Belastungen (vor allem psychischer Art) nieder und lassen diese Stelle förmlich anschwellen.

Seelische Belastungen sind also oftmals stark daran mitbeteiligt, wenn uns der Schulter-Nacken-Bereich Schmerzen verursacht. Da hilft nur, sich ernsthaft mit dem Problem auseinander zu setzen und – wenn man es nicht selbst lösen kann – professionelle Hilfe in Anspruch zu nehmen. Schon ein Gespräch mit jemandem, der wirklich zuhört, kann Erleichterung bringen!

Der Hals – und damit natürlich auch die Halswirbelsäule – haben einen starken Bezug zum Hals-Chakra. Und vielleicht hilft es Ihnen, sich mit der Farbe dieses Chakras auseinanderzusetzen: Es ist ein wunderschönes zartes Himmelblau, das diesem Bereich zugeordnet wird.

Ich habe schon früh gelernt, dass das „Wegschreiben" von Problemen auch dazu beitragen kann, dass man sie leichter löst. ***Tagebücher*** sind da eine ganz große Hilfe. (Es muss kein versperrbares Buch sein, wie wir es in unserer Schulzeit hatten, ein einfaches Schreibheft oder ein Kalender tun es auch!) Schreiben kann sehr befreiend sein – versuchen Sie es doch einmal!

Und es gibt auch aus der Kräuterstube Hilfe: Ein entspannendes Bad oder eine wohltuende Kompresse am Abend helfen nicht nur dabei, besser einzuschlafen, sondern lindern auch Schmerzen.

KRÄUTERBAD FÜR ABENDS

- 1 gehäufter Esslöffel getrocknete Melissenblätter (*Melissa officinalis*)
- 1 gehäufter Esslöffel getrocknete Rosenblüten (*Rosa damascena*)
- 1 gehäufter Esslöffel Lavendelblüten (*Lavandula officinalis*)

werden in ein kleines Stoffsäckchen gefüllt und ins warme Badewasser gehängt. Duftet wunderbar entspannend.

Lassen Sie sich für Ihr Bad ausreichend Zeit und genießen Sie das wohlig-warme Wasser, vielleicht hören Sie stimmungsvolle Musik dazu – Sie werden sehen, ein Teil des Stresses, der sich in Ihrem Nacken manifestiert hat, fällt rasch ab.

Danach wieder den Nacken und die Schultern mit unserem schmerzlindernden Öl einmassieren, eventuell noch ein weiches Halstuch umlegen und ab ins duftende Bett.

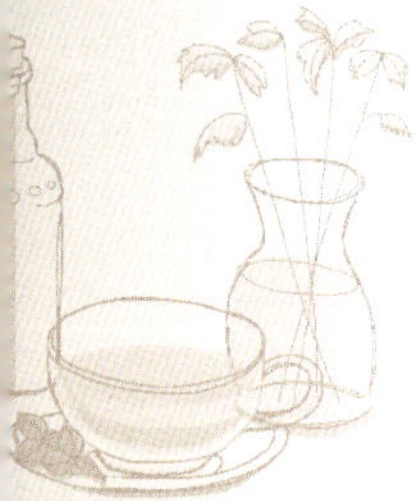

Ich habe mir – weil ich immer wieder auch Probleme mit verspanntem Nacken durch Computerarbeit habe – ein wunderbares Kissen geleistet. Es ist mit reiner Schafwolle und mit Dinkelspelzen gefüllt und passt sich ganz nach Bedarf meinem Nacken und meinen Schultern an.
Erholsamer Schlaf ist vorprogrammiert!

Geht sich das Bad nicht aus, weil es schon zu spät dafür ist oder weil die Zeit dazu einfach fehlt (oder weil man keine Badewanne hat), dann hilft auch eine ***warme Kompresse*** aus den genannten Kräutern.

Dazu benötigen Sie lediglich ein kleines Handtuch (Gästehandtuch, großer Waschhandschuh) und heißen Kräutertee, den Sie aus den vorher genannten Kräutern herstellen (bitte 10 Minuten ziehen lassen!). Tauchen Sie das Handtuch in den Kräuterabsud ein, danach gut auswringen und so warm wie möglich in den Nacken legen.

Ein trockenes Wolltuch darüberlegen und die Kompresse liegen lassen, solange sie Wärme abgibt. Danach wird das schmerzlindernde Öl aufgetragen und ein wärmendes Tuch um den Hals gelegt.

Heute wird auch sehr gerne von Physiotherapeuten mit ***Kinesiotapes*** gearbeitet. Der Schmerz wird sozusagen „weg geklebt“ – dazu gibt es bereits einiges an Büchern und Ihr Therapeut kann Ihnen sicherlich zeigen, wie das funktioniert. Die dabei verwendeten Tapes sind luftdurchlässige Pflaster, die in bestimmter Form auf die schmerzenden oder belasteten Stellen geklebt werden und so die Muskulatur, die Gelenke, die Bänder und Sehnen entlasten können.

Eine weitere Möglichkeit der Schmerzbehandlung – nicht nur bei Schulter-Nacken-Problemen – ist die ***Akupunktur***, die von einem TCM-Arzt durchgeführt werden sollte. Bitte nicht selbst versuchen, Nadeln zu setzen! (Die Spezialnadeln gehören an ganz genau definierte Punkte gesetzt!)

Auch Akupressur oder Akupunkt-Massage können eventuell hilfreich sein, ebenso wie Osteopathie, Cranio-Sakral-Therapie und ähnliche Anwendungen.

Allerdings: auch hier wieder meine Empfehlung, dazu Ihren Therapeuten oder Arzt aufzusuchen!

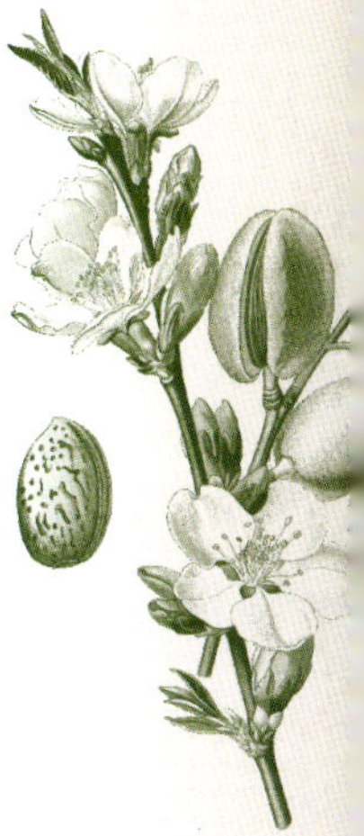

Mandelöl

Prunus dulcis

Mandelöl wird aus den Mandelkernen kalt gepresst. Ich verwende es sehr gerne als Basis für meine Massageöle, gemeinsam mit Jojoba-Öl.

Verwendet werden für dieses wohltuende fette Pflanzenöl süße Mandeln.

Der Mandelbaum gehört zu den Rosengewächsen und war ursprünglich im zentral- und westasiatischen Raum beheimatet. Wenn Sie im Frühling eine Reise ins Landesinnere der Türkei machen, dann fahren Sie stundenlang durch eine wunderschön blütenübersäte Landschaft.

Mandelöl besitzt einen hohen Ölsäureanteil, der einen positiven Effekt auf die Haut ausübt. Neben der Ölsäure (einer einfach ungesättigten Fettsäure) enthält Mandelöl auch noch viele Vitamine und Mineralstoffe sowie Linolsäure (eine zweifach ungesättigte Fettsäure).

Es eignet sich – nebenbei bemerkt – auch sehr gut zur Pflege trockener Haut (auch bei Kindern) und hilft vorbeugend gegen Schwangerschaftsstreifen.

Lagern Sie Ihr Mandelöl bitte kühl und dunkel, aber nicht im Kühlschrank! Es ist bei richtiger Lagerung etwa 1 Jahr haltbar.

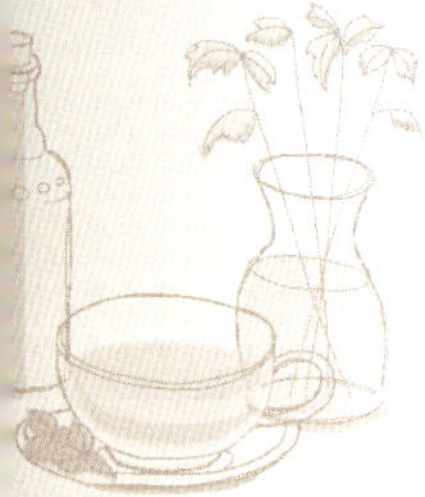

Jojobaöl

Simmondsia chinensis

Jojobaöl ist – genau betrachtet – eigentlich ein flüssiges Wachs. Wir haben es daher mit einem besonders gut haltbaren Öl zu tun. Unter einer Temperatur von 7 °C wird es fest, bei normaler Zimmertemperatur schmilzt es aber sehr rasch wieder zu seiner flüssigen Form.

Die Pflanze, aus deren Nüssen das Öl gewonnen wird, findet man in der Wüste Arizonas und in New-Mexico. Dort wurde sie bereits von den Ureinwohnern als Heilpflanze verwendet.

Jojobaöl eignet sich für jeden Hauttyp und ich verwende es gerne in Kombination mit Mandelöl oder mit Macadamianussöl.

Es hält sich nach meiner Erfahrung sehr lange, ohne Probleme jedenfalls 4–5 Jahre.

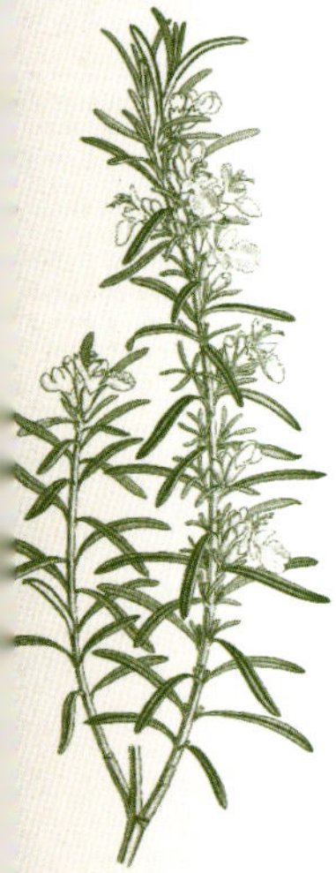

Rosmarin

Rosmarinus officinalis

Rosmarin verwenden wir oft als Kraut in der Küche. Mein Mann – er kocht vorzüglich – bereitet mit Rosmarin immer wieder Fischgerichte, aber auch Erdäpfelauflauf zu. Hier geht es aber nicht um die Qualität eines guten Gerichtes, das mit Rosmarin verfeinert werden soll, sondern in erster Linie um seinen Einsatz für unsere Gesundheit ...

Vom Rosmarin gibt es viele verschiedene Unterarten, die unterschiedliche ätherische Öle liefern. Nicht jedes Rosmarinöl ist für jeden Menschen gleich gut geeignet. Vorsicht sollten Sie grundsätzlich walten lassen, wenn Sie einen hohen Blutdruck haben.

Dennoch können Sie auch dann Rosmarinöl einsetzen, allerdings in geringer Dosis und vor allem das für Sie „richtige".

Die wichtigsten im Handel erhältlichen ätherischen Rosmarinöle:

Rosmarin officinalis

NICHT GEEIGNET bei hohem Blutdruck, da er einen zu hohen Anteil an Ketonen und Phenol enthält, was den Blutdruck in die Höhe schnellen lassen kann.

Rosmarinus 1,8-Cineol

Diesen Rosmarin – er enthält besonders viele Oxide (das 1,8-Cineol) – setzt man gegen Schmerzen und Erkältungen ein. Auch bei hohem Blutdruck können Sie ihn verwenden, allerdings bitte mit Bedacht und nicht ständig.

Rosmarinus Verbenon

– der mildeste Rosmarin-Typ (er wird in der Aromatherapie auch „Kinderrosmarin" genannt). Er ist der Verträglichste der hier angeführten.

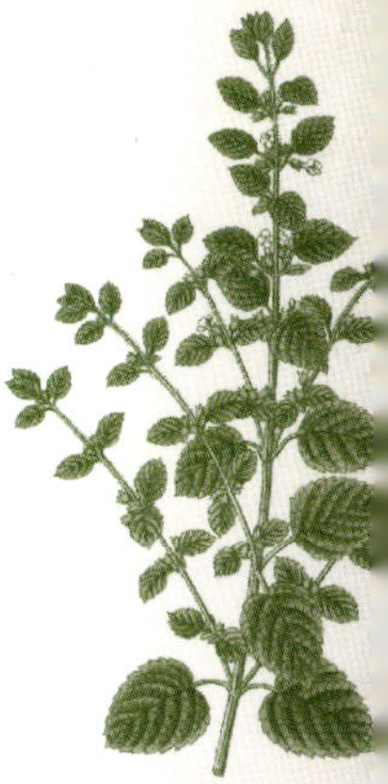

Melisse

Melissa officinalis L.

Die Melisse (auch Zitronenmelisse) stammt ursprünglich aus dem Orient. Heute ist sie beinah in jedem Garten zu Hause – sie verbreitet sich unglaublich rasch und sucht sich gerne selbst den Platz aus, an dem sie wachsen möchte.

Der Name „Melisse" stammt aus dem Griechischen und bedeutet „Honigbiene". Und die Pflanze ist eine wahre Bienenweide!

Sie enthält leider nicht sehr viel ätherisches Öl, darum wird dieses besonders teuer gehandelt und oftmals auch mit anderen Ölen „gestreckt". Also bitte genau schauen, was Sie einkaufen! Die Melisse ist aber vor allem auch als Kraut für unsere Gesundheit sehr wertvoll. Ich verwende sie gerne als Tee, als Zusatz für eine Kompresse, in einem Schlafpolsterl (das Rezept dafür finden Sie im Kapitel über den gesunden Schlaf), aber in Form des ätherischen

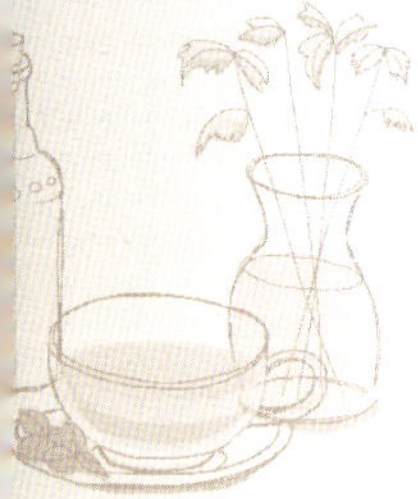

Öls auch gerne in der einen oder anderen Massagemischung. Sie wurde übrigens bereits im *„Hortus Sanitatis“* – dem ersten gedruckten Kräuterbuch aus dem Jahr 1485 – als Frauenmittel und Herzenströster genannt. Dieses Buch, auf Deutsch *„Gart der Gesundheit“*, wurde von Bernhard von Breidenbach, einem Mainzer Domherrn, in Auftrag gegeben. Der Frankfurter Stadtarzt Johann Wonnecke von Kaub schrieb den Text und Erhard Reuwich aus Utrecht fertigte den Großteil der darin vorhandenen Abbildungen an[5].

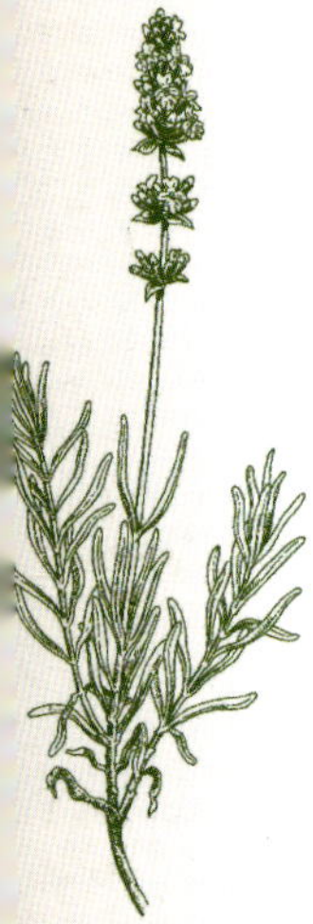

Lavendel

Lavandula angustifolia

Wer kennt nicht diesen Duft nach Lavendel? Viele Menschen denken dabei unwillkürlich nostalgisch an vergangene Zeiten, als noch die Lavendelfrauen mit ihrem kleinen Liedchen die Lavendel-Sträußchen zum Verkauf angeboten haben:

An Lavendel, an Lavendel,
an Lavendel hob i do!
Fünfzig Groschen kost' des Büscherl,
An Lavendel kauft' s ma o!

Fufz'g Groschen für's Büscherl Lavendel,
An Lavendel hob i do!
Wer kauft ma an o?“

5 http://daten.digitale-sammlungen.de/~db/0003/bsb00032745/image_167

Der Duft des Lavendels – egal ob in Form des ätherischen Öls oder des Krauts – besänftigt und beruhigt die Sinne und die Muskulatur. Er entspannt und hilft beim Einschlafen, wie wir später noch hören werden ...

Das ätherische Öl kann in verschiedene Massagemischungen gegeben werden (bitte sanft dosieren, sonst riechen Sie die anderen verwendeten ätherischen Öle nur sehr schwach).

Das Kraut verwenden wir vor allem für Bäder und als Tee (natürlich auch für Kräuterkissen!). Und man kann damit auch ein wunderbares Lavendelmazerat herstellen. Diesen Ölauszug verwende ich gerne für eine beruhigende Fußmassage am Abend.

Vom Lavendel gibt es außerdem ein angenehm und nicht zu intensiv duftendes Hydrolat, ein Pflanzenwasser. Auch dieses lässt sich sehr gut einsetzen, beispielsweise für die Hautpflege[6].

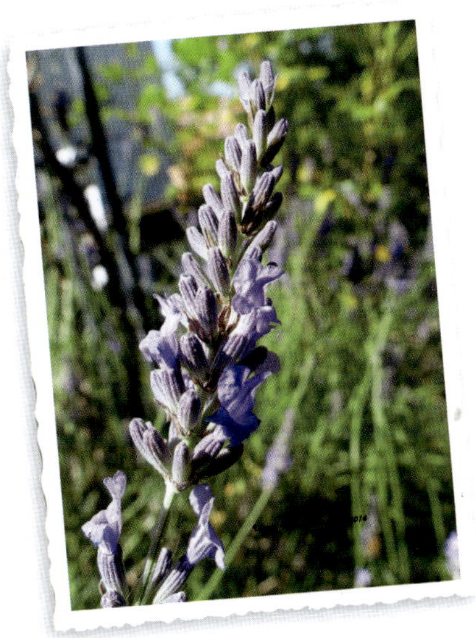

6 Siehe auch mein Buch „Hydrolate – Sanfte Heilkräfte aus Pflanzenwasser", Freya-Verlag 2012

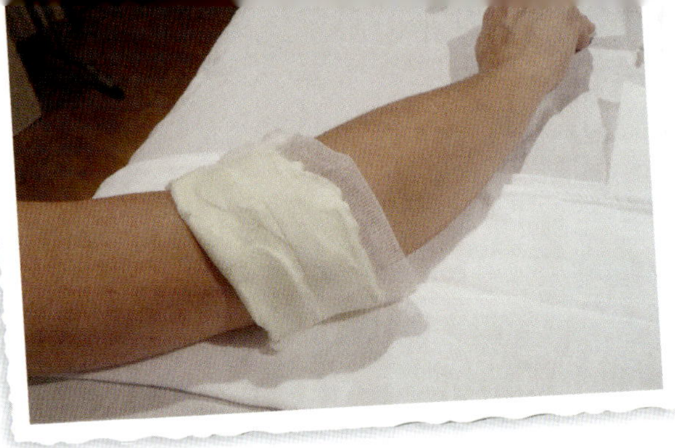

Tennisarm

Ach ja, Sport! Einen „Tennisarm" bekommt man aber nicht nur vom Tennisspielen, glauben Sie mir! (Es hat Ihnen hoffentlich auch niemand mit einem Tennisschläger eine Verletzung am Arm zugefügt …). Wir haben es allerdings beim sogenannten Tennisarm mit einer schmerzhaften Angelegenheit zu tun.

WAS VERSTEHT MAN DARUNTER?

Genaugenommen ist das eine kleinste Verletzung der Sehnen. Die Muskeln, die wir für das Bewegen unseres Handgelenkes und unserer Finger benötigen, setzen teilweise an einem kleinen Knochenvorsprung an der Außenseite des Ellenbogens an. Wenn Sie vorsichtig tasten, können Sie diesen Knochenvorsprung recht gut fühlen. Und genau an dieser Stelle spürt man den Hauptschmerz beim sogenannten Tennisarm. Der hat auch eine medizinische Bezeichnung: *Epicondylitis humeri radiales*.

„Radiales" weist schon darauf hin, dass der Knochenvorsprung etwas mit Drehbewegung zu tun hat – es handelt sich dabei um das Radialköpfchen.

Muskeln enden in Sehnen, die wiederum mit den Knochen verbunden sind und uns auf diese Weise Bewegungen ermöglichen. Sind nun in diesen Sehnen kleinste Risse, so haben wir Schmerzen. Durch eine Überbeanspruchung unserer Sehnen und der Muskulatur im Arm wird das Gewebe überbeansprucht. Dadurch entsteht erst eine Reizung und in der Folge – wenn man nichts dagegen tut – eine Entzündung.

Die dabei entstehenden Schmerzen können zwar von allein wieder vergehen, allerdings kann sich der Schmerz auch so stark manifestieren, dass er jahrelang spürbar ist. Das wollen wir allerdings nicht hoffen! Übrigens sollen besonders Menschen über 40 Jahren betroffen sein, unter ihnen trifft es die Frauen häufiger als die Männer.

WIE KOMMT ES ZU DIESER VERLETZUNG?

Nun, nicht nur Tennisspieler können einen Tennisarm bekommen, sondern vor allem kann die Verletzung auch durch eine immer wieder wiederholte gleichförmige Bewegung entstehen. Alle Bewegungen, bei denen man kräftig zugreifen muss und dabei den Ellenbogen gebeugt hält, können dafür eine Ursache bilden.

Die Schmerzen sind unangenehm. Dazu kommt noch ein Problem beim Zugreifen, denn das Handgelenk fühlt sich meist sehr schwach.

Interessant ist, dass man im Röntgenbild keinerlei Problem feststellen kann.

WAS TUN WIR DAGEGEN?

- Wir kühlen das Ellenbogengelenk! Aber bitte nicht zu kalt und nicht zu lange! (Wenn Sie einen Eisbeutel dafür benutzen, dann sollte dieser immer über der Kleidung aufgelegt werden und das für maximal 20 Minuten.)
- Schonen Sie den betroffenen Arm.
- Bewegen Sie den Arm – vorsichtig, aber doch mit ein wenig Spannung (am besten lassen Sie sich einige entsprechende Übungen von Ihrem Arzt, Physiotherapeuten oder Masseur zeigen).
- Und natürlich hilft auch eine Mischung mit ätherischen Ölen gegen die Schmerzen (siehe Rezeptteil „***Anti-Schmerz-Mischung***“, Seite 211).

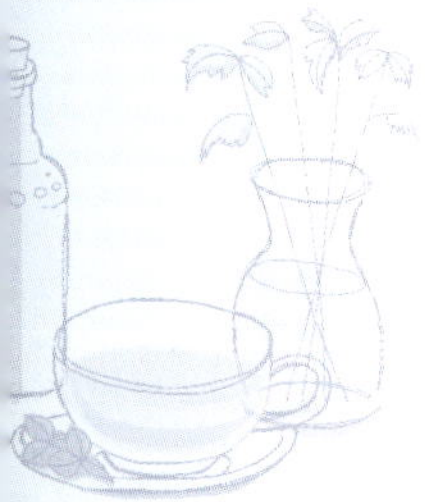

Zusätzlich können Sie Ihren Ellenbogen auch mit einem ***Kräuterauszug*** baden, den mir schon meine Großmutter empfohlen hat (das hat übrigens auch geholfen, nachdem ich einen Ellenbogen eingegipst hatte und der Gips entfernt wurde). Dazu verwenden Sie am besten ***Rosmarin***, der schmerzlindernd und durchblutungsfördernd wirkt.

ROSMARINAUSZUG

Sie benötigen dazu zwei gehäufte Esslöffel Rosmarinkraut, übergießen es mit 1 Liter heißem Wasser und lassen den Auszug 10–15 Minuten ziehen. Danach bitte abseihen und bei etwa 35 °C den Ellenbogen darin baden. Das lindert sehr!

LÖWENZAHN-SCHNAPS

Von meiner Urgroßmutter überliefert ist das Rezept für einen ***Löwenzahn-Schnaps*** (ein Ansatz-Schnaps), der als Geheimrezept in der Familie weitergegeben wurde und der bei Gelenksschmerzen besonders gut helfen soll: der Löwenzahn-Wurzelschnaps.

Dazu gräbt man im Herbst die Löwenzahnwurzeln aus, wäscht und putzt sie gut. Dann werden sie klein gehackt. Man füllt die Wurzelstückchen in ein großes Glas (das Glas sollte zur Hälfte damit befüllt sein) und füllt mit klarem Schnaps auf. Meine Urgroßmutter empfiehlt in ihrem Rezeptheft Zwetschkenbrand (ich vermute, weil der in Österreich dafür üblich war).

Der Ansatz sollte dann am möglichst sonnigen Fenster warm stehen – für etwa sechs bis acht Wochen. Immer wieder schütteln. Mehr ist da nicht zu tun, also ein recht einfaches Rezept.

Nach der „Ziehzeit" wird abgeseiht. Man nimmt täglich mindestens ein bis drei Teelöffel des Löwenzahn-Wurzelschnapses ein, eventuell mit etwas Wasser vermischt (Obwohl das den Geschmack des „Zwetschkernen" ziemlich beleidigen kann, finde ich …).

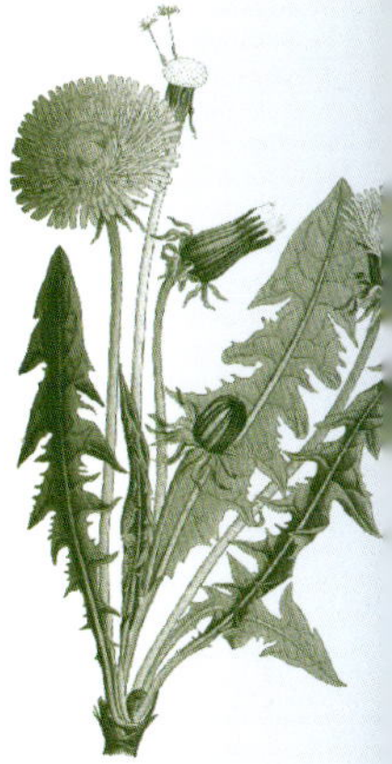

Löwenzahn

Taraxacum officinalis

ist wohl eines der bekanntesten „Un"-Kräuter, er wächst in beinah jeder Wiese, oftmals zum Leidwesen der Besitzer. Ich freu mich jeden Frühling auf die ersten gelben Köpfchen, die sich in unserem Garten zeigen. Löwenzahn ist meistens schon Ende März, Anfang April da – erst einmal mit seinen zarten, köstlichen jungen Blättern – die passen dann gut in unsere Frühlingssuppe oder wir verwenden sie als Salat; auch ein Smoothie daraus ist schnell gemacht (schmeckt hervorragend mit jungen Karotten).

Auch Löwenzahn ist eine alte Heilpflanze, der viele – auch magische – Kräfte zugeschrieben werden. Er wurde vor allem als harntreibendes Mittel eingesetzt, aber auch als appetitanregendes Mittel und bei rheumatischen sowie Gelenksbeschwerden.

Bei Gallenleiden ist er ebenfalls einsetzbar, meist in Form von Tee.

Löwenzahnblüten und -wurzeln enthalten vor allen Dingen Bitterstoffe (Taraxin ist einer davon), Carotinoide (also die Vorstufe für unser Vitamin A), Saponine, Eiweiße, Spurenelemente, Kalium und vor allem auch Sesquiterpenlactone sowie viele andere Pflanzeninhaltsstoffe.

SEHNENSCHEIDENENTZÜNDUNG

Zu viel am Computer gearbeitet oder das Handgelenk anders überstrapaziert? Die Sehnenscheidenentzündung (medizinisch nennt man sie „*Tendovaginitis*") entsteht fast immer durch eine übermäßige Beanspruchung.

Auch hier haben wir es mit Sehnen zu tun. Sie sind an besonders stark beanspruchten Stellen von einer Sehnenscheide umgeben. Diese dient dazu, die Sehnen vor Reibung am Knochen zu schützen. Die Sehnenscheiden bestehen aus Bindegewebe und sind mit Gelenkschmiere gefüllt. Durch diese Schmierflüssigkeit gleitet die Sehne leichter hin und her. Das muss sie ja auch, wenn wir beispielsweise die Hand und die Finger bewegen.

Allerdings: Wenn wir die Hände zu stark beanspruchen, dann kann sich dieses Sehnenscheiden-System entzünden. Und schon schmerzt das Handgelenk oder die Hand tut weh. Im Prinzip kann jede einzelne der Sehnen einer Hand betroffen sein, die in einer Sehnenscheide geführt wird.

Chronische Überbelastungen oder eine akute starke Belastung können der Auslöser für die zu starke Reibung an der Innenseite der Sehnenscheide sein. Es entsteht eine Reizung bzw. auch eine Abnutzungserscheinung, manchmal auch die eine oder andere kleine Verletzung der Sehne oder der Sehnenscheide, und schon ist es passiert.

Natürlich ist nicht nur das Computerarbeiten (früher war's das Hämmern auf die Tasten einer Schreibmaschine) Auslöser dafür, es gibt viele Gründe für eine Sehnenscheidenentzündung: Sportliche Betätigungen (Golf, Klettern, Tennis, Turnen etc.), aber auch Musizieren (besonders gefährdet ist man durch Klavierspielen, Gitarre, Geige usw.) sind oftmals nicht besonders „gesund" für die Hände.

Ich hab mir sehr oft Sehnenscheidenentzündungen zugezogen, vor allem beim Schreibmaschinschreiben, aber auch interessanterweise bei der Gartenarbeit (nämlich beim Unkrautzupfen!). Es gibt also viele Möglichkeiten ...

WIE BEMERKT MAN, DASS MAN EINE SEHNENSCHEIDENENTZÜNDUNG HAT?

Ziehende und stechende Schmerzen im Bereich der betroffenen Sehnenscheide (meist am Handgelenk) treten anfangs nur bei bestimmten Bewegungen auf. Später schmerzt dann die betroffene Stelle auch in Ruhelage, sie kann auch anschwellen, heiß und rot werden.

Auch knirschende Reibungsgeräusche beim Bewegen können vorkommen. Das klingt dann nicht sehr beruhigend in den Ohren!

Eine Sehnenscheidenentzündung kann schon mal chronisch werden, wenn wir nicht aufpassen. Dann wird's langwierig!

KÜHLENDE UMSCHLÄGE

Bitte verwenden Sie keine eiskalten Umschläge, das wäre kontraproduktiv. Besser ist es, mit ca. 20 °C temperierten Umschlägen zu arbeiten (also „handwarm").

Für eine solche kalte Kompresse taucht man einen Waschlappen oder Wattebausch in 20 °C „warmes" Wasser, dem man zuvor etwa 5–6 Tropfen ätherisches kühlendes Öl beigefügt hat (z. B. Pfefferminze). Damit sich das ätherische Öl mit dem Wasser vermischt, verwenden wir 1 Kaffeelöffel Salz, darauf wird das Öl getropft und dann wird es im Wasser aufgelöst.

Heilerde

Früher, als ich noch viel auf meiner alten mechanischen Schreibmaschine in der Schule und später im Büro herumgeklopft habe, hatte ich relativ oft eine Sehnenscheidenentzündung. Meine Großmutter gab mir damals den Rat, einen ***Heilerde-Umschlag*** zu machen.

Erde kann heilen? Ja, kann sie! Denn wir haben es mit besonderer Erde zu tun, die da verwendet wird. Heilerde ist ein uraltes Naturheilmittel, es wurde bereits zu Zeiten von Hippokrates eingesetzt.

Es gibt Heilerde in unterschiedlichen Farben, jede besitzt verschiedene Inhaltsstoffe. Je nach Verwendungszweck wird die jeweils richtige Heilerde

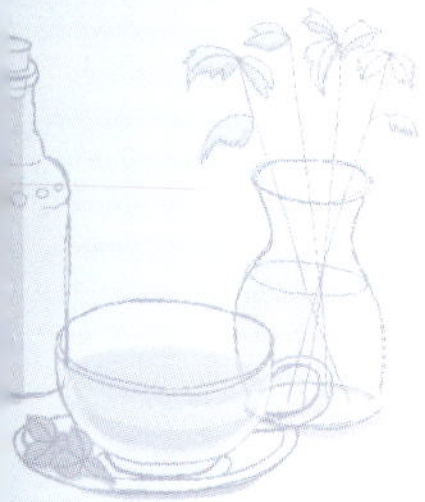

ausgewählt. Letztlich handelt es sich bei der in Europa am meisten gebräuchlichen Heilerde um Löss, der in der letzten Eiszeit (im sogenannten Diluvium) entstand. Damals waren große Flächen mit dicken Eisschichten bedeckt. Diese extrem schweren Eisschichten der Gletscher zermalmten alle Gesteine, die sich darunter befanden. Daraus wurde feiner Sand, der – nach dem Schwinden der Eisdecke – durch die Erosion noch weiter zerkleinert wurde.

Es gibt aber auch sogenannte Ablagerungs-Tonerden, die lediglich durch die Windkraft auf der Erde entstanden sind oder solche, die durch das Zerfallen von Feldspat oder Lava entstehen.

Schließlich sammelten sich die zu Staub zerfallenen Gesteine – woher sie auch immer stammten – in Bodensenken an. Durch die später hinzugekommenen Erdschichten wurde wieder Druck darauf ausgeübt und aus dem Staub wurde Löss.

Je nachdem, wo die Heilerde abgebaut wird, enthält sie – neben einem großen Quarzanteil (etwa 45–50 %) auch Mineralstoffe und Spurenelemente. Aber egal, woher die Heilerde stammt – ihre Eigenschaften sind für uns sehr hilfreich. Denn die kleinsten Staubkörnchen, aus denen sie besteht, verleihen ihr die Möglichkeit, viel Flüssigkeit aufzunehmen. Andererseits lässt sie sehr wenig Flüssigkeit durch, eben durch diese kleinsten Staubkörnchen.

Für äußere Anwendungen werden eher grobkörnige Erden eingesetzt, für innere Anwendungen sollte man feinkörnige verwenden.

Übrigens: Heilerde bekommen Sie nur in Apotheken und guten Reformhäusern!

Eine zweite Gruppe der heilenden Erden ist die Tonerde. Die wird vor allem kosmetisch eingesetzt.

Aber bleiben wir zunächst bei der Heilerde für unsere schmerzenden Gelenke – sei es das Ellenbogengelenk, das Handgelenk oder das Knie.

HEILERDE-UMSCHLAG

Wenn Sie also einen Heilerde-Umschlag machen wollen, so funktioniert das so:

1–2 Esslöffel Heilerde werden mit so viel Wasser vermischt, dass ein dicker Brei entsteht. Empfehlenswert ist es, diesen Brei auf einen Leinenfleck aufzustreichen (ca. ½ cm dick) und diesen dann auf die gewünschte Stelle aufzulegen. Darüber gibt man beispielsweise ein Flanelltuch oder ein kleines Handtuch.

Der Heilerde-Brei erwärmt sich durch die Körpertemperatur, dabei werden die oberflächlichen Hautgefäße zusammengezogen. Und dadurch entsteht eine erhöhte Durchblutung. Die wiederum wirkt entzündungshemmend und schmerzlindernd.

HILFREICHE MISCHUNG MIT ÄTHERISCHEN ÖLEN

› 30 ml Johanniskrautöl (*Hypericum perforatum*)
› 5 Tropfen Cajeput (*Melaleuca cajeputi*)
› 2 Tropfen Wintergrün (*Gaultheria procumbens*)
› 5 Tropfen Grapefruit (*Citrus paradisi*)

Mischen Sie die Zutaten in einem ausreichend großen Fläschchen, möglichst aus braunem oder blauem Glas. Bei Bedarf mehrmals täglich auf die schmerzenden Gelenke auftragen.

Cajeput und Grapefruit kennen wir bereits. Aber was versteckt sich hinter dem Namen Wintergrün?

Wintergrün

Gaultheria procumbens

Auch hier haben wir es mit einem hochwirksamen und schmerzstillenden ätherischen Öl zu tun. Wintergrün gehört zu den sogenannten Heidekrautgewächsen (*Ericaceae*) und ist eigentlich ein immergrüner Bodendecker. Im Herbst und Winter schmückt sich der Kleinstrauch mit leuchtend roten Beeren.

Der Geruch des ätherischen Öls ist sehr medizinisch und wir verwenden es in der Aromatherapie als schmerzlindernden Zusatz bei so mancher Mischung gegen rheumatische Beschwerden und Muskelschmerzen.

DOCH VORSICHT BITTE:
Sollten Sie eine Unverträglichkeit auf Salicylate haben (dazu gehört beispielsweise auch Aspirin) oder Asthmatiker sein, so ist von der Verwendung von Wintergrün-Öl abzuraten. Auch in der Schwangerschaft oder für Kleinkinder ist dieses Öl kontraindiziert!
Bitte halten Sie sich unbedingt an die Dosierungsempfehlung! Denn ein Zuviel an Wintergrün in einer Mischung kann stark hautreizend wirken.

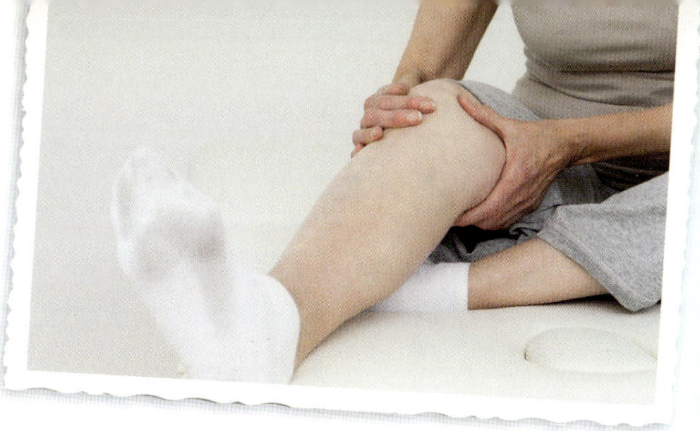

Die Sache mit dem Knie

„Omi, mein Ball ist unterm Bett. Ich krieg ihn nicht hervor.“ Nun, was macht man als brave Großmutter, wenn der kleine Enkel mit seinen drei Jahre alten Ärmchen nicht bis unter die Mitte des Bettes reichen kann: Man geht auf die Knie und bemüht sich, streckt sich unter das Bett, fischt mit Bravour den vermissten Ball hervor und – oje, man hat doch glatt vergessen, dass das rechte Knie nicht mehr so ganz fit ist ...

SCHLEIMBEUTEL-ENTZÜNDUNG

Die Schleimbeutel-Entzündung (*Bursitis*) macht sich bei einem Kniestand sofort wieder bemerkbar und es schmerzt – zum Glück wissen wir ja, was in so einem Fall zu tun ist, oder?

WAS IST EINE SCHLEIMBEUTEL-ENTZÜNDUNG?

Schleimbeutel besitzen wir überall dort, wo unser Körper erhöhten mechanischen Druckbelastungen ausgesetzt ist. Diese kleinen, mit Flüssigkeit gefüllten Säckchen sind dafür zuständig, den Druck und die Reibung zwischen Knochen, Muskeln, Sehnen und Haut zu reduzieren.

Dort, wo wir Sehnen haben, liegen sie zwischen den Sehnen und den Knochen, auch dort, wo die Haut direkt auf einem Knochen aufliegt, sind sie eingelagert. Und es gibt auch noch die Bandschleimbeutel, die zwischen Bändern und Knochen platziert sind.

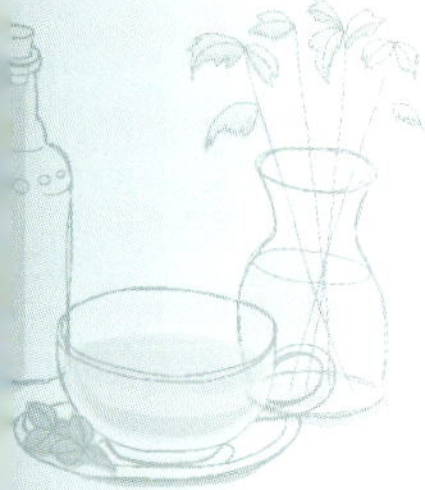

Die wichtigsten Stellen sind im Bereich des Kniegelenks auf dem inneren Seitenband (unser „aktueller“ Fall, es gibt im Knie aber noch weitere Schleimbeutel). Andere Schleimbeutel finden wir in der Schulter, in der Hüfte, bei den Sehnenscheiden der Hände und im Knöchel, am Ellenbogen, zwischen dem Fersenbein und der Achillessehne u. v. a. m.

Ob es sich bei Schmerzen im Knie tatsächlich um eine Schleimbeutel-Entzündung handelt oder um ein Problem mit dem Meniskus oder den Kreuz- bzw. Seitenbändern, das kann Ihnen nur Ihr Arzt sagen.

Grundsätzlich gehört ein schmerzendes Knie unbedingt vom Arzt oder Heilpraktiker untersucht.

Allerdings haben wir die Möglichkeit, mit Kräutern und ätherischen Ölen eine Erste-Hilfe-Anwendung durchzuführen – meist passiert ja so etwas immer an Wochenenden und Feiertagen ...

Meine „persönliche“ Schleimbeutelentzündung im Knie entstand durch Druck und Überlastung beim Sport ... jetzt ist sie latent vorhanden, aber immer, wenn sie sich meldet, weiß ich schon, was ich selbst tun kann.

MEIN PERSÖNLICHES ERSTE-HILFE-REZEPT

Hier also mein persönliches Erste-Hilfe-Rezept, wenn es im Knie knackst:

› 20 ml Johanniskrautöl (*Hypericum perforatum*)
› 4 Tropfen Wacholderbeere (*Juniperus* communis)
› 1 Tropfen Lavendel fein (*Lavandula angustifolia*)
› 3 Tropfen Grapefruit (*Citrus paradisi*)

Damit reibe ich mein Knie zwei- bis dreimal täglich ein – das wirkt jedenfalls sehr beruhigend auf den Schmerz.

Diese Ölmischung sollte man immer im Erste-Hilfe-Schränkchen haben, man weiß ja nie! Und sie hilft auch bei anderen Schmerz-Attacken kurzfristig.

Oder probieren Sie es doch mal mit einem selbstgemachten Senf-Pflaster, ein Rezept meiner Urgroßmutter, das bereits lange Zeit in unserer Familie in Verwendung ist. Das funktioniert recht einfach:

SENF-PFLASTER

100 g Senfmehl (kann man aus den gelben Senfkörnern selbst herstellen: einfach gut mörsern oder fein mahlen – das geht prima in einer alten Kaffeemühle) mit 50 g Leinsamen vermischen, ca. 45 °C heißes Wasser oder Kräutertee dazu gießen und dabei ständig rühren (Sie benötigen nur so viel, dass ein dicker, streichfähiger Brei entsteht).

Ein altes Leinentuch mit dem Senf-Leinsamen-Brei bestreichen, zu einem Packerl falten und auf die betroffene schmerzende Stelle legen.

Sicherheitshalber bitte das Knie (oder die Schulter oder das Kreuz) vorher anfeuchten.

Nur kurz einwirken lassen (maximal 10 Minuten!).

Achtung bitte: Wenn's zu brennen beginnt, bitte sofort entfernen, die Haut mit lauwarmem Wasser reinigen, abtrocknen und danach mit Johanniskrautöl einreiben. Nachruhen schadet nicht!

KOHLWICKEL

Alternativ dazu wäre ein Kohlwickel möglich (das ist sozusagen die „milde" Variante meiner Großmutter):

3 frische, große, rohe Kohlblätter löst man vom Stängel, wäscht sie gut und schneidet die dicke Mittelrippe heraus. In einer Kasserolle erhitzt man Wasser und hält die gereinigten Blätter in einem Küchensieb über den Dampf. Wenn noch große Rippen drin sind, vorher mit dem Nudelwalker ein wenig anquetschen.

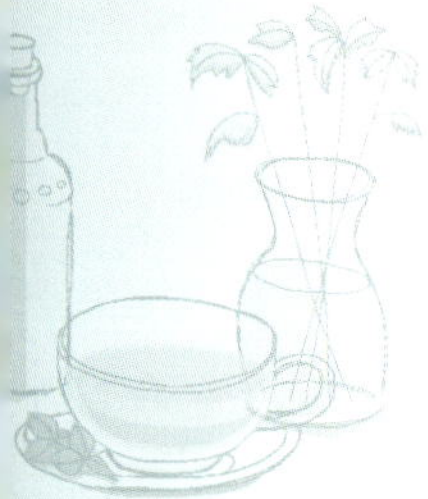

Die warmen Blätter auf die schmerzende Stelle legen, mit einem Tuch abdecken und das Ganze mit einer Binde fixieren. Mehrere Stunden auf der betroffenen Stelle lassen. Danach gut abwaschen (mit lauwarmem Wasser). Die benutzten Kohlblätter bitte im Kompost entsorgen! Danach mit Johanniskrautöl einreiben.

Lässt der Schmerz dann nach oder haben wir bereits mit dem Arzt gesprochen, dann kann auch ein ***Beinwellbalsam*** als Zusatzpflege eingesetzt werden. Das Rezept dafür finden Sie im Rezeptteil, Seite 193. (Sie erhalten so einen Balsam auch in der Apotheke, falls Sie nicht selbst Salbenrühren wollen.)

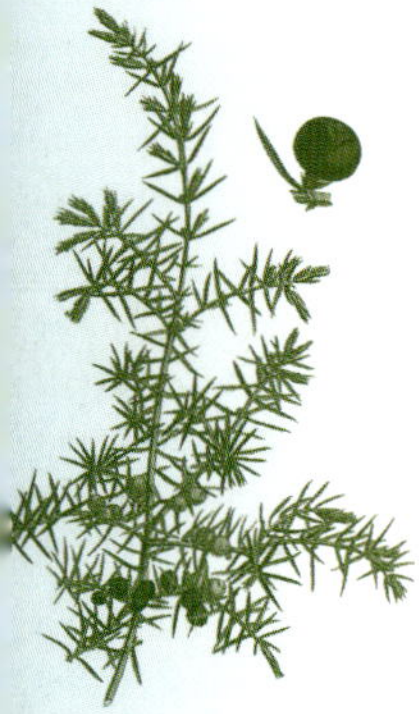

Wacholder

Juniperus communis L.

Der Wacholder ist ein immergrüner Strauch. Er kann bis zu 10 m hoch werden und gehört zur Familie der Zypressengewächse. Seine nadelförmigen Blätter sind stechend und abwehrend und aus seinen Blüten reifen kleine Zapfen – die Wacholderbeeren. Im ersten Jahr sind sie grün und ungenießbar, im zweiten Jahr reifen sie erst und dann werden sie blauschwarz.

Die Beeren des Wacholders sind bereits im Altertum als Antiseptikum bekannt gewesen. Sie wirken harntreibend, desinfizierend und sie sind Bestandteil vieler Blasentees.

Das ätherische Öl wirkt vor allem durchblutungsfördernd und ist besonders für seine krampflösende und wärmende Wirkung bekannt. Der frische Duft wirkt anregend und ist auch gut bei Erkältungen.

Mit dem Wacholder wurde schon alles Mögliche angestellt. Bereits Vergil (70–19 v. Chr.) beschreibt in seinen Vers-Epen, „dass Ställe mit den Beeren von Juniperus ausgeräuchert wurden“ (übersetzt bedeutet „Juniperus“ übrigens „die Beeren der Göttermutter Juno“).

Wacholderasche wurde als recht wirksamer Brei gegen Gicht und Rheuma auf die schmerzenden Gelenke geschmiert. Und aus dem 18. Jahrhundert stammt der folgende Bericht: ***„Die Alchymisten sagen, dass die brennenden Kohlen von Weckholder-Holz, mit seiner eigenen Asche bedeckt, über etliche Monat glühen.“*** (Ob das wirklich stimmt, habe ich leider bis jetzt noch nicht ausprobieren können …)

Und der Spruch: ***„Eßt's Kranawitt und Bibernell, dann sterbt ihr nit so schnell.“*** findet sich in so manchem Kräuterbuch der Vergangenheit.

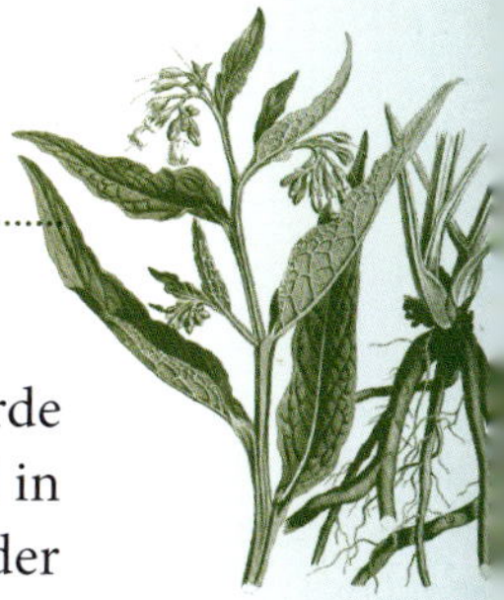

Beinwell

Symphytum officinalis

Vom Beinwell werden in erster Linie die Wurzeln verwendet, früher wurde auch das Kraut für volksheilkundliche Zwecke eingesetzt. Beinwell wird in vielen alten Kräuterbüchern aus dem 16. und 17. Jahrhundert als eines der wichtigsten Heilmittel angeführt.

Beinwell blüht violett-blau oder auch gelblich und gehört zu den Raublattgewächsen.

Die in den Wurzeln enthaltenen Gerbstoffe und Schleimstoffe, aber vor allem auch die Kieselsäure und das Allantoin haben eine besonders gute Wirkung auf die Zellneubildung. Daher hat man Beinwell in alten Zeiten vor allem bei gebrochenen Gliedmaßen und bei Prellungen eingesetzt. Der Begriff ***„Symphytum“*** kommt von ***„symphyein“***, dem griechischen Begriff für „zusammenwachsen“.

Allantoin kommt übrigens im Beinwell in sehr hoher Dosis vor und gerade dieser Stoff ist wichtig für die Stärkung von Bändern und Muskeln (gerade auch beim Knie).

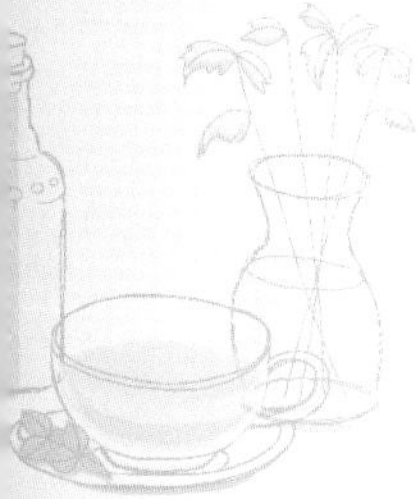

Beinwellbalsam hilft auch heute noch ausgezeichnet, wenn man schwache Bänder und Muskeln hat, aber auch bei Blutergüssen, Schwellungen und Prellungen verwende ich diese selbst hergestellte Salbe sehr gerne. Die Schleimstoffe kühlen und beruhigen, die Gerbstoffe unterstützen die Heilwirkung bei allen stumpfen Verletzungen, aber auch bei rheumatischen Beschwerden.

Die in der Pflanze enthaltenen Pyrrolizidinalkaloide sind giftig. Sie sind in allen Pflanzenteilen enthalten, allerdings in sehr geringer Menge. Grundsätzlich wurde daher die Einnahme von Beinwell verboten.

Beinwellwurzeln sammle ich bevorzugt im Herbst, wenn die Blütezeit vorbei ist und die Pflanze einzuziehen beginnt. Die Wurzeln sind tiefreichend und ich nehme immer nur ein Stück davon, damit die Pflanze im kommenden Jahr wieder austreiben kann.

Wie Sie einen ***Beinwellbalsam*** selbst herstellen können, finden Sie im Rezeptteil, Seite 193.

Knieschmerzen sind immer ein Warnsignal des Körpers. Nicht immer ist es – so wie bei mir – eine Schleimbeutel-Entzündung. Oft entstehen diese Schmerzen auch durch eine Bänderzerrung, einen Meniskus-Einriss oder eine -Quetschung, aber auch eine Prellung der Kniescheibe kann schmerzen, ebenso wie eine Verletzung des Knorpels. Auch eine Fehlbelastung Ihres Knies kann Schmerzen verursachen.

Wie ich zu Beginn dieses Abschnitts schon geschrieben habe: Knieprobleme gehören immer abgeklärt!

Auf jeden Fall ist es sinnvoll, diejenigen Bewegungen zu vermeiden, die den Schmerz auslösen. Ignorieren Sie ihn nicht! Hier noch ein rasches Hilfsmittel, das einer Entzündung vorbeugt:

TOPFENWICKEL

Sie brauchen dazu eine Packung Topfen, ein Baumwoll- oder Leinentuch und eventuell ein paar Tropfen Lavendelöl.

Der Topfen enthält Milchsäure, die in das Gewebe eindringen kann und es anreizt. Das wiederum ist für die Durchblutung hilfreich. Der feuchte und kühle Topfen senkt die Gewebetemperatur, wirkt so abschwellend und lindert den Schmerz.

Topfenwickel helfen nicht nur bei Knieproblemen, man kann mit einem Topfenwickel auch Halsschmerzen lindern und Blutergüsse vermeiden.

Er begleitet mich nun schon seit vielen Jahren sehr erfolgreich. Mein persönliches Rezept dafür:

3 Esslöffel Topfen werden mit 6 Tropfen Lavendelöl vermischt. Dann auf die schmerzende Stelle etwa fingerdick auftragen, Leinentuch darüberlegen und so lange auf der betroffenen Stelle liegen lassen, bis der Topfen warm wird. Jetzt sollte man den Topfenwickel abnehmen, die Haut gut abwaschen und trocknen und danach mit Johanniskrautöl einreiben.

Diesen Topfenwickel können Sie unbedenklich mehrmals täglich durchführen.

Gerade eben wurde ich gefragt, ob man diese Selbstanwendungen auch nach einer Hüft- oder Knie-Operation durchführen könne.

Grundsätzlich ja, wenn Ihr behandelnder Arzt keine Probleme darin sieht. Eine hilfreiche Pflegemischungen zu diesem Thema finden Sie im Rezeptteil „Massageöle gegen Schmerzen“ auf Seite 211!

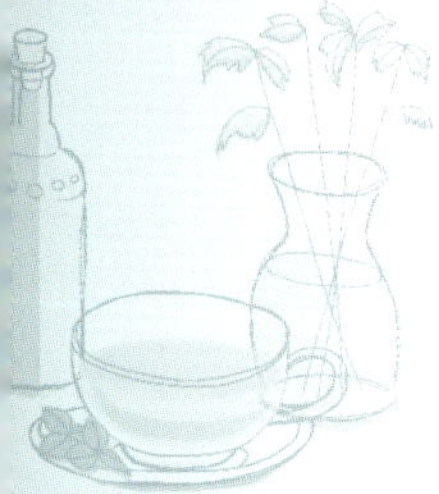

Nur ein Tipp am Rande: Hilfe durch Hausmittel braucht Zeit!

Schenken Sie Ihrem Körper und Ihrem Geist die Möglichkeit, sich bei kleineren Beschwerden selbst zu heilen, aber probieren Sie nicht alle fünf Minuten ein anderes Mittelchen!

Bitte haben Sie Geduld!

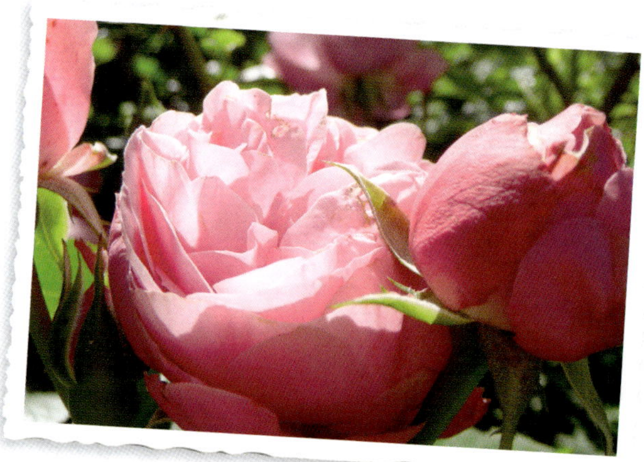

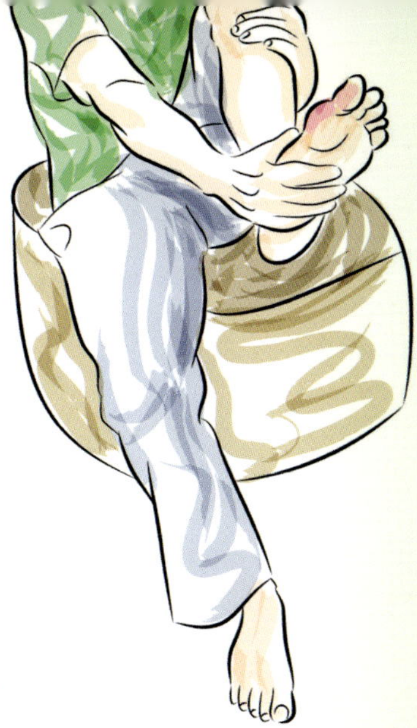

„Der Dicke aber –
‚Autsch! Mein Bein!' –
hat wieder heut
das Zipperlein!"
Wilhelm Busch

Die Sache mit dem Zipperlein

Wilhelm Busch benutzte diesen Ausdruck in einem seiner Werke, nämlich im „Neidischen Handwerksburschen", das er 1867 geschrieben hat. Es muss sich also um eine sehr schmerzhafte Angelegenheit handeln beim Zipperlein.

Auch in den Wörterbüchern der Brüder Grimm findet sich dieser Begriff aus dem 15. Jahrhundert. Hier steht: ***„… als spottname für einen, der trippelt, und deutet damit auf den gefühlsgrund, aus dem der name entsprossen ist, hin."*** Sie meinten auch, dass es als typisches Wort für den Trippelgang eines vornehmen Lebemanns verwendet werde[7].

Der Begriff „Zipperlein" ist eigentlich ein althochdeutsches Wort, das sich im umgangssprachlichen Gebrauch eingebürgert hat. Aber was bedeutet es nun wirklich, dieses Zipperlein?

GICHT

Man benutzt dieses Wort für die Trippelschritte eines älteren Menschen, aber auch für gekrümmte Zehen. Dieser Trippelschritt (genauso wie die gekrümmte große Zehe) ist oftmals ein typisches Erscheinungsbild der *Gicht*.

7 Das weist auch auf die Lebensweise dieser Oberschicht hin, die sich der Völlerei hingeben konnte, im Gegensatz zur ärmeren Bevölkerung

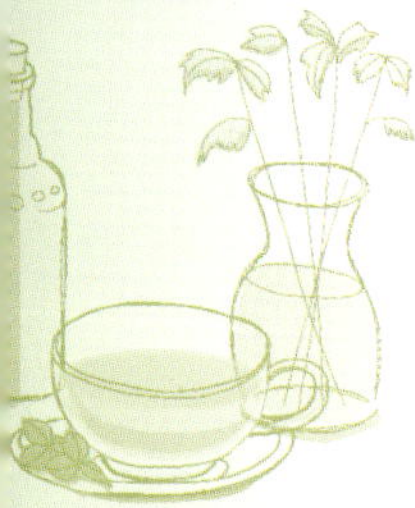

Letztendlich beschreibt „Zipperlein" vor allem eine besondere Form der Gicht, die „*Arthritis urica*" oder auch Fußgicht[8] genannt. Bei der Fußgicht ist das Großzehengrundgelenk so stark entzündet, dass man sich nur unter Schmerzen bewegen kann. Daher kommt dann auch der typische Trippelschritt.

Vielfach meldet sich diese Form der Gicht besonders stark, wenn man extremen Stress hat. Aber auch mangelhafte Durchblutung oder ein zu hoher Alkoholkonsum können daran beteiligt sein. Der damit einhergehende Entzündungsprozess zeigt sich nicht nur in starken Schmerzen, sondern auch durch Schwellungen, Erhitzungen des Gelenks, Rötungen und Berührungsempfindlichkeit.

Keine Sorge: Es trifft nicht nur ältere Menschen! Die Fußgicht bekommen oftmals schon Männer (auch Frauen) zwischen 25 und 45 Jahren zu spüren. In vielen Fällen haben wir es mit einer ererbten Erkrankung zu tun. Der Körper produziert zu viel Harnsäure, die dann nicht ausreichend ausgeschieden werden kann. Und – vor allem am Grundgelenk der großen Zehe – sammeln sich dann die Kristalle der Harnsäure, die sogenannten Urate. Und gemeinerweise setzen sie den Entzündungsprozess in Gang. Unfair!

So eine Kristallansammlung kann es auch in den Fingergelenken geben. Einer meiner Klienten hatte sie im Bereich des Ohrknorpels. Andere Menschen wiederum klagen darüber, dass ihre Bänder und Sehnen betroffen sind.

WAS LÖST SO EINEN GICHTANFALL DENN AUS? KANN MAN DAS VERMEIDEN?

Ja, man kann's vermeiden, wenn man versucht, zu viel deftiges Essen in Kombination mit zu viel Hochprozentigem einfach auszulassen.

8 Wird auch Podagra genannt.

Ein Gichtanfall wird oftmals durch falsches Essen und Trinken gefördert. Einige Spezialisten meinen auch, dass zu viel Kaffee bis zu einem gewissen Grad beteiligt ist.

So ein Anfall kann zwischen zwei und vier Tagen dauern. Dann ist zum Glück wieder Ruhe für ein paar Wochen.

WAS KÖNNEN SIE SELBST TUN, WENN SIE ALSO VOM ZIPPERLEIN BEFALLEN WERDEN?

Das erste sollte sein: viel Wasser trinken! Aber bitte keins mit Kohlensäure, das könnte die unangenehme Situation verstärken. Das Wasser hilft dem Körper, die Harnsäurekristalle wieder loszuwerden.

Und gegen den Schmerz im Zehengrundgelenk: ***Beinwellbalsam***, ***Arnikabalsam*** oder alternativ ***Weihrauchbalsam*** (Rezepte dafür finden Sie auch im Rezeptteil Seite 193).

Übrigens: Hier hilft auch ein ***Kohlwickel*** (den finden Sie beim Thema „Knie“). Und nicht zu vergessen:

SELLERIE-SAFT

Dazu benötigen Sie eine Sellerie-Knolle, die Sie fein raspeln und dann das Mus durch ein Tuch pressen. Der Saft wirkt sehr harntreibend und hilft nicht nur bei Gicht, sondern auch bei rheumatischen Beschwerden, bei Ischias, Gelenksproblemen und bei Übersäuerung allgemein, ebenso wie bei Blasen- und Nierenleiden.

Sellerie können Sie aber auch als sehr schmackhaftes Heilmittel zu Salat bereiten, alternativ kann man Sellerie auch überbacken oder zu einem Brei (ähnlich wie Kartoffelbrei) kochen ...

Hier ein köstliches Rezept für

ÜBERBACKENEN SELLERIE

- 1 Sellerieknolle in fingerdicke Scheiben schneiden.
- Die Selleriescheiben werden in eine gefettete Pfanne gegeben, mit Salz und Pfeffer nach Geschmack würzen und mit etwas Zitronensaft beträufeln.
- 2 geschälte Paradeiser (mein Mann – er kocht leidenschaftlich gern – nimmt dazu die italienischen aus der Dose) kleinschneiden und auf den Selleriescheibchen verteilen.
- Mit dünnen Scheiben Gouda belegen und im vorgeheizten Backrohr überbacken.
- Dazu serviert man am besten Toastbrot.

Mit diesem einfachen vegetarischen Gericht haben Sie gleich mal etwas für Ihre Gesundheit getan (und die Herren vielleicht auch etwas gegen Potenzprobleme?).

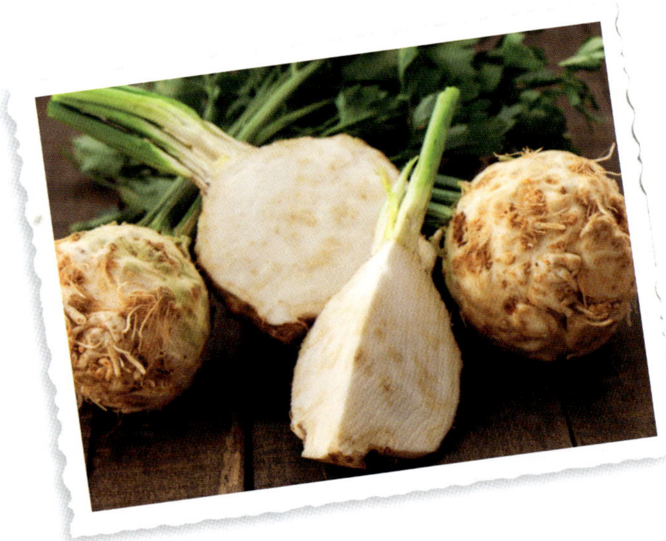

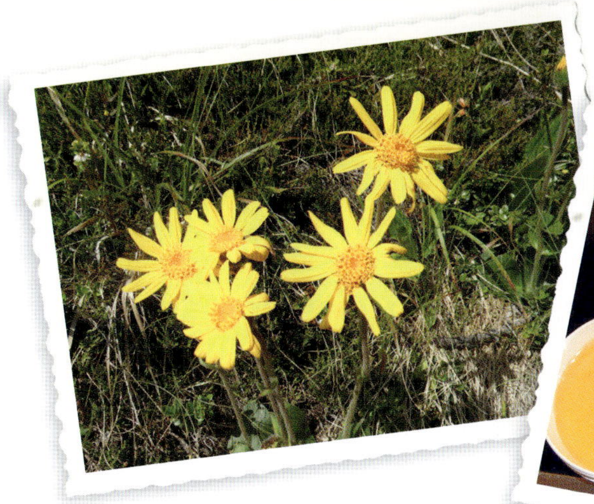

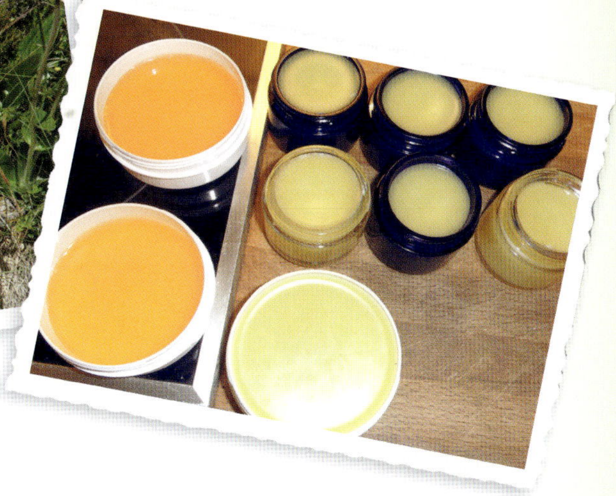

ARNIKA-TINKTUR UND ARNIKABALSAM

Auch die Arnika (*Arnica montana)* hilft bei rheumatischen Beschwerden oder bei gichtigen Gelenken. Am besten verwenden Sie dafür einen Arnikabalsam oder eine Arnika-Tinktur für Ihre Einreibungen.

Ich erinnere mich noch gut daran, dass es auf dem Hochwechsel, dem Ausläufer der Alpen in Niederösterreich und der Steiermark, wogend blühende Arnikawiesen gegeben hat, als ich so vor etwa 40 Jahren gerne dort gewandert bin.

Auch heute wandern mein Mann und ich gerne über die Almwiesen dort oben, aber heute muss man schon sehr genau schauen, will man die Arnika finden. Sie ist beinahe ausgerottet. Nicht von den Kühen, die dort auf der Weide stehen, nein, die vermeiden die Arnika wegen ihrer Unverträglichkeit für ihre Mägen. Wir Menschen haben hier Raubbau betrieben.

Zum Glück ist die Arnika heute geschützt und man darf nur ganz wenige Blüten ernten. Dennoch halten sich viele Menschen leider nicht daran.

Im letzten Sommer hatten Kurt und ich die Freude, im Bärental in Kärnten wieder eine mit Arnika übersäte Almwiese zu sehen ... hoffen wir, dass sie das auch in den nächsten Jahren noch bleiben darf!

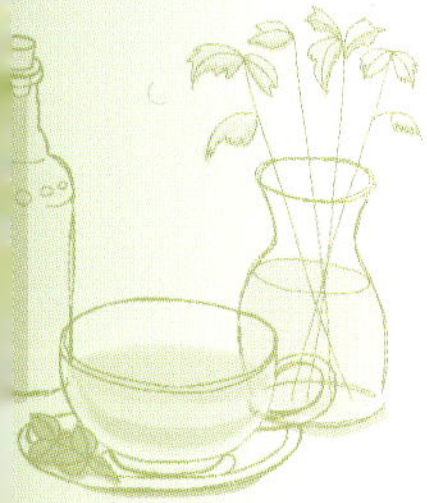

Aber nun zu unserem Arnika-Balsam und der Arnika-Tinktur.

ARNIKA-TINKTUR

Für eine Arnika-Tinktur benötigen Sie die Zungenblüten der Arnika und Ansatzkorn. Füllen Sie dafür ein Schraubverschlussglas etwa ⅓ hoch mit Blütenblättern und gießen Sie den Korn darüber (am besten wäre Doppelkorn mit ca. 70 %). Diese Tinktur bleibt nun etwa 5 bis 6 Wochen an einem warmen Ort stehen (nicht in die Sonne stellen). Danach wird abgefiltert und bei Bedarf nimmt man ein paar Tropfen gegen Schmerzen ein.

Man kann diese Tinktur aber auch in einen Balsam mit einrühren.

Und hier das Grundrezept für meinen

ARNIKA-BALSAM

› 1 Handvoll Arnikablütenblätter
› 250 ml Mandelöl oder Olivenöl

miteinander in ein Kochgeschirr geben und langsam erwärmen. Keinen Deckel darauf geben! Die Temperatur sollte 60 °C nicht überschreiten. Lassen Sie das Ganze nun etwa 2 Stunden auf dem Herd. Danach wird der Topf mit dem Auszug für ca. 24 Stunden in Ruhe gelassen – mit einem Geschirrtuch abdecken, damit keine Verunreinigung stattfinden kann.

Am nächsten Tag wird dann leicht erwärmt und abgefiltert. Das mit den Wirkstoffen der Arnikablüten versehene Öl wird nun mit 5 g geschmolzenem Bienenwachs zu einem weichen Balsam verrührt und in einige Tiegel abgefüllt.

Arnikablüten sollten Sie vorsorglich in der Apotheke Ihres Vertrauens kaufen.

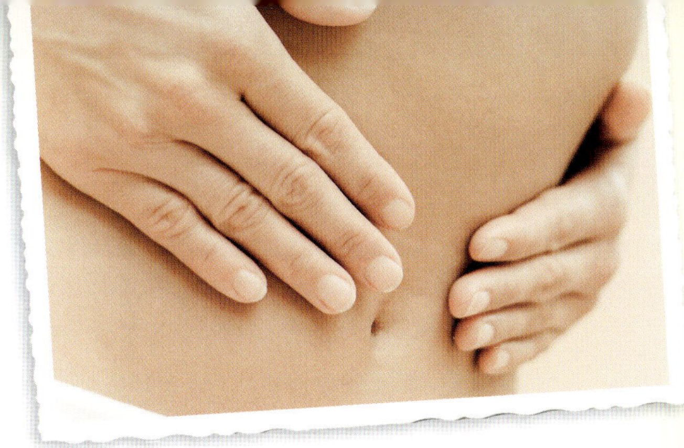

Magen und Darm

Wenn wir schon bei der Ernährung gelandet sind – beim Zipperlein spielt sie ja eine große Rolle – so wollen wir uns jetzt mit anderen Themen zu Magen und Darm beschäftigen.

Unserer Verdauung könnte man ein ganzes Buch widmen. Dafür ist hier leider kein Platz, also in Kurzfassung:

Unsere Verdauungsorgane beginnen in der Mundhöhle mit der Zunge, den Zähnen und dem Gaumen. Weiter geht es durch die Speiseröhre in den Magen, von dort in den Dünn- und den Dickdarm.

Die Verdauung würde aber ohne die Anhangsdrüsen und -organe nicht funktionieren, die die Verdauungsorgane, siehe oben, unterstützen. Das sind die Speicheldrüsen, die Leber, die Gallenblase und die Bauchspeicheldrüse. Beteiligt sind aber auch die Lungen, denn ohne Zufuhr von Sauerstoff würde das System ebenfalls nicht funktionieren. Und auch die Nieren (und in weiterer Folge die Blase) sind dafür wichtig, denn sie scheiden mit dem Urin auch Harnsäure aus.

Und nebenbei: Unsere *Zunge* ist für den Geschmack zuständig. Über sie empfinden wir die fünf Geschmacksqualitäten sauer, salzig, bitter, süß und umami (das letztere hab ich auch erst vor kurzem entschlüsselt: Es bedeutet „fleischiger Geschmack“).

Unser *Magen* besitzt innen eine Schleimhaut, die von einer oberflächlichen Schleimschichte überzogen ist, die ihn vor Verletzung durch Salzsäure und Pepsin schützt. Im Magen wird unsere Nahrung chemisch zerkleinert. Der Magensaft ist extrem sauer: Sein pH-Wert liegt zwischen 1,3 und 2,1.

Der *Dünndarm* – er ist zwischen 4 und 5 m lang – ist ebenfalls mit einer Schleimhaut ausgekleidet. Durch Kontraktionen und Wellenbewegungen wird sein Inhalt durchmischt und weiterbewegt. Hier findet die eigentliche Verdauung statt.

Die *Bauchspeicheldrüse* unterstützt den Dünndarm durch Neutralisierung der Magensäure. Sie ist auch zuständig für Hormonproduktion (beispielsweise Insulin, das wichtig ist für den Blutzuckerspiegel).

Unser *Dickdarm* als nächster Teil ist „nur“ zwischen 1,5 und 1,8 m lang. Er hat eine Ausbuchtung – den Blinddarm – an dem der Wurmfortsatz sitzt. Auch der Dickdarm ist innen mit Schleimhaut überzogen. Seine Aufgabe ist vor allem die Resorption von Wasser und Salzen, die mit den Verdauungssäften in den Darm gelangen. Hier werden die Reste der unverdauten Nahrung eingedickt, bevor sie ausgeschieden werden.

Damit das alles gut funktioniert, benötigen wir eine gesunde Darmflora.

Die *Leber* ist die größte und wichtigste Drüse in unserem Körper. Sie produziert Gallensaft (das macht NICHT die Galle!) und spielt eine entscheidende Rolle in unserem Stoffwechsel.

Sie speichert Spurenelemente, Proteine, Vitamine, wandelt sie in Glucose um und hat noch eine ganze Liste weiterer Aufgaben. Nicht zuletzt ist sie für den Abbau von Fremdstoffen und deren Umwandlung in ungiftige Substanzen verantwortlich. Und sie aktiviert und bildet einige Hormone.

Die *Gallenblase* unterstützt die Leber und dickt die Gallenflüssigkeit ein. Sie gibt diesen Saft über den Gallenblasengang bei Bedarf in den Dünndarm ab. Galle ist wichtig für die Fettverarbeitung im Körper!

Es gäbe noch viel über unsere Verdauung zu erzählen, aber wie eingangs erwähnt, würde das den Rahmen dieses Buches bei weitem sprengen!

DURCHFALL

Der kann schon mal vorkommen. Was tun, wenn ***„das Bäuchlein weint“*** (Ausspruch meiner Großmutter)?

Durchfall („*Diarrhoe*“) kann verschiedene Ursachen haben. Man spricht von Durchfall, wenn man mindestens dreimal täglich die Toilette aufsuchen muss, die Stuhlmenge erhöht ist und wenn der Flüssigkeitsgehalt des Stuhls steigt.

Durchfall kann durch Infektionen ausgelöst werden, aber auch durch Lebensmittelvergiftungen, ein Zuviel an Obst (meist sind es die Kirschen oder Zwetschken), ein möglicher Grund können Medikamente sein. Auch Angst ist manches Mal der Auslöser von Durchfall, ebenso wie die ungewohnte Kost in fernen Ländern (verbunden mit Keimen und Bakterien, die unser Körper nicht kennt).

Länger als zwei Tage andauernder oder häufig wiederkehrender Durchfall gehört vom Arzt oder Heilpraktiker abgeklärt! Vor allem, wenn Sie Blut im Stuhl bemerken, sollten Sie sich auf den Weg zum Arzt machen! (Kinder gehören in so einem Fall – besonders wenn sie auch noch unter Bauchkrämpfen leiden – SOFORT zum Arzt!).

Da Durchfall eine Dehydrierung des Körpers verursachen kann, ist es wichtig, ausreichend Flüssigkeit zu sich zu nehmen. Für mich empfiehlt sich hier immer eine Gemüsebrühe aus Karotten, Sellerie, gewürzt mit Kräutern und Salz (verwenden Sie bitte keine fertigen Suppenpulver, sondern nehmen Sie frisches Gemüse).

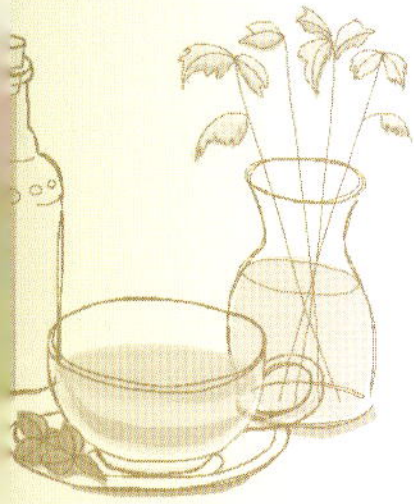

SUPPENREZEPT

Karotten und Sellerie schälen und klein schneiden, gemeinsam mit ca. der gleichen Menge Wasser im Mixer pürieren. In eine Kasserolle schütten, nochmals etwas Wasser dazu geben und langsam garen, bis die Hälfte der Flüssigkeit verdampft ist. Würzen mit Salz und ein wenig Traubenzucker.

OBST

Auch ein fein geriebener Apfel (mit der Schale gerieben), gemischt mit einer zerdrückten Banane, kann helfen und schmeckt nicht nur Kindern!

KRÄUTERTEE

Ein Tee aus gerbstoffhaltigen Kräutern ist oftmals auch gut geeignet, Durchfallerkrankungen gut zu überstehen. Grundsätzlich gilt: 2 Teelöffel der gemischten Kräuter mit 200 ml heißem Wasser übergießen, 10 Minuten ziehen lassen und in kleinen Schlucken trinken.

Entsprechende hilfreiche Teekräuter sind Brombeerblätter, Himbeerblätter, Melisse, Hagebutte.

Ach ja: Und Schokolade hilft immer ...

HEILERDE

Auch Heilerde kann man trinken, schmeckt zwar etwas eigenartig, hilft aber recht gut bei Durchfall: 1 Teelöffel wird in einem Glas (200 ml) Wasser (notfalls stilles Mineralwasser) vermischt. Gut verrühren und zügig trinken.

VERSTOPFUNG

Bei der Verstopfung („*Obstipation*") haben wir es mit Darmträgheit zu tun. Auch Darmträgheit kann einfach mal plötzlich auftreten oder – im schlimmeren Fall – chronisch werden.

Wenn Sie zur Verstopfung auch noch Schmerzen haben, einen geschwollenen Bauch oder Fieber und Erbrechen dazu kommen, dann bitte SOFORT zum Arzt und nicht selbst versuchen, die Verstopfung zu lösen! Das gilt auch dann, wenn Sie Blut im Stuhl feststellen.

Meistens entsteht Verstopfung allerdings durch Stress, durch mangelnde Bewegung, falsches Essen und/oder ungenügende Flüssigkeitszufuhr. Auch Hämorrhoiden können an häufiger Verstopfung beteiligt sein.

Vor allem Stress ist oftmals der Grund, denn man „hat keine Zeit", um die Toilette aufzusuchen. Durch das Zurückhalten wird der Stuhl, der nun länger im Darm verbleiben muss, härter. Und dadurch lässt er sich schwerer abgeben.

WANN SPRICHT MAN VON VERSTOPFUNG?

Wenn Sie weniger als dreimal pro Woche Stuhl haben, wenn der Stuhl sehr hart und klumpig ist, wenn Sie sich also beim Stuhlgang extrem „plagen" müssen.

Abführmittel sind meist keine wirkliche Hilfe. Eine Umstellung Ihrer Ernährung kann da schon viel mehr bewirken! Vollkornprodukte, Obst, Gemüse, Joghurt und Dörrpflaumen beispielsweise können gute Hilfe leisten. Auch viel Wasser zu trinken unterstützt.

Leider auch der Verzicht auf zu viele Süßigkeiten – ich weiß, sehr, sehr schwer!

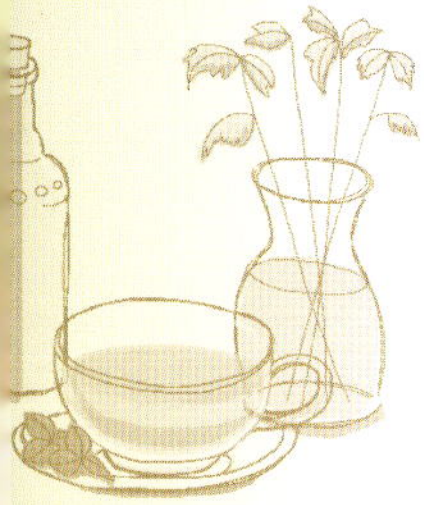

Wenn Sie nicht nur reines Wasser trinken wollen, würzen Sie es doch mal mit einer Zitronenscheibe (natürlich Bio!), mit Pfefferminzblättern, Zitronenmelisse oder frischen Früchten …

Eine sanfte Bauchmassage ohne Druck mit meiner bevorzugten Massageölmischung – immer im Uhrzeigersinn und bei aufgestellten Beinen ausgeführt – hilft dabei, den Darm etwas zu entspannen und zu entkrampfen und damit auch den Stuhlgang zu erleichtern:

BAUCHMASSAGEÖL BEI VERSTOPFUNG

› 20 ml Mandelöl (*Prunus dulcis*)
› 2 Tropfen Fenchel süß (*Foeniculum dulcis*)
› 1 Tropfen Rosengeranie (*Pelargonium graveolens*)
› 1 Tropfen Lavendel fein (*Lavandula angustifolia*)
› 2 Tropfen Mandarine rot (*Citrus reticulata*)

Wenige Tropfen dieses Massageöls auf dem Bauch verteilen und sanft im Uhrzeigersinn einmassieren.

DARMTRÄGHEIT

Nicht immer ist es Verstopfung, die uns quält, manchmal ist einfach nur der Darm träge. Mit einer sanften Bauchmassage und diesem Massageöl kann man da ein wenig Abhilfe schaffen:

MASSAGEÖL

- 50 ml Mandelöl (*Prunus dulcis*)
- 5 Tropfen Fenchel süß (*Foeniculum dulcis*)
- 3 Tropfen Anis (*Pimpinella anisum*)
- 2 Tropfen Kümmel (*Carum carvi*)
- 3 Tropfen Lavendel fein (*Lavandula angustifolia*)

MAGENSCHMERZEN

Wenn Magenschmerzen nicht auf eine ***Gastritis*** (Magenschleimhautentzündung) zurückzuführen sind, wenn auch keine andere ernsthafte Erkrankung dahinter steckt, dann kann man selbst etwas dagegen tun.

Meist dann, wenn sie nach einer zu üppigen Mahlzeit auftreten, wenn sie die Folge einer stressigen Situation sind oder wenn sie während eines Aufenthaltes im Ausland vorkommen, dann gibt es einige gute Tipps, die ich Ihnen hier nicht vorenthalten möchte.

„Das hat sich mir auf den Magen geschlagen" oder „Ich hab halt alles in mich hineingefressen" – das sind die typischen Sätze, wenn wir in einer Situation sind, die uns belastet. Das kann Angst sein, Stress oder auch Trauer – Gründe dafür gibt es einige. Sind es immer nur vorübergehende Magenschmerzen, dann helfen meist Entspannungsübungen, um sie wieder aufzulösen.

Auch falsche Essgewohnheiten sind oftmals der Grund für Magenschmerzen: Hastiges Essen, Essen im Stehen, einfach so nur zwischendurch, zu viel Alkohol, Kaffee oder üppige und zu fette Gerichte – all das macht einen flauen Magen.

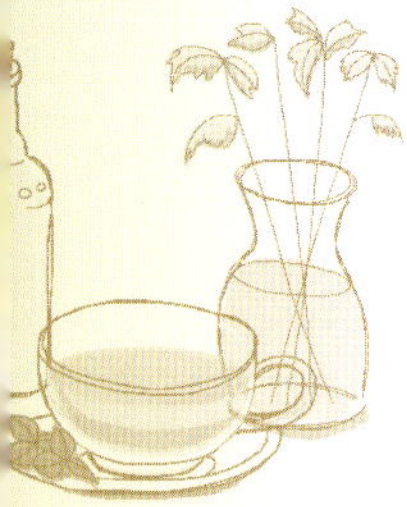

Versuchen Sie, Ihr Essen immer in ruhiger und entspannter Atmosphäre einzunehmen, das hilft unbedingt! Ein schön gedeckter Tisch ist schnell gerichtet – auch im Büro ist das meist gar nicht so schwierig … Allerdings: Essen am Schreibtisch sollte es halt auch nicht gerade sein.

Wenn Sie allein essen müssen: Zelebrieren Sie es trotzdem! Eine Serviette, ein Tischtuch, ein Blümchen – und das Essen macht gleich mehr Freude. Und besonders auch dann, wenn es hübsch angerichtet auf dem Teller liegt.

Kräutertees gegen Magenschmerzen

Es gibt mehrere Pflanzen, die Sie für einen Magentee verwenden können.

TAUSENDGÜLDENKRAUT-TEE

Mein Vater hat da immer auf Tausendgüldenkraut-Tee geschworen. Der Tee ist bitter, aber er hilft sehr schnell, vor allem, wenn man einen verdorbenen Magen hat.

1 Teelöffel getrocknetes Tausendgüldenkraut wird mit einer Tasse kochendem Wasser übergossen. 10–15 Minuten ziehen lassen, dann abseihen. Man trinkt diesen Tee ca. 30 Minuten vor den Mahlzeiten.

Achtung: Sie sollten diesen Tee NICHT bei Magen- oder Zwölffingerdarmgeschwüren zu sich nehmen!

KAMILLENTEE

Eine andere Teevariante ist der Kamillentee, den wohl jeder von uns schon als Kind zu trinken bekommen hat. Die Kamille hat eine sehr entspannende und anti-entzündliche Wirkung auf die Magenschleimhaut. Verwenden Sie bitte lediglich 1 Teelöffel Kamillenkraut für ¼ Liter kochendes Wasser. Fünf bis zehn Minuten ziehen lassen, abseihen und dann in kleinen Schlucken trinken. Diesen Tee nimmt man ebenfalls zwischen den Mahlzeiten zu sich.

MELISSENTEE

ist besonders dann hilfreich, wenn die Magenschmerzen psychische Ursache haben. Er wird wie der Kamillentee zubereitet.

PFEFFERMINZTEE

wirkt entkrampfend auf den Magen und hilft vor allem dann, wenn die Magenschmerzen mit Übelkeit einhergehen. Schon allein der Duft der Pfefferminze kann einen rebellierenden Magen beruhigen.

INGWERTEE

Ebenso hilft Ingwertee bei psychischen Magenbeschwerden. Dafür benötigen Sie ein Stück Ingwerwurzel, die geschält wird und dann 10 Minuten lang in Wasser sanft gekocht wird. Dieser Tee schmeckt ein wenig scharf. Wenn Sie ihn ***nach der Mahlzeit*** trinken, hilft er als Vorbeugung gegen Magenschmerzen und unterstützt ihre Verdauung.

Trinken Sie ihn ***vor der Mahlzeit***, so wird der Appetit angeregt.

MAGENTEE

Ein Magentee-Rezept meiner Großmutter hat mir immer bei nervösen Magenbeschwerden geholfen:

Mischen Sie je 1 Teil von Kamille, Pfefferminze, Melisse und Hopfenzapfen. Von dieser Mischung wird 1 gehäufter Teelöffel mit ¼ Liter Wasser übergossen. 5 Minuten zie hen lassen, abseihen und in kleinen Schlucken trinken.

Dieser Tee schmeckt erfrischend und ist dennoch beruhigend – eine perfekte Mischung, wenn Sie gestresst oder genervt sind (und jede Mutter beispielsweise ist das doch hin und wieder einmal, oder etwa nicht?).

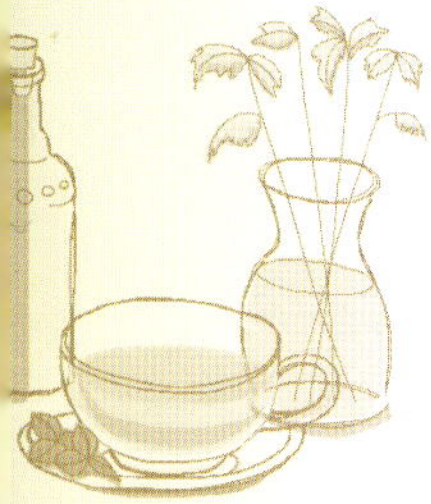

WAS NOCH HILFT:

Meistens hilft auch Wärme gegen leichte Magenschmerzen. Und da kann unser kleines, ***angewärmtes Kräuterkissen*** (oder Kirschkern- bzw. Hirsepolsterl) gute Dienste leisten.

Auch eine sanfte Baucheinreibung mit einer ***„Bauchmassage-Mischung“*** (siehe Rezeptteil, Seite 213) und nachfolgender feucht-warmer Kompresse kann unterstützend wirken.

LEINSAMEN-WICKEL

Legen Sie doch einen Leinsamen-Wickel auf. Dazu brauchen Sie angequetschten Leinsamen, den Sie in ein kleines Säckchen füllen. Gut verschließen und in heißes Wasser legen. Etwa 10 bis 15 Minuten lang erwärmen und anschließend auf den Bauch im Magenbereich auflegen. Es wärmt sehr gut und lindert durch diese Wärme auch die Schmerzen.

Ein ***Teelöffel Honig*** vor dem Schlafengehen eingenommen, kann die Magenschleimhaut beruhigen und regenerieren.

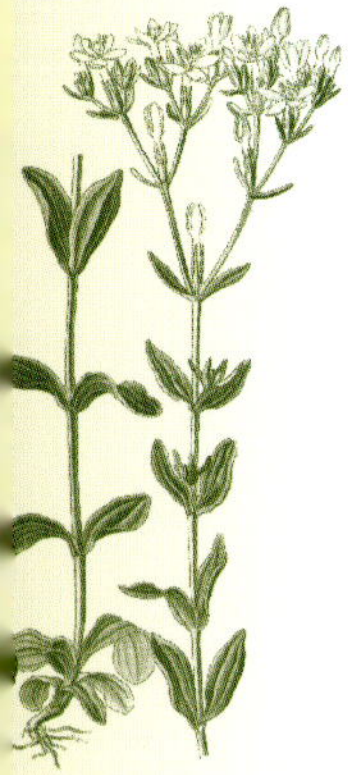

Tausendgüldenkraut

Centaurium erythraea

„Bitter im Mund, dem Magen gesund.“ So wie es uns dieser alte Spruch lehrt, wird das Tausendgüldenkraut schon seit Jahrhunderten von den Ärzten als Mittel gegen alles, das uns innerlich „wurmt“, eingesetzt. Die für den Geschmack des Krauts verantwortlichen Bitterstoffe regen bei der Einnahme bereits über die Mundschleimhaut die Produktion der Magensäfte an und damit die Verdauung.

Lt. Pfarrer Kneipp sollte man es bei Magenschmerzen und Sodbrennen einsetzen, denn deren Ursachen sind ja häufig „unverdauter“ Ärger.

Der lateinische Name „*Centaurium*" soll angeblich vom Namen des griechischen Centauren Chiron kommen, der mit dem Tausendgüldenkraut schlecht heilende Wunden versorgt haben soll. Andererseits vermutet man in diesem Wort eine Zusammenziehung der lateinischen Begriffe für Hundert („*centum*") und Gold („*aurum*"). Grundsätzlich wäre das nicht unlogisch – in diesem Fall hieße die Pflanze allerdings „Hundertguldenkraut" – sie sollte ja nicht nur Gesundheit, sondern auch Geld in die Taschen bringen.

Seit dem Mittelalter heißt sie allerdings ***„Tausendgüldenkraut"***. Im Elsass allerdings sprach man von einem ***„Dreitausigguldekraut"***, im Raum um Speyer von einem ***„Hunnerttausiggildigkraut"*** und in Norddeutschland sogar vom ***„Milijöntusendkrut"***. Mehr wurde allerdings nicht geboten ...

Das zweijährige Tausendgüldenkraut gehört zur Familie der Enziangewächse. Es ist in Europa stark verbreitet, bevorzugt sonnige Wiesen und Waldlichtungen. Es ist streng geschützt, also sollte man sich die Pflanze für den Tee in der Apotheke besorgen. Das Kraut enthält sehr viele Bitterstoffe, was man sich auch bei der Herstellung von Magenbitter zunutze macht. Die Bitterstoffe (v. a. Erythrocentaurin), ebenso wie Flavonoide, ätherisches Öl und Cumarine befinden sich in der Blüte.

Tausendgüldenkraut blüht von Juli bis September.

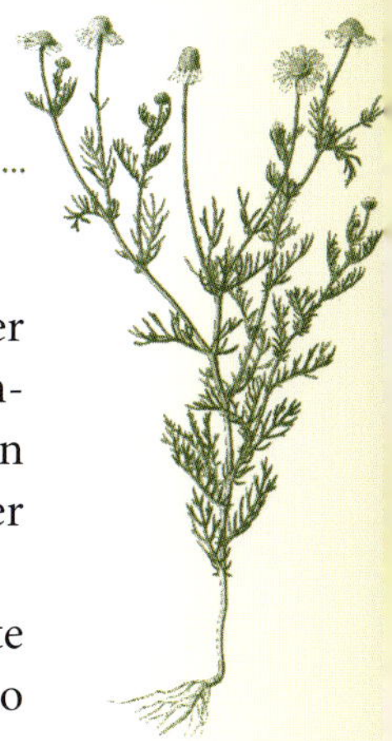

Kamille

Matricaria recutita

Die Kamille ist wohl eine der am häufigsten verwendeten Heilpflanzen der Volksheilkunde. Sie wird besonders gerne als Hilfe bei Magen- und Darmbeschwerden eingesetzt, aber auch bei Hauterkrankungen sind Waschungen mit Kamillenabsud hilfreich. Das ätherische Öl der Kamille findet in der Aromatherapie häufig Verwendung.

Da die Kamille zu den Korbblütlergewächsen (*Asteraceae*) gehört, könnte es bei manchen Menschen zu allergischen Reaktionen kommen. Bitte also um Vorsicht!

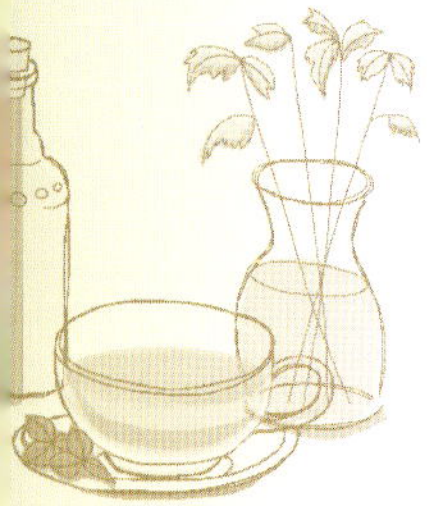

Ingwer

Zingiber officinalis

Das scharfe Gewürz ist schon seit mehr als 3000 Jahren als Heilpflanze bekannt und stammt vermutlich aus China. Verwendet wird das Rhizom (der Wurzelstock). Ingwer enthält Scharfstoffe, die die Magensaftproduktion anregen und dadurch die Verdauung unterstützen.

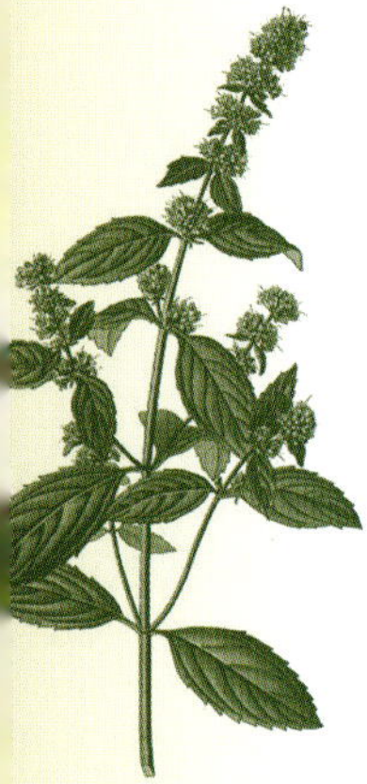

Pfefferminze

Mentha piperita

Die Pfefferminze ist ein Lippenblütler (Familie der *Lamiaceae*) und wächst nahezu auf jedem Boden. Sie wurde bereits in den altägyptischen Gräbern aus der Zeit von ca. 1200 v. Chr. gefunden und es ist bewiesen, dass sie in der Volksmedizin auch in Europa einen großen Stellenwert besessen hat und noch heute besitzt.

Das ätherische Öl der Pfefferminze sollte in keiner „Ätherisch-Öl-Reiseapotheke" fehlen, denn es wirkt bei Übelkeit wahre Wunder: Nur ein Tropfen des Öls auf ein Taschentuch gegeben und daran schnuppern, das beruhigt den aufgewühlten Magen. Außerdem löst es jeden Kopfschmerz im Nu auf – allerdings darf es nie in die Nähe der Augen gelangen, ein starker Tränenfluss ist uns sonst gewiss!

Und das ätherische Öl ist absolut ungeeignet für kleine Kinder und alte Menschen. Es sollte bei diesen Menschen nie pur auf die Haut gelangen, ebenso wie bei Schwangeren, da es auf die Gebärmutter einwirken kann.

Bitte verwenden Sie das ätherische Öl der Pfefferminze NIEMALS für Ihr Vollbad! Es wirkt extrem stark kühlend und kann zu starken Atemproblemen und Beschwerden bis hin zum Kollaps führen!

Im Duschgel machen zwei bis drei Tropfen nichts, da wird es ja schnell wieder abgewaschen.

Das Hydrolat (Pflanzenwasser) der Pfefferminze hilft gegen Juckreiz und wirkt kühlend. Es kann auch in der Duftlampe verwendet werden, als Deospray oder einfach zur Erfrischung.

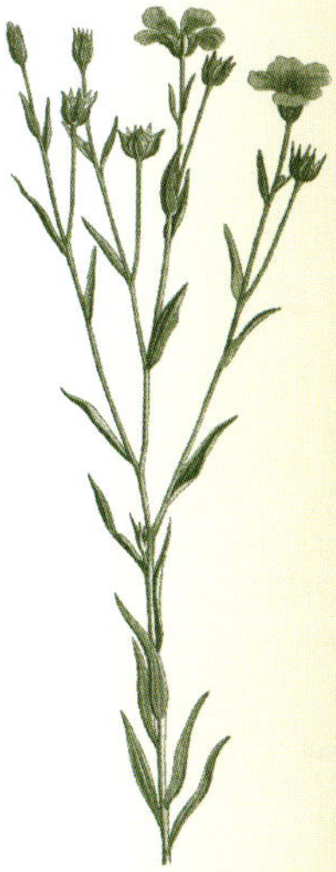

Leinsamen

Linum usitatissimum

Leinsamen ist eine der bekanntesten Quellstoff-Drogen, die schon seit vielen Jahrhunderten angewendet wird. Man nimmt Leinsamen für Verdauungsprobleme auch ein. Leinsamen wird aber auch als natürliches Abführmittel bei Verstopfung eingesetzt. Und bei Magenschleimhautentzündung wird Leinsamen zum Schutz der Magenschleimhaut eingenommen (Wirkstoff sind hier die Schleimstoffe).

Leinsamen enthält ca. 25 % Ballaststoffe und davon wiederum sind etwa 10 % schwer verdauliche Mehrfachzucker. Etwa 30-50 % der Leinsamen bestehen aus fettem Öl (mit vielen ungesättigten Fettsäuren wie z. B. der Alpha-Linolensäure) und aus Eiweiß. Zusätzlich finden sich Schleimstoffe in den Leinsamen. Er schmeckt etwas nussartig.

In unserem Fall haben wir Leinsamen für einen Wickel verwendet. Ich verwende ihn übrigens gerne auch bei Nebenhöhlen-Entzündung – ebenfalls als heiße Auflage.

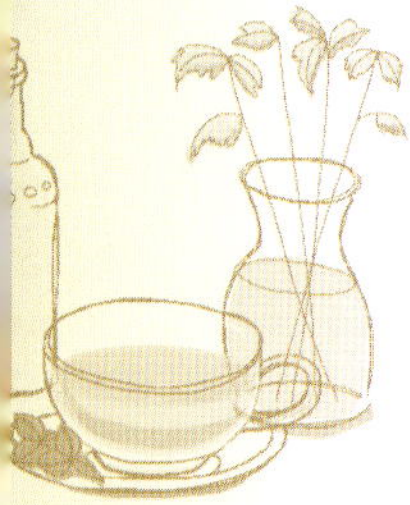

UND WAS NOCH HILFT:

Bei nervösen Magen- und Darmbeschwerden hilft mir auch eine ***sanfte Bauchmassage*** (ohne Druck im Uhrzeigersinn arbeiten!) mit dieser Mischung:

BAUCHMASSAGE-MISCHUNG

- 1 Esslöffel Mandelöl süß (*Prunus dulcis*)
- 3–4 Tropfen Anis (*Pimpinella anisum*)

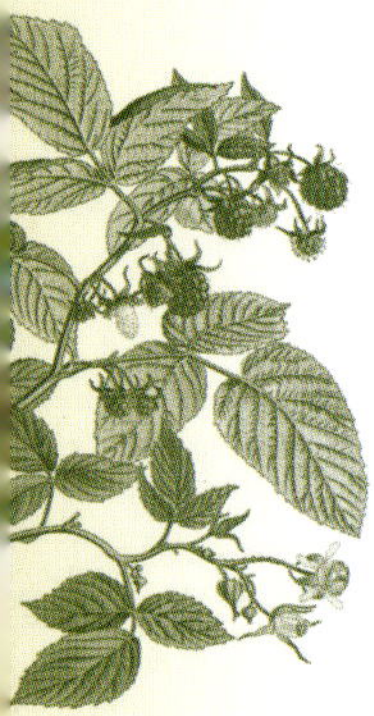

Brombeere und Himbeere

Rubus fruticosus und Rubus idaeus

Brombeerblätter (*Rubus fruticosus*) und Himbeerblätter (*Rubus idaeus*) beinhalten vor allem Gerbstoffe, Flavonoide und Vitamin C, aber auch Schleimstoffe – alles Bestandteile, die bei Magen-Darm-Beschwerden hilfreich einsetzbar sind, aber auch bei Erkältungen, wenn es darum geht, die Schleimhäute zu schützen.

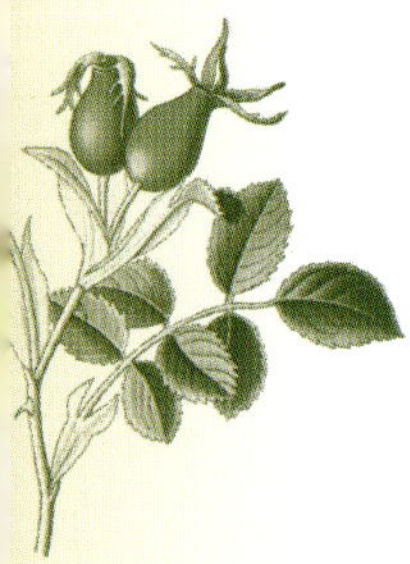

Hagebutte

Rosa canina

Auch Hagebutten enthalten viel Vitamin C, Gerbstoffe, Schleimstoffe, Proteine und andere sekundäre Pflanzeninhaltsstoffe. Sie werden als harntreibende und blutzuckersenkende Bestandteile von Tees eingesetzt. Sei es bei einer Erkältungskrankheit, sei es bei Magen-Darm-Erkrankungen: Sie passt sehr gut zu den meisten Teemischungen und ist obendrein noch schmackhaft!

Aber jetzt fürs Erste einmal genug von Weh und Ach!
Im nächsten Kapitel möchte ich Sie zum guten Schlafen einladen ...

„Was für ein herrliches
Leben hatte ich!
Ich wünschte nur, ich hätte
es früher bemerkt ...!“

Colette

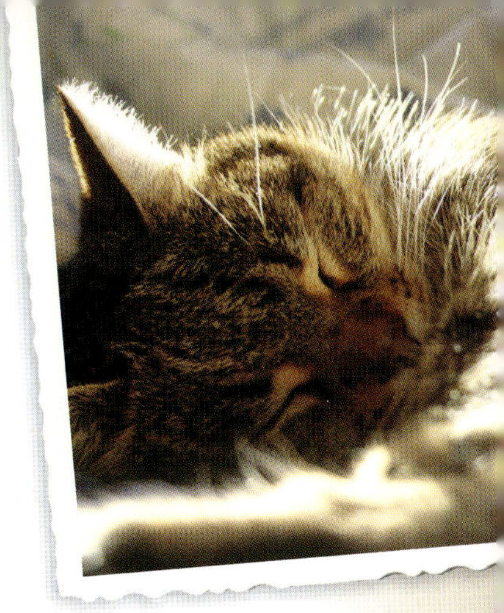

24½ Jahre traumhaft gesunder Schlaf

Irgendein gescheiter Wissenschaftler hat herausgefunden, dass wir im Durchschnitt 24½ Jahre unseres Lebens schlafend im Bett verbringen. Das ist ein ziemlich großer Teil unserer Zeit! Aus diesem Grund ist es wichtig, dass unser Schlafplatz frei von Störungen jeder Art ist: Denn der Schlaf ist für unsere Körpersysteme von großer Bedeutung.

Ich möchte Ihnen heute vor allem Tipps geben, was Sie selbst zu einem erholsamen Schlaf beitragen können.

Vorerst aber sollten wir uns kurz damit beschäftigen, was gesunder Schlaf eigentlich ist.

Gesunde Lebenseinstellung + Gesundes Umfeld = gesunder Schlaf

WAS BEDEUTET DIESE „RECHNUNG“?

Jede zweite Frau und jeder vierte Mann klagt über Einschlaf- oder Durchschlafstörungen, wobei die Ursache meist Stress durch berufliche Belastungen, durch familiäre oder gesundheitliche Probleme ist.

Machen Sie sich einmal bewusst, ob einer dieser Faktoren auf Sie zutrifft. Einiges davon können Sie sicherlich ändern ...

Durch Stress und Unruhe ausgelöste Schlafstörungen können vielfach mit alternativen Schlafmitteln und Naturheilverfahren gelindert und abgebaut werden.

Tätigkeiten, die innere Erregung und Ärger verursachen, sollten abends vermieden werden. Arbeiten bis kurz vor dem Zubettgehen und intensive Diskussionen, z. B. mit dem Partner über Probleme, führen oft zu unbewusster innerer Anspannung, die das Einschlafen erschwert.

Wenn man nachts im Bett liegt und nicht schlafen kann und unruhig wird, sollte man aufstehen und etwas tun (z. B. aufräumen oder etwas lesen). Das ist immer noch besser, als sich im Bett zu wälzen! Auch kleine Zwischenmahlzeiten oder Getränke einnehmen ist möglich. Gehen Sie erst dann wieder ins Bett, wenn Müdigkeit zu spüren ist.

Liegen Sie nachts wach im Bett, denken Sie einfach: „Wie schön, dass ich noch nicht aufstehen muss" und genießen Sie das entspannte Liegen.

Wichtig ist jedoch vor allem, dass unser Schlafzimmer, unser Schlafplatz, frei von störenden Einflüssen ist.

Mit dem Begriff „störungsfrei“ verbinde ich nicht nur die Einflüsse von unterirdischen, nicht sichtbaren Wasseradern oder geopathischen Gitternetzen, mindestens ebenso wichtig sind die Einflüsse der Gegenstände in Ihrem Schlafzimmer.

Es gibt keine wirklich funktionierende Abschirmung gegen diese geopathogenen Belastungen (Ach ja, ich weiß, da steche ich immer wieder in die Wunden der Entstörungsgeräte-Erfinder). Das einzige wirksame und erprobte Mittel ist es, die störenden Gegenstände aus dem Schlafzimmer zu entfernen und das Bett auf einem neutralen und nicht belasteten Platz aufzustellen.

Dazu gehört auch die Verwendung von Naturmaterialien im Schlafbereich – Kokosfasern, Schafwolle, Leinen, Hanf, Seide ... ein bisserl Luxus darf's schon mal sein, denn Produkte aus Naturfasern sind leider nicht ganz billig. Eine gute Matratze, Bettzeug in hellen Farben, ein Bettrahmen möglichst aus Holz (am besten Zirbe) sind ebenso wichtig für Ihren gesunden und erholsamen Schlaf.

Elektrogeräte sollten einen größeren Abstand zum Bett haben, Fernseher, Videorecorder, Computer etc. gehören genaugenommen gar nicht ins Schlafzimmer!

Reduzieren Sie – soweit das möglich ist – auch Dinge, die belastenden Charakter haben könnten, wie z. B. Bankordner, Buchhaltungsunterlagen und Ähnliches – die Gedanken kreisen letztlich sonst immer um die Arbeit, wenn man darauf schaut und das verhindert ebenfalls die Erholung im Schlaf.

Auch Raumtemperatur, Lichtverhältnisse und Lärmpegel können den Schlaf erheblich beeinflussen. Das Schlafzimmer sollte also so angenehm und gemütlich wie möglich gestaltet sein, ohne Gegenstände, die an den Beruf oder an seelische Belastungen erinnern.

ABER WAS TUN, WENN DER SCHLAFPLATZ GANZ IN ORDNUNG IST UND SIE TROTZDEM UNTER SCHLAFSTÖRUNGEN ODER EINSCHLAFSTÖRUNGEN LEIDEN?

Guter, erholsamer Schlaf ist ein Grundbedürfnis des Menschen – das wird oft unterschätzt. Nicht einschlafen zu können, ist nicht nur unangenehm, sondern kann auch chronisch werden. Wer im Alltag viel Stress hat und am Abend nicht in der Lage ist, „herunterzukommen" und zu „entschleunigen", sollte nicht gleich zur Schlaftablette greifen, sondern besser Entspannungstechniken erlernen. Schlafmangel lässt schneller altern, kann Übergewicht verursachen, Bluthochdruck und Diabetes auslösen. Ursachen, die in einer Störung des Körperrhythmus liegen, können mit Hilfe von Einschlafritualen und Entspannungstechniken behoben werden.

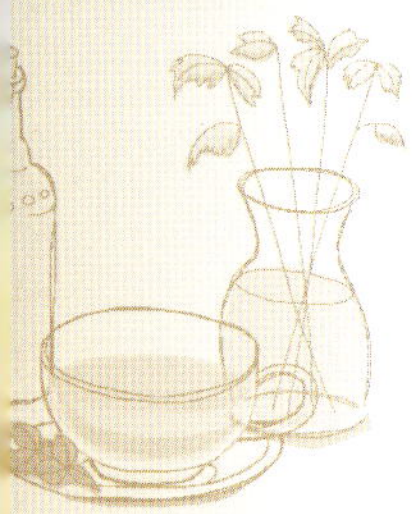

Möglichkeiten für ein ***Einschlafritual***: Vor allem sich von den Belastungen des Tages durch ein Bad oder eine ausgiebige Dusche zu befreien, sich zu reinigen, kann oftmals schon Erleichterung bringen. Aber es gibt noch andere Möglichkeiten …

Gegen den Stress im Alltag ist oft nichts zu unternehmen, jedoch muss sich dieser nicht auf Ihren Schlaf auswirken. Wer häufig über Stress und psychische Strapaziertheit klagt, sollte seine Probleme nicht mit ins Bett nehmen, sondern sich ihrer entledigen, indem er sie in ein ***Tagebuch*** aufschreibt.

Diese Methode wirkt wahre Wunder, da es beinahe so ist, als ob man jemandem Verständnisvollen seine Probleme und Sorgen anvertrauen würde. Auf diese Weise baut sich der Stress des Tages allmählich ab und Sie müssen sich nicht noch im Schlaf den Kopf über den Tag zerbrechen.

Durch ein Einschlafritual wird dem Gehirn signalisiert, dass es sich allmählich auf den Schlaf einstellen muss. Besonders gut tut hier das Trinken einer ***Tasse Tee*** (eventuell mit Milch und Honig) oder aber auch die Einnahme einiger Tropfen Baldrian.

ABENDLICHER EINSCHLAFTEE

Diese Kräutertee-Mischung wurde bereits von meiner Urgroßmutter des Öfteren gebraut, wie mir meine Mutter einmal erzählte. Er findet sich auch in ihrer Rezeptsammlung wieder, die zum Glück noch vorhanden ist.

Sie benötigen dazu:

› 1 Teil Hopfenblüten
› 1 Teil Zitronenmelisse
› 1 Teil Lavendelblüten

Nehmen Sie für eine Tasse 1–2 gehäufte Esslöffel der zerkleinerten Mischung und übergießen Sie die Kräuter mit einer Tasse heißen Wassers. Lassen Sie den Tee auf jeden Fall 5 Minuten ziehen. Dann abseihen.

Getrunken wird der Tee (eventuell mit einem Kaffeelöffel Honig gesüßt) eine halbe Stunde vor dem Schlafengehen.

Die Kräuter beruhigen innerlich, der Duft des Tees auch äußerlich …

Mein Tipp: Besonders gut schmeckt der Tee, wenn Sie auch noch einen Teil Rosenblüten mitverwenden …

Eine weitere Teemischung zum Einschlafen finden Sie im Rezeptteil, Seite 235!

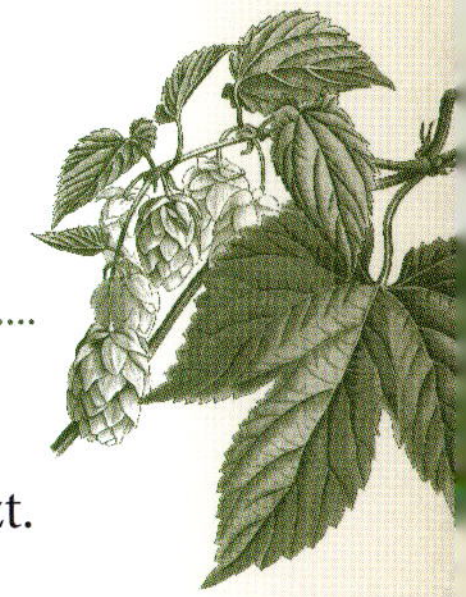

Hopfen

Humulus lupulus

Der Hopfen wurde bereits im Mittelalter für medizinische Zwecke eingesetzt. Erst einige Zeit später wurde er für die Bierbrauerei entdeckt.

Im Hopfen sind viele wertvolle Inhaltsstoffe versteckt, vor allem seine Bitterstoffe werden für die entspannende und auch schlaffördernde Wirkung verantwortlich gemacht. Gegen Wechselbeschwerden sind seine Phytoöstrogene hilfreich.

Außerdem enthält er ätherische Öle und Gerbstoffe. Letztere wirken sich positiv auf Darm, Leber, Galle und Bauchspeicheldrüse aus (sie helfen bei der Fettverdauung), aber auch bei Nieren- und Blasenentzündung.

Verwendet werden die weiblichen Zapfen. Sie enthalten viel mehr wertvolle Pflanzeninhaltsstoffe als die männlichen (abgesehen davon: Sie sind auch viel auffälliger!)

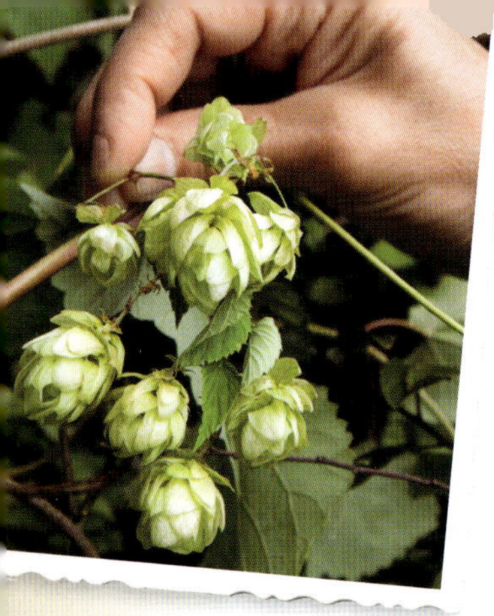

Eine kleine Hopfengeschichte

*

An dieser Stelle möchte ich Ihnen von einer netten Begebenheit erzählen:

Eines Tages im Frühherbst – ich war gerade zu einem Rehabilitationsaufenthalt im Landeskrankenhaus Wolfsberg in Kärnten – war ich wieder einmal mit meinen Nordic-Walking-Stöcken unterwegs, um meinen Therapieplan zu erfüllen.

Mein Weg führte mich zwischen Gärten und Wiesen auch an üppig-grünen Hecken vorbei. Schon von weitem sah ich bei einer dieser Hecken ein altes Weiblein stehen. Ich konnte allerdings nicht erkennen, was sie dort so eifrig machte.

Als ich näher kam, sah ich, wie sie vor mir ein Sackerl zu verstecken versuchte, es aber dann doch bleiben ließ, denn das Sackerl war schon zu prall gefüllt.

Ich blieb bei ihr kurz stehen, weil sie mich ansprach: „Weißt eh, Dirndl, darfst mich nicht verraten ...“ – Mein verständnisloser Blick schien sie zu amüsieren. „Kannst gut schlafen? Nein? Nicht wirklich?“ Ich schüttelte erstaunt meinen Kopf. „Musst dir auch Hopfenblüten pflücken. Aber – pssst! – nicht weitersagen, sonst holen sich alle welche!“ „Was mach ich mit den Hopfenblüten?“, fragte ich. „Die musst gut trocknen und dann kannst zweierlei damit tun: Einerseits kannst dir daraus einen Tee kochen vor dem Schlafengeh'n und außerdem kannst dir welche in ein Schlafpolsterl füllen ...“ Sprach's, drehte sich um und pflückte hurtig weiter ...

Da erinnerte ich mich daran, was schon meine Urgroßmutter in ihren Aufzeichnungen als hilfreich bei schlechtem Schlaf notiert hat, nämlich an das Schlafpolsterl.

Ein *Schlafpolsterl* aus Schafwollvlies, gefüllt mit Hopfenblüten, Kamillenblüten, Rosenblütenblättern, Lavendel und Dinkelspelzen (eventuell auch Zirbenholz-Hobelspäne) können Sie selbst sehr leicht herstellen. Mit einem hübschen Überzug aus einem Baumwollstoff passt es in jedes Schlafzimmer ...

Legen Sie es neben Ihr Kissen oder stecken Sie es in den Überzug Ihres Polsters – bester Schlaf ist garantiert!

Oft hilft auch eine warme Dusche oder ein Bad vor dem Schlafen gehen, um auszuspannen. Duftendes Badesalz, sanfte Musik – und danach gleich ins Bett (gemeinsam mit Ihrer Tasse Einschlaftee ...)

REZEPT FÜR EIN ENTSPANNENDES BAD

- 1 Tropfen Jasmin (*Jasminum sambac*)
- 1 Tropfen Sandelholz (*Santalum album*)
- 1 Tropfen Ylang-Ylang (*Cananga odorata*)
- 5 Tropfen Bergamotte (*Citrus bergamiae*)
- 2 Esslöffel Totes-Meer-Salz

Gut miteinander vermischen und ins 38 °C warme Badewasser emulgieren. Anstelle von Badesalz können Sie natürlich auch 1 Kaffeelöffel Honig oder 1 Esslöffel Kaffeesahne verwenden.

(Haben Sie keine Badewanne? Diese Duftmischung können Sie auch als Zusatz in ein neutrales Duschgel geben, das Sie für Ihr abendliches Duschvergnügen verwenden ...)

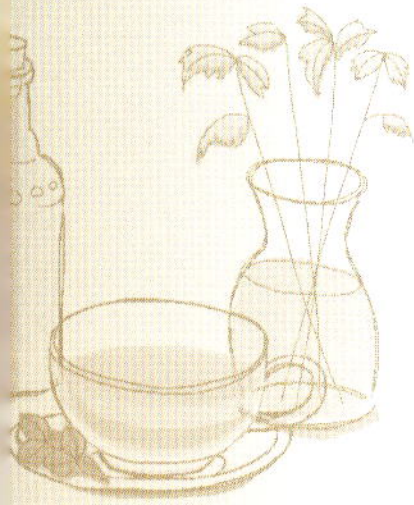

Zum besseren Einschlafen hilft zusätzlich eine

DUFTLAMPENMISCHUNG NR.1

Geben Sie VOR dem Zubettgehen von der nachfolgenden Mischung max. 3 Tropfen in Ihre Duftlampe:

- 4 Tropfen Blutorange (*Citrus sinensis Mori*) oder Orange süß (*Citrus sinensis*)
- 1 Tropfen Lavendel fein (*Lavandula angustifolia*)
- 1 Tropfen Narde (*Valeriana jatamansi*)

Dass Lavendel (*Lavandula angustifolia*) eine beruhigende Wirkung auf unser Nervenkostüm hat, hat sich mittlerweile ja schon herumgesprochen. Aber was kann das ätherische Öl der Narde (*Valeriana jatamansi*)?

Die Narde gehört zu den Baldriangewächsen und besitzt grundsätzlich ähnliche Eigenschaften wie der Baldrian. Bei den Baldriangewächsen stecken die wertvollen Inhaltsstoffe in den Wurzeln. Und so wird auch das ätherische Öl der Narde aus den Wurzeln gewonnen.

Der Duft ist nicht jedermanns Sache. Er ist stark erdig, ein wenig holzig und er wirkt stark entspannend und beruhigend auf das vegetative Nervensystem und die Muskulatur. Ein Tröpfchen davon in einer Mischung ist genug und bewirkt doch sehr viel.

Sollten Sie Lavendel fein nicht mögen, so könnte die Duftmischung zum Einschlafen auch so aussehen:

DUFTLAMPENMISCHUNG NR.2

- 1 Tropfen Arabischer Jasmin (*Jasminum sambac*)
- 1 Tropfen Rhododendron (*Rhododendron anthopogon*)
- 1 Tropfen Rose bulgarisch (*Rosa damascena*)
- 5 Tropfen Orange süß (*Citrus aurantium dulcis*)

Auch davon werden nur jeweils bis zu 3 Tropfen in die Duftlampe gegeben.

Immer jedoch gilt: Die Duftlampe sollte vor dem Zubettgehen ausgelöscht bzw. abgeschaltet werden!

Ein wenig Lesen bei gedämpftem, sanftem Licht trägt zudem zur Entspannung bei, da die Augen langsam schwerer werden. Trotzdem sollten Sie nicht unbedingt einen Thriller oder einen Horrorroman lesen, denn diese fordern die Aufmerksamkeit und machen das Schlafen noch schwieriger.

Arabischer Jasmin

Jasminum sambac

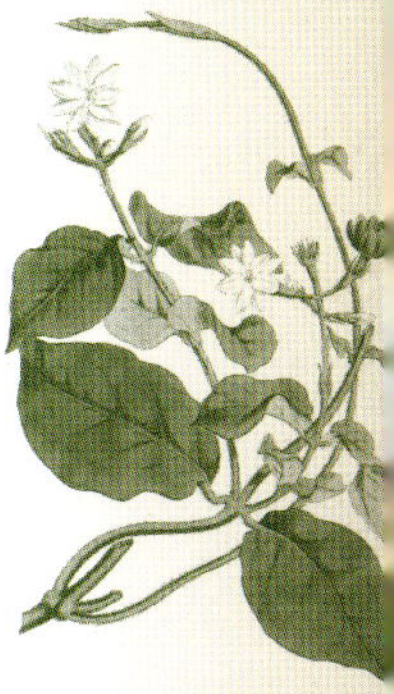

Für 1 kg des Absolues benötigt man 1000 kg Blüten! Echtes Jasminöl ist daher nicht wirklich billig, aber es ist ein wunderbar duftendes Geschenk der Natur. Jasmin wächst vor allem in den südlichen Ländern rund ums Mittelmeer, *Jasminum sambac* kommt vorwiegend aus Indien. Im 16. Jahrhundert kamen die ersten Jasminpflanzen aus Indien nach Europa. Hier gelangten sie bei den Parfumeuren rasch zu großer Beliebtheit.

Der Duft von Jasmin wirkt geradezu legendär entspannend, hat aber auch eine stimmungshebende Eigenschaft, verbreitet ein Gefühl von Vertrauen und Optimismus und wird so gerne auch als Aphrodisiakum angesehen (wir werden dem Jasmin auch in anderen Abschnitten dieses Buches wieder begegnen ...).

Mittel aus der klassischen Naturheilkunde wie Baldrian, Johanniskraut, Melisse und Lavendel werden heute oft als alternative Schlafmittel eingesetzt. Auch schon in früheren Jahrhunderten hat man mit Pflanzensubstanzen besser geschlafen: Im Hochmittelalter wurde z. B. Hopfen als Schlafmittel entdeckt. Als Hopfenkissen oder in Verbindung mit Baldrianwurzel als Extrakt zum Einnehmen wurde er Ende des 18. Jh. als natürliches Schlaf- und Beruhigungsmittel genutzt.

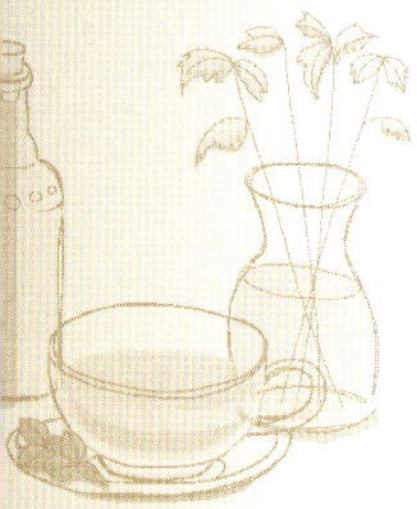

Rhododendron

Rhododendron anthopogon

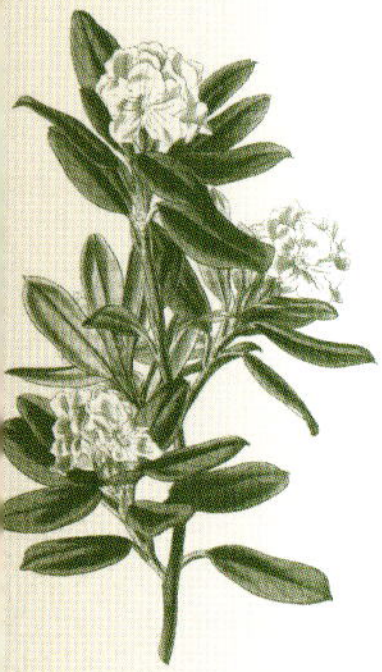

Das ätherische Öl des Rhododendron wird aus den Blättern gewonnen. Ursprünglich war Rhododendron im Himalaja-Gebiet zu Hause. Heute wächst er als liebgewonnene Zierpflanze mit seinem immergrünen Laub in vielen Gärten, so auch in meinem. Sieht man sich die Blüten näher an, dann kann man seine Verwandtschaft mit den Heidekrautgewächsen (so z. B. mit dem bei uns heimischen Almrausch) erkennen.

Das Thema des ätherischen Öls ist vor allem „Kraftspenden". In der Aromatherapie wird es gerne auch bei Erkältungen eingesetzt, es wirkt antiviral und antibakteriell und es stimuliert das Immunsystem. Aber es ist auch ein wenig schmerzlindernd und kann daher gut in Massageölmischungen bei Muskelkater oder rheumatischen Beschwerden eingesetzt werden.

Auf der seelischen Ebene schenkt es ebenfalls Kraft und wirkt – beispielsweise mit dem süßen Duft der Tonka-Bohne – besonders stärkend.

Immer wieder treffen wir auch auf die

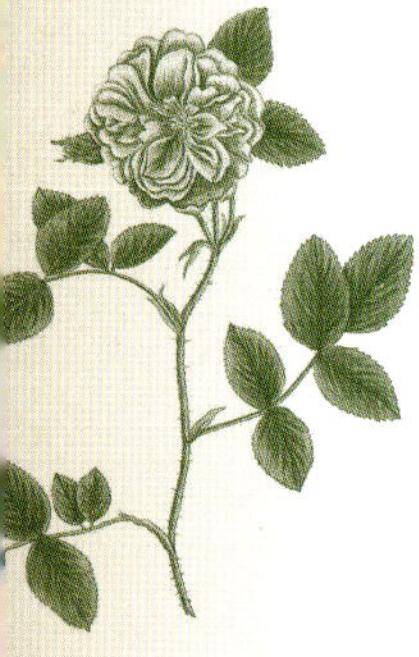

Rose

Rosa damascena

Rosenduft wirkt harmonisierend, beruhigend, er kann aber auch seine sinnlich-anregende Wirkung nicht verleugnen. Rosenöl, aber auch das Hydrolat der Rose, wirkt entspannend und hilft dabei, Stress abzubauen.

Reines Rosenöl ist sehr stark duftend – ich verdünne es gerne mit etwas Jojobaöl, damit der Geruch nicht zu aufdringlich ist.

Die Königin der Pflanzen ist nicht nur ein traditionelles Symbol für Liebe und Verehrung der oder des Angebeteten. In vielen Jahrhunderten wurden Rosen den Göttern als Geschenk dargebracht. Man kannte Rosenöl und Rosenwasser in Mitteleuropa bereits im 10. Jahrhundert und schätzte schon damals die der Rose innewohnende Heilkraft[9].

---

9 Siehe auch „Hydrolate – Sanfte Heilkräfte aus Pflanzenwasser" Freya Verlag 2012 und „SOS Hustenzwerg. Ätherische Öle und Kräuter für Kinder von 0-12" Freya Verlag 2014

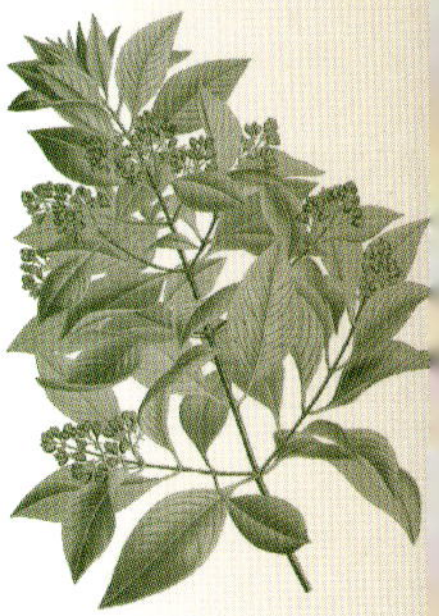

Sandelholz

Santalum album

Der Duft von Sandelholz hat mich in den 60er- und 70er-Jahren durch meine „wilde" Zeit begleitet ... Es gab nicht nur jede Menge Parfums mit Sandelholz, jeder verheizte immer und überall Räucherstäbchen mit Sandelholzduft, Sandelholzkistchen wurden als Schmuckkästchen verwendet und was weiß ich noch alles ... Dieser sanfte Geruch verzauberte – gemeinsam mit dem Duft von Patchouli – eine ganze Generation!

Das ätherische Öl des Sandelholzes wird leider immer seltener – ein Sandelholz-Baum braucht mindestens 40 Jahre, bis er die entsprechende Qualität und Menge an Sandelholzöl in seinem Holz gebildet hat, dass sich seine Verarbeitung lohnt.

Sandelholzöl ist ein sehr dickflüssiges, schwer tropfendes Öl. Es ist eine wahre Kostbarkeit und nicht wirklich billig. Aber seine Wirkung ist mild und sehr verträglich für die Haut, es ist entzündungshemmend und wirkt vor allem psychisch stabilisierend und harmonisierend.

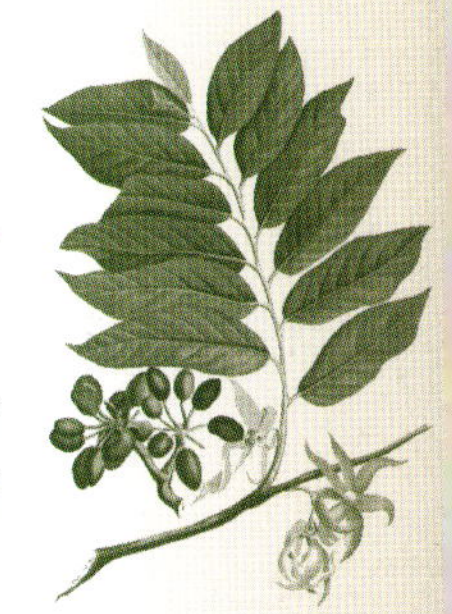

Ylang-Ylang

Cananga odorata

Dieses ätherische Öl eines Flaschenbaumgewächses ist wohl der Inbegriff von Sinnlichkeit! In Indonesien werden die intensiv duftenden Blüten auf die Hochzeitsbetten gestreut, um die Lebensfreude und Sinnlichkeit der Eheleute anzuregen.

Übrigens: Es ist auch Bestandteil des berühmten „Chanel No. 5". Ylang-Ylang-Öl wirkt aber auch sehr entspannend bei Stress und hilft, zur Ruhe zu kommen. Nebenbei senkt es auch den Blutdruck ein wenig ...

Wenn Sie es verwenden wollen, dann bitte niemals überdosieren! Ansonsten drohen Kopfschmerzen.

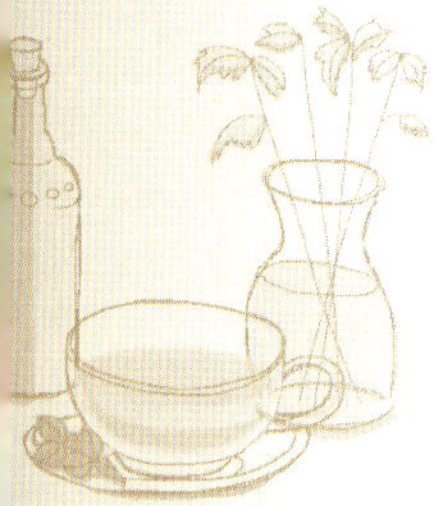

Bergamotte

Citrus bergamiae

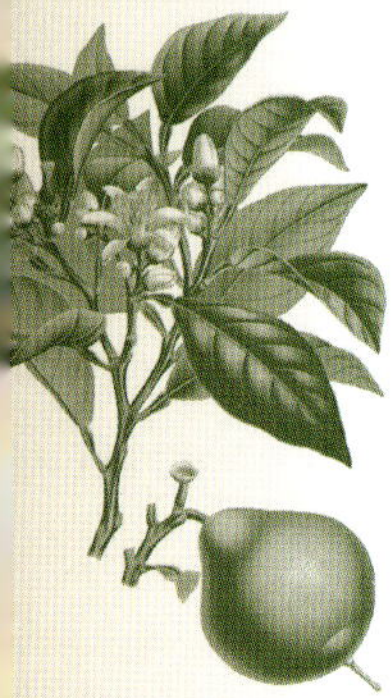

Nochmals eine Zitrusfrucht, die uns ein ätherisches Öl schenkt. Die Bergamotte ist vor allem in Reggio di Calabria zu Hause. Diese Stadt liegt in Süditalien an der Meeresenge von Messina. Hier und in Sizilien wächst die Bergamotte, deren Früchte im Winter reifen. Die Schale der Früchte wird gepresst und filtriert.

Der Duft der Bergamotte wirkt besonders ausgleichend auf unsere Psyche ein, es lindert Stress und Nervosität, egal ob Sie es in die Duftlampe geben oder ob Sie es in einem Massageöl verwenden. Es macht klar und hell im Kopf, wenn die Probleme zu intensiv auf uns einwirken.

Ein paar Tropfen Bergamotte auf ein Taschentuch und aufs Armaturenbrett – das liebt Kurt bei langen Autofahrten. Es erhöht die Aufmerksamkeit und macht munter.

„Heut ist mir
alles herrlich, wenn's
nur so bliebe!"

Johann Wolfgang von Goethe

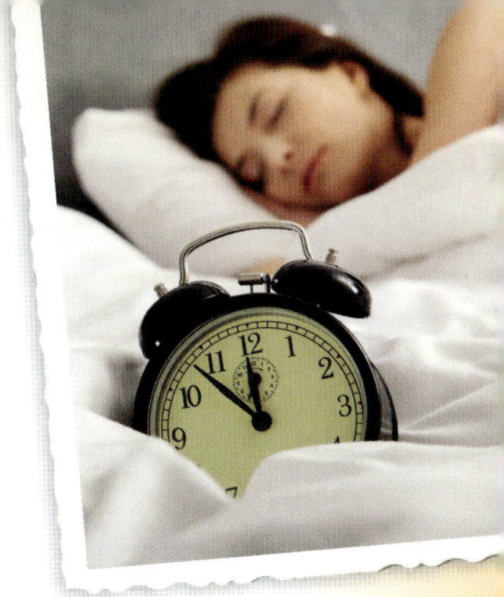

Damit haben auch Morgenmuffel keine Chance!

Am Morgen sollten Sie – nach erquickendem Schlaf – ausgeruht erwachen. Und vielleicht schaffen Sie es sogar, bei offenem Fenster (ausgenommen, es ist zu kalt) ein wenig sanfte Gymnastik zu machen. Wenn nicht: Ausgiebig strecken und räkeln sind zumindest angesagt.

Wenn Sie jedoch nicht so gut aus dem Bett kommen, vor allem aber auch, wenn Sie zu niedrigem Blutdruck neigen, hilft vielleicht ein kleines „Zauberfläschchen" auf dem Nachtkasterl:

MORGENMUFFEL-MISCHUNG

- 5 ml Jojobaöl (*Simmondsia chinensis*)
- 3 Tropfen Rosmarin 1,8-Cineol
- 5 Tropfen Grapefruit (*Citrus paradisi*)

in einen Roll-on füllen und morgens auf den Handgelenken verteilen, ein wenig verreiben und daran schnuppern – Sie werden hellwach! Danach ein

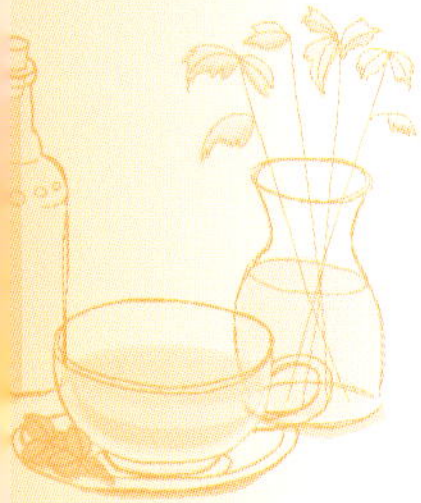

wenig räkeln und strecken und raus aus dem Bett, wenn es auch noch so kuschelig sein mag! Und jetzt zum Frühstück? Nein! Zuerst eine Tasse Morgentee und dann unter die Dusche, so beginnt Ihr Tag gleich wunderbar erfrischt.

MEIN MORGENTEE-REZEPT

Dieses Rezept stammt von meiner Großmutter. Ich habe es mit Begeisterung von ihr übernommen und kann es Ihnen nur empfehlen – es weckt die Lebensgeister erst mal besser als Kaffee und ist dazu noch gesund!

› 1 Teil Pfefferminze
› 1 Teil Brombeer- oder Himbeerblätter
› 1 Teil Malve
› 1 Teil Goldmelisse

Auch diese Kräuter werden – wie bei der Abendtee-Mischung – mit heißem Wasser übergossen, 5–10 Minuten ziehen lassen, abseihen und schluckweise trinken.

Ich gebe manchmal gerne noch einen Spritzer Zitronensaft (bio natürlich!) und ein Kaffeelöfferl Honig dazu.

MORGENDLICHES DUSCHBAD

Auch Ihr Lieblings-Duschgel können Sie sich einfach selbst herstellen! Dazu benötigen Sie lediglich eine neutrale Duschbasis (die erhalten Sie im guten Fachhandel) und ein paar Tropfen ätherischer Öle nach Geschmack. Wählen Sie für den Morgen frische Düfte. Am besten eignen sich Zitrusöle, wie beispielsweise Grapefruit oder Bergamotte. Kombiniert mit Jasmin,

Rose oder Neroli und Rosenholz oder Ho-Blatt kommt sicherlich ein toller Duft zustande. Insgesamt sollten Sie für 100 ml Duschgel aber nicht mehr als 10–20 Tropfen ätherischer Ölmischung hineingeben.

Hier mein bevorzugter Morgenduft für die Dusche:

› 5 Tropfen Grapefruit (*Citrus paradisi*)
› 2 Tropfen Ho-Blatt (*Cinnamomum camphora hosho*)
› 2 Tropfen Rose bulgarisch (*Rosa centifolia*)
› 1 Tropfen Arabischer Jasmin (*Jasminum sambac*)

auf 100 ml neutrales Duschgel.

Nach dem Abtrocknen wird die noch etwas feuchte Haut mit einem selbstgemischten Balsam eingecremt.

KOKOSÖL-BALSAM FÜR VERWÖHNTE HAUT

› 50 ml Kokosöl (halbfest), nativ (duftet herrlich!)
› 10 ml Jojobaöl

werden gut miteinander vermischt. Bei Zimmertemperatur ist der Balsam ziemlich flüssig!

Wer das nicht mag, kann eventuell 2 g Bienenwachs aufschmelzen und unterrühren.

Wenn Sie wollen, können Sie jetzt noch insgesamt 5 Tropfen der von Ihnen bevorzugten ätherischen Öle daruntermischen, mehr braucht es nicht, sonst ist der herrliche Kokosduft übertönt.

Ich empfehle, auch hier eher zu frischen Düften zu greifen, wenn Sie den Balsam morgens verwenden wollen. (Beispielsweise könnten Sie die gleiche Mischung verwenden, wie für das Duschgel ...)

Nach dem Eincremen gibt es endlich Frühstück und der Tag kann ganz in Ihrem Sinne ablaufen.

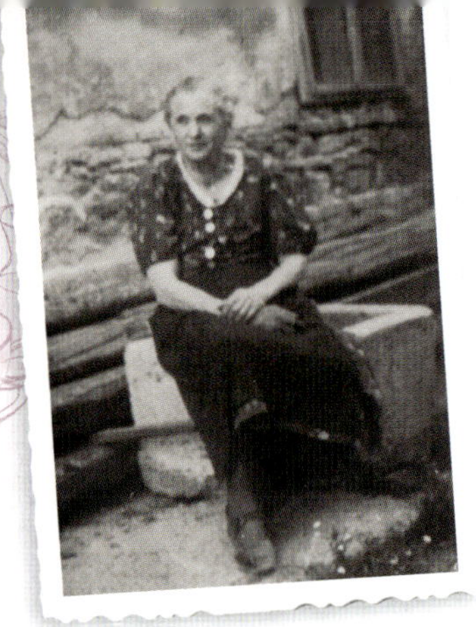

„Ich bin stolz
auf die Falten.
Sie sind das Leben in
meinem Gesicht."

Brigitte Bardot

Weise Frauen

Ich denke, es ist an der Zeit, dass ich ein wenig über jene Frauen unserer Familie spreche, denen ich so vieles verdanke ...

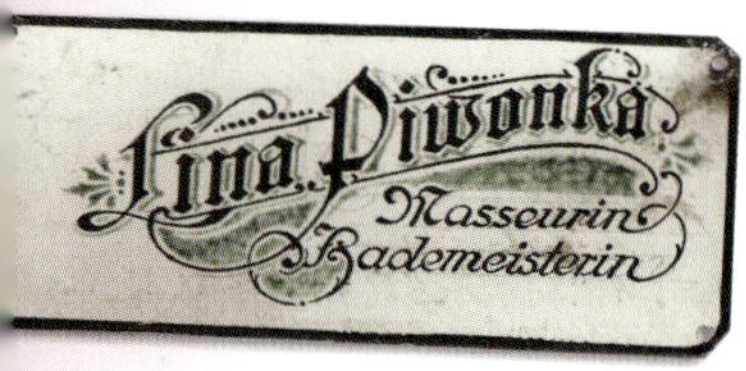

Eine meiner Urgroßmütter, Karoline, war „Masseurin und Badefrau" in einem Thermalbad in der Nähe Wiens („Badefrau" war damals etwa gleichzusetzen mit dem heutigen Begriff für Physiotherapeutinnen). Sie war als Tochter eines Weinbauern auch pflanzenkundig und ist vermutlich die Urheberin meines Interesses für Volksheilkunde, obwohl ich sie selbst nie kennenlernen durfte. Sie starb eine Woche vor meiner Geburt und meine Mutter meinte immer, ihr Geist sei in mich gefahren ...

Urgroßmutter Nr. 2, Maria, war Bäuerin im Wienerwald und ist als „Wenderin" bekannt gewesen. Als „Wenderin" wurden (und werden) jene Frauen bezeichnet, die bei Krankheit durch Kräutermedizin und teilweise Handauflegen, aber auch durch Segenssprüche und kleine Rituale diese Beschwerden vom Patienten „abwenden" konnten. Sie hat einige Kräuterrezepte hinterlassen, die in diesem Buch – teilweise in etwas modernisierter Form (also unseren Möglichkeiten angepasster Weise) – vorkommen.

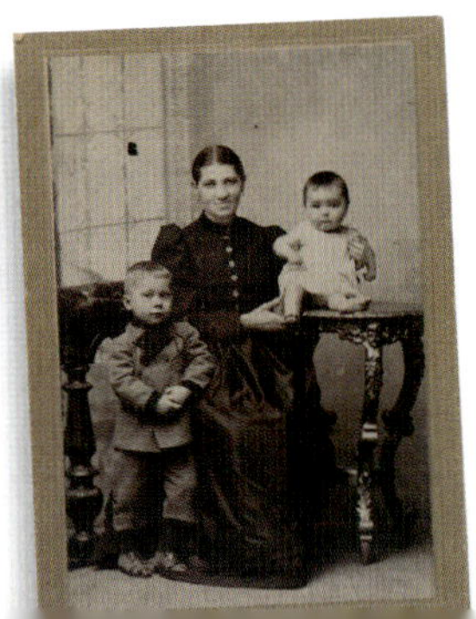

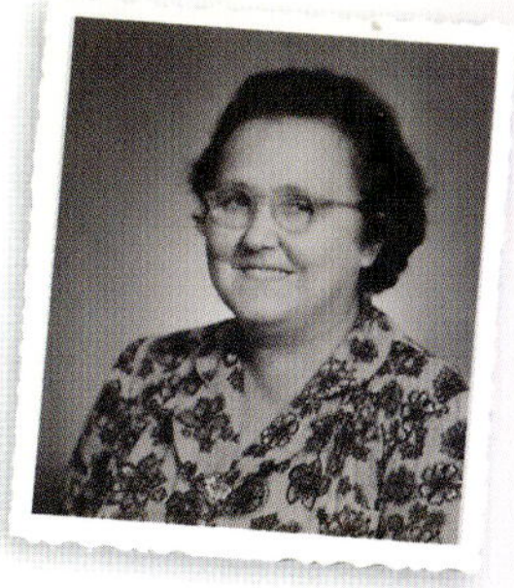

Und schließlich die dritte meiner Urgroßmütter, die sich mit Pflanzenkunde beschäftigte, Theresia. Auch von ihr gibt es in der Familie viele Geschichten.

Meine Großmutter, auch sie hieß Maria, lebte in Wien und hat dennoch den Bezug zu ihrer ländlichen Herkunft nie verloren. Sie war es in erster Linie, die mich zur Naturheilkunde hinführte.

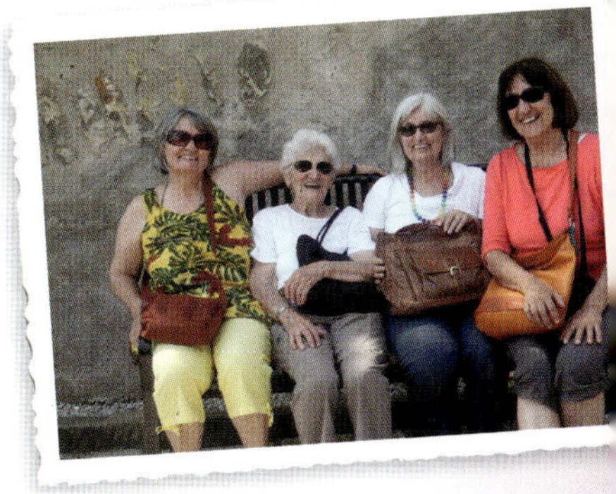

Unsere Mutter hat in der Nachkriegszeit meine Schwestern und mich vor allem mit den Naturheilmitteln unserer Großmutter und der Urgroßmütter gesund erhalten und bei allen unseren kleinen und großen Beschwerden damit behandelt. Wir hatten damals kaum andere Möglichkeiten, gleich nach dem Zweiten Weltkrieg. Und meine Schwestern und ich sind auch ohne viele Medikamente gesund und munter geblieben und wir haben alle Krankheiten gut bewältigt.

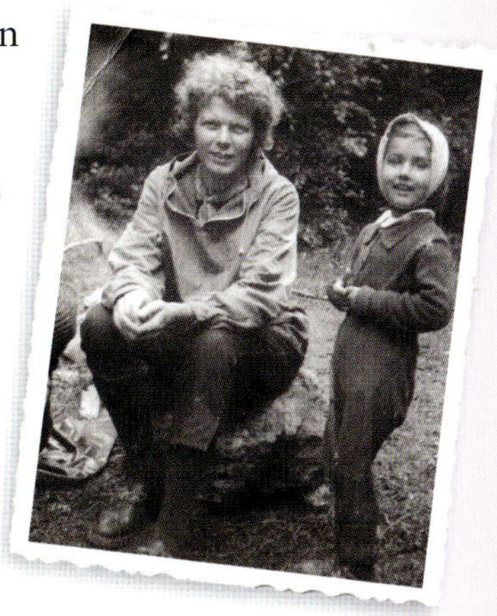

Meine Tante Traute, ihres Zeichens Botanikerin, die bereits in der knapp 6-jährigen Ingrid die Liebe zur Natur und den Pflanzen der Heimat erweckte, die in mir bis heute – 60 Jahre später – immer noch erhalten geblieben ist, sie reiht sich in diese Gruppe ebenfalls ein.

Sie alle weilen längst nicht mehr unter uns, aber ihr Vermächtnis ist heute noch lebendig wie eh und je!

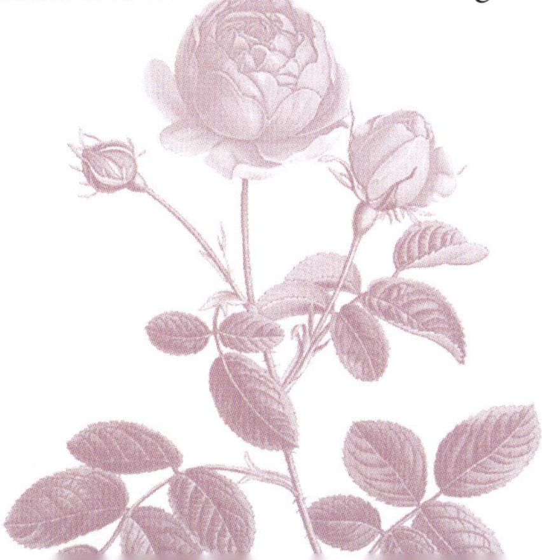

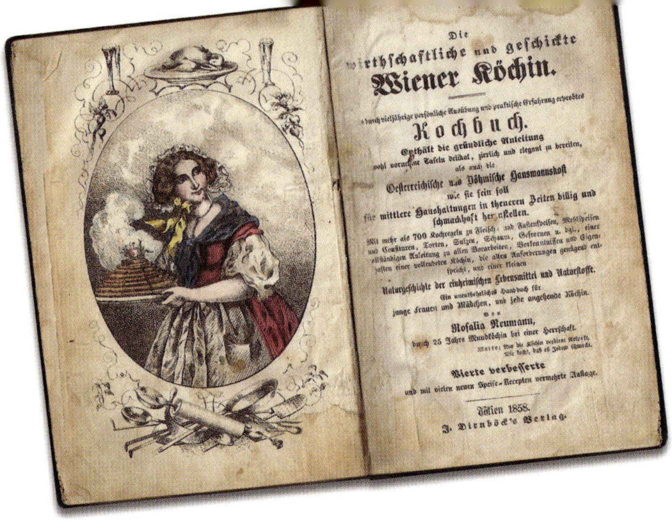

Wenn die Köchin erkrankt, wird die Tafel schlecht bestellt.

*

Ich besitze ein altes Kochbuch aus dem Jahr 1858. Es heißt: „Die wirthschaftliche und geschickte Wiener Köchin". Und in diesem Büchlein, das übrigens eine Schatztruhe voller köstlicher alter Rezepte ist, findet sich auch ein Kapitel über die Gesundheit der Köchin, das ich Ihnen auszugsweise hier gerne wiedergeben möchte:

> „Eine Köchin ist sehr vielen schädlichen Einflüssen ausgesetzt, welche ihre Gesundheit untergraben, und Krankheiten erzeugen."

1.) SCHÄDLICHE ABKÜHLUNG

Da das Küchenfeuer fortwährend durch frische Luft genährt werden muß, so ist in jeder Küche mehr oder weniger Luftzug, welcher leicht Rheumatismen, und bei grellem Temperaturwechsel Katarrh erzeugt. Besonders werden die Füße leicht erkühlt, da die kalte eintretende Luft als die natürlich schwerere immer zuerst am Fußboden hinzieht. Die schädliche Einwirkung dieses Luftzuges ist vorzüglich in der kalten Jahreszeit zu fürchten ...

… Vor allem muß die Köchin sich die Füße schützen, welches am besten durch Patschen geschieht …

… Um in der kalten Jahreszeit die Hände vor dem Aufschwellen, Rothwerden und Aufspringen (rissig werden), so wie vor

2.) FROSTBEULEN (GEFRÖR)

zu schützen, darf die Köchin nie mit nassen Händen herumgehen, sondern muß solche schnell abtrocknen …

… Frostbeulen, welche noch nicht aufgebrochen sind, heilen am leichtesten, wenn man sie Früh und Abends mit einem Gemische von 1 Kaffeelöffel voll verdünnter Salzsäure und 2 Kaffeelöffel voll Wasser bestreicht, und die Flüssigkeit eintrocknen läßt. Man muß sich aber hüten, damit die Kleider zu besudeln, weil die Säure die meisten Farben zerstört. Durch gähe Erhitzungen und Abkühlungen, Anstoßen und Brennen der Fingerspitzen und andere Beschädigungen entsteht sehr leicht eine sehr schmerzhafte Entzündung eines Nagelgliedes, der sogenannte

3.) FINGERWURM AN DEN FINGERSPITZEN.

Manche glauben sich dadurch vom beginnenden Fingerwurm zu befreien, wenn sie die Fingerspitze gäh in siedendes Wasser stoßen, verschlimmern aber das Übel gar sehr. Am besten sind gleich Anfangs kalte Umschläge; wird aber der Schmerz klopfend, so muß der Finger im lauwarmen Wasser oder einem Absud von Kleien öfters gebadet werden …

… Wird die Sache aber bösartig oder bedenklich, so ist ein Chirurg zu befragen."

Ich würde Ihnen allerdings keine Mischung gegen Frostbeulen empfehlen, die auf der Basis von verdünnter Salzsäure hergestellt wird … und auch alle anderen Tipps, die in diesem Büchlein zu finden sind, sind teilweise eher – nun sagen wir mal – bedenklich. Dennoch steckt in den meisten Hinweisen eine auch heute noch gültige Aussage …

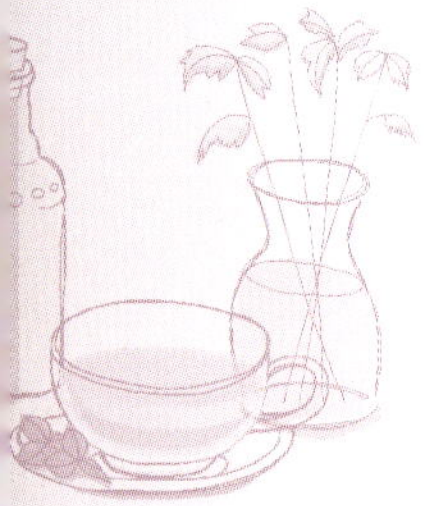

Frauenseelen leiden anders

Frauen tragen vielfältige Belastungen, ganz besonders dann, wenn Sie gleichzeitig Arbeit und Haushalt, Kinder und Mann zu betreuen haben. Das war schon immer so (Ausnahmen gab es nur in den reicheren bzw. höheren Gesellschaftsschichten).

Frauen waren es aber auch, die in der Geschichte der Volksheilkunde eine maßgebliche Rolle spielten. Vor allem in der Frauenheilkunde und der Geburtshilfe waren die Frauen federführend, daneben waren sie für die Gesundheit ihrer Familien ebenso verantwortlich.

Wichtig ist es auch heute noch, den Rhythmus des Lebens, den Hormonzyklus nicht außer Acht zu lassen. Frauen sind anders als Männer („Na, Gott sei Dank", sagt mein Mann), in vielfacher Hinsicht benötigen Frauen auch andere Mittel als Männer und vor allem oftmals auch andere Dosierungen.

Bei der Kräuterheilkunde und in Bezug auf ätherische Öle spielen die Bedürfnisse der Frau ebenfalls eine große Rolle. In diesem Kapitel möchte ich versuchen, einige der häufigsten Beschwerden von Frauen zu betrachten ...

PRÄMENSTRUELLES SYNDROM

Nach den vorliegenden Statistiken leiden etwa 60 % der Frauen unter diesem Problem. Davon sind vor allem 30- bis 40-jährige Frauen am stärksten betroffen.

Zu den Erscheinungsbildern des Prämenstruellen Syndroms (PMS) gehören viele – hier nur ein kleiner Auszug aus einer langen Liste:

› Aggression
› Akne
› Angst
› Bedürfnis nach Salz

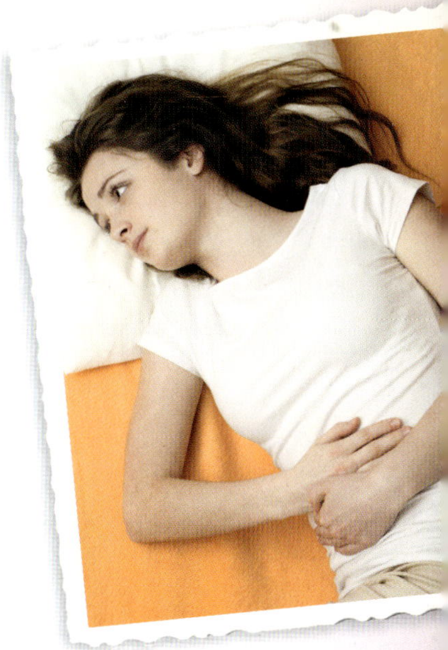

- Bedürfnis nach Süßem
- Depression
- Ekelgefühle
- Geschwollene und schmerzende Brüste
- Hämorrhoiden
- Herpes
- Herzklopfen
- Kopfschmerzen
- Migräne
- Müdigkeit
- Ödeme
- Rückenschmerzen
- Schlaflosigkeit
- Unterleibskrämpfe
- Veränderungen der Libido
- und viele andere mehr ...

Es macht also Sinn, sich ein wenig darüber Gedanken zu machen, was diese psychischen und körperlichen Symptome auslöst.

Unter diesen Symptomen können Frauen jeden Alters leiden, von der Zeit, wenn die erste Regel auftritt, bis hin zur Menopause.

Typisch ist für alle, dass die Beschwerden meist in der Mitte des Zyklus auftreten und dann bis in die Menstruation hinein andauern können. Die Ursachen sind vor allem in einem Hormonungleichgewicht zu suchen, aber auch falsche Ernährung, Stress, Bewegungsmangel und Störungen der Schilddrüse können daran beteiligt sein. Und sie beeinträchtigen das Wohlbefinden ganz beträchtlich.

PMS kann ganz plötzlich auftreten und genauso plötzlich kann es auch wieder verschwinden, manche Frauen trifft es jedoch jahrelang – bis hin zum Wechsel, und dann geht es vielleicht sogar in etwas veränderter Form noch weiter.

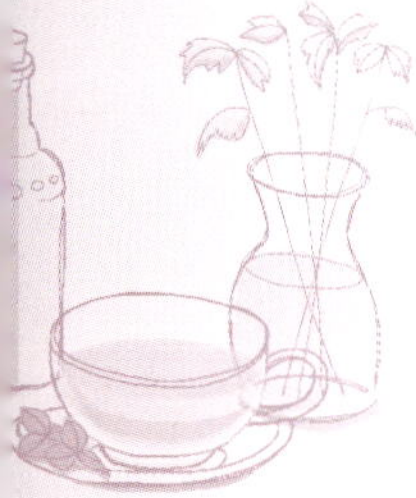

Wenn frau sich mit diesem Thema auseinandersetzt und sich Zeit für sich und ihre Bedürfnisse lässt, dann kann das schon hilfreich sein. Aber wichtig ist es auch, mit Ihrem Gynäkologen darüber zu sprechen, denn durch eine gezielte Untersuchung können andere Störfaktoren vermutlich ausgeschlossen werden.

Die Beschwerden können oft mit Heilpflanzen und ätherischen Ölen recht gut gelindert werden. Schnell geht das allerdings nicht immer! Oftmals ist auch eine Änderung der Lebensbedingungen – wenn das möglich ist – hilfreich.

Eines hilft aber sicherlich: liebevolle Zuwendung zum eigenen Ich!

Und wie könnte das besser geschehen, als mit einer sanften Bauchstreichung mit einer ausgewogenen Mischung ätherischer Öle!

„KEINER VERSTEHT MICH SO WIE ICH"-BAUCHPFLEGEÖL

› 50 ml Mandelöl süß (*Prunus dulcis*)
› 1 Tropfen Rosengeranie (*Pelargonium graveolens*)
› 4 Tropfen Rose (*Rosa damascena*)
› 6 Tropfen Grapefruit (*Citrus paradisi*)

Wenn Sie Rose nicht so gerne mögen: Jasmin sambac geht auch …

Legen Sie sich gemütlich aufs Sofa und massieren Sie sich Ihren Bauch in sanften Streichungen (immer im Uhrzeigersinn bitte) – Sie benötigen nur ganz wenig Öl auf den Fingerspitzen dazu! Anschließend ein angewärmtes ***Kirschkernkissen*** (oder ***Hirsepolsterl***) auf den Bauch legen, zudecken und eine halbe Stunde lang die Wärme und Geborgenheit genießen. Probieren Sie's aus!

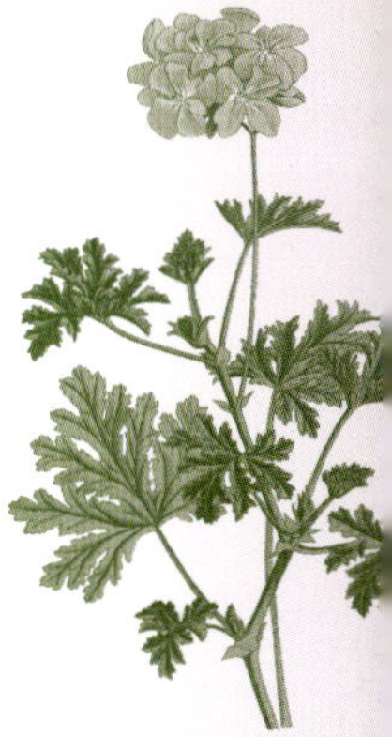

Rosengeranie

Pelargonium graveolens

ist eine Duftpflanze, die polarisiert. Ich gebe zu, ich hab eine ganze Weile gebraucht, bis ich den Duft der Rosengeranie zu schätzen gelernt habe.

In meiner Aroma-Praxis hatte ich eine Klientin, für die gerade das Öl der Rosengeranie wichtig zu sein schien. Sie litt unter Prämenstruellem Syndrom und die Rosengeranie, als Seelenschmeichleröl, war genau der Duft, den sie in ihrer Wohlfühlmischung haben wollte. Ich tat mir wirklich schwer, diesen Duft in eine – wie mir schien, sowieso schon perfekte – Massageölmischung noch hineinzugeben. Aber die Kundin war Königin, also ein Tröpfchen kam dazu. In ihrer Nase ein wunderbarer Duft, in meiner ein „Stinker".

Einige Jahre später – ich mochte den Duft des Öls noch immer nicht besonders gern – ein Ausflug nach Schloss Hof im Marchfeld[10]. Das Schloss wurde zu dieser Zeit gerade renoviert und im Park war noch nicht viel von der ehemaligen Pracht zu sehen. Aber da standen buschige Kübelpflanzen einfach nur zur Dekoration herum, alle grün, blütenlos, aber mit verschiedenen Blattformen. Und ich strich über eine dieser üppigen Pflanzen mit der Hand, roch daran und – also diesen Duft kannte ich! Es waren Rosengeranien mit unterschiedlichen Duftnoten! Wir standen staunend davor und ich war einfach fasziniert.

An diesem Tag war es relativ kühl und Kurt und ich trugen unsere Wintermäntel. Nach dem Heimkommen entleerte Kurt seine Manteltaschen und ich staunte nicht schlecht: Da hatte dieser Schlawiner doch – völlig unbemerkt – von mindestens 6 unterschiedlichen Rosengeranien-Pflanzen Stecklinge geklaut und mit nach Hause gebracht! – Pst! Bitte verraten Sie uns nicht! Die wurden natürlich eingepflanzt und erfreuten uns noch lange Zeit – aber „wie gewonnen, so zerronnen" – einige Jahre später segneten sie das Zeitliche, weil sie einem zu strengen Winter zum Opfer fielen.

10 Sommerschloss von Prinz Eugen

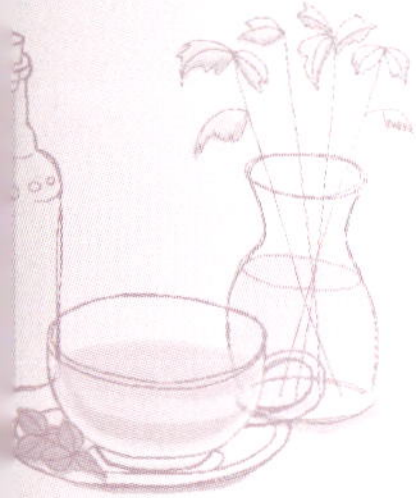

Ich aber war nach unserem Erlebnis in Schloss Hof erst mal erstaunt über diese Vielfalt und begann – kaum wieder daheim – sofort mit der Suche nach entsprechender Literatur. Dabei stieß ich auf die Vielfalt der Pflanzenfamilie der *Geraniaceae* und war verzaubert. So viele unterschiedliche Gruppierungen und Sorten! Es würde den Rahmen dieses Buches sprengen, wenn ich Ihnen alles darüber erzählen wollte, was ich da erfahren durfte!

Jahre später – bei einem Aromakongress in Zürich – durfte ich im Botanischen Garten über 250 Sorten der Duftpelargonien sehen und schnuppern ...

Das Ergebnis war, dass ich der Rosengeranie und ihrem ätherischen Öl ab sofort mit Respekt begegnete und heute sogar in so manch einer Mischung einmal einen Tropfen freiwillig hineinarbeite!

Allerdings: Zuviel davon ist nicht empfehlenswert! Dosieren Sie bitte sorgfältig und nie mehr, als ich Ihnen in meinen Rezepturen empfehle!

WAS NOCH HILFT:

Auch der Mönchspfeffer (*Agnus castus*) gehört zu den Kräutern, die bei einem Ungleichgewicht der körperlichen und seelischen Verfassung helfen können, ebenso wie Frauenmantel (*Alchemilla vulgaris*), Baldrian (*Valeriana officinalis*), Melisse (*Melissa officinalis*), Lavendel (*Lavandula officinalis*) und Hopfen (*Humulus lupulus*).

Diese Kräuter werden meist in Form von Tees eingesetzt, allerdings benötigt man dazu nicht alle zusammen, sondern in bewährter Tradition mischt man beispielsweise

- ***Melisse und Frauenmantel*** – Dieser Tee hilft gut für innere Ruhe.
- ***Lavendel mit Baldrian*** – auch diese Teemischung wirkt ausgleichend und beruhigend, eventuell auch gemeinsam mit Melisse.

- ***Mönchspfeffer in Kombination mit Frauenmantel und mit Schafgarbe*** kann helfen, den Zyklus zu regulieren. Bitte allerdings nur dann trinken, wenn Sie vielleicht auch schwanger werden wollen, denn dieser Tee aus den zerkleinerten Mönchspfeffersamen und Mönchspfefferblättern wirkt bei Kinderwunsch oftmals Wunder!
- ***Schafgarbentee*** hilft ebenfalls bei der Regulierung von Zyklusschwankungen. Er schmeckt zwar etwas bitter, aber er hilft sehr gut. Meine Schwestern und ich bekamen ihn vor allem als Teenager zu trinken, um die Regelbeschwerden zu lindern.

ZYKLUSSTÖRUNGEN

Die Regel kommt nicht, wenn sie soll – und ich bin nicht schwanger? Nicht unbedingt ein Grund zur Sorge! Ich kenne viele Frauen, deren Periode nicht regelmäßig kommt.
Meine Großmutter nannte das noch „*Besuch der guten Tante*" – das Wort „Periode" oder gar „Regel" direkt auszusprechen, das schickte sich nicht!

Was ist denn eigentlich ein „normaler" Zyklus? Laut medizinischer Fachbücher bewegt sich die Periode im Zeitraum von 25 bis 32 Tagen, je nach Veranlagung. Da kann es schon mal zu Schwankungen und Unregelmäßigkeiten kommen.

Aber nicht nur die Dauer ist unterschiedlich, auch die Intensität der Blutung kann von Frau zu Frau völlig anders sein.

Sind Sie unsicher, was Ihre persönliche Periode betrifft, dann ist es sicherlich sinnvoller, einen Gynäkologen aufzusuchen, bevor man sich darüber graue Haare wachsen lässt!

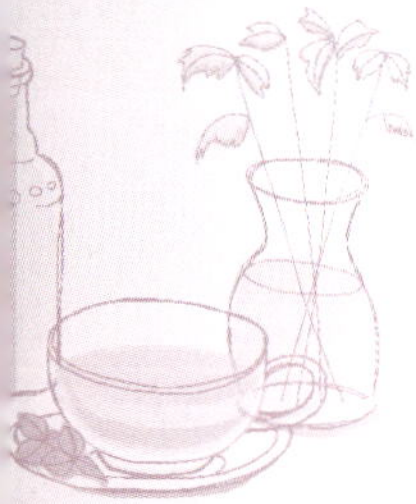

Tees zum Hormonausgleich

Bei Zyklusstörungen hilft – wie auch bei Prämenstruellem Syndrom – unter anderem ***Schafgarbentee***. Ebenso weiß man, dass ***Mönchspfeffer*** verwendet werden kann (aber Vorsicht, wenn Sie nicht schwanger werden wollen!).

Frauenmanteltee wäre ebenfalls noch eine Möglichkeit. Alle diese Kräuter wirken hormonausgleichend.

TEEMISCHUNGEN FÜR PROBLEME MIT DER REGELBLUTUNG

Ist die Regel zu stark und zu lang, dann benötigt man eher gerbstoffhaltige Teekräuter. Zu diesen gehört einmal mehr der Frauenmantel. Meine Urgroßmutter hat in ihren Aufzeichnungen eine Mischung aus ***Frauenmantel, Brennnessel, Schafgarbe*** und ***Hirtentäschel*** angegeben. Von dieser Mischung nimmt man einen gestrichenen Esslöffel und übergießt mit ½ Liter heißem Wasser. Das Gebräu soll 10 Minuten ziehen, dann wird abgeseiht und in kleinen Schlucken zweimal täglich eine Tasse davon getrunken.

Ist die Regel zu schwach, dann empfiehlt sie die Weiße Taubnessel in Kombination mit der Schafgarbe.

Das ätherische Öl der Rosengeranie und jenes des Muskatellersalbeis können ebenfalls genutzt werden (ich empfehle aber, nicht beide gemeinsam einzusetzen!). Und das ist meine bevorzugte

ZYKLUS-AUSGLEICHSMISCHUNG

- 20 ml Mandelöl (*Prunus dulcis*)
- 2 Tropfen Muskatellersalbei (*Salvia sclarea*)
- 6 Tropfen Mandarine rot (*Citrus reticulata*)
- 2 Tropfen Rosenholz (*Aniba rosaeodora*)

In einem kleinen Fläschchen mischen und mehrmals täglich den Bauch damit sanft im Uhrzeigersinn massieren. Eventuell auch ein wenig davon in einen Roll-on füllen und aufs Handgelenk (Puls) auftragen.

CELLULITE

Diese ach so lästige Orangenhaut auf den Oberschenkeln und am Bauch! Es gibt nur sehr wenige Frauen, die nicht irgendwann die Feststellung machen, dass sie an den Beinen, den Armen oder zumindest am Bauch diese lästigen Dellen bekommen, die gemeinhin als Cellulite (*Status protrusus cutis*) bezeichnet werden. Cellulite entsteht vor allem bei Frauen, gemeinerweise!

Aber was versteht man genauer darunter? Cellulite entsteht, wenn die Fettzellen des Unterhaut-Fettgewebes wachsen und zwischen den Kollagenfasern des Bindegewebes „herauslugen". Verantwortlich für dieses Wachstum besonders an Schenkeln, Po und Bauch ist grundsätzlich einmal das Östrogen. In der Folge kommen Stoffwechselprobleme zu den bereits vorhandenen. Dadurch verschlimmert sich das Ganze noch, denn die aufgeplusterten Fettzellen lassen kleinste Lymphstauungen entstehen. Und das ist dann der Grund dafür, dass die Haut rundherum zu allem Überfluss auch noch anschwillt.

Begünstigt wird die Cellulite durch Übergewicht, falsche Ernährung, Bewegungsmangel, die Anti-Baby-Pille, Krampfadern und – last, but not least – Rauchen!

Haben wir es mit einer leichten Form zu tun, dann erkennen wir die Orangenhaut nur dann, wenn man die Haut mit beiden Händen zusammenschiebt,

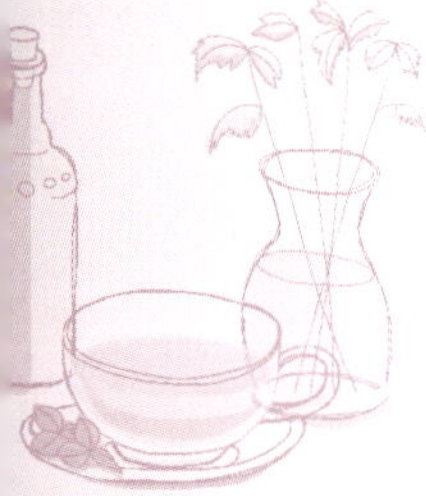

später erkennt man sie dann, wenn die Oberschenkelmuskulatur angespannt wird und letztlich – wenn es ganz schlimm ist – sieht man sie immer.

Im Unterschied zu Cellulite bezeichnet übrigens der Begriff „Cellulitis“ einen entzündlichen Prozess des Unterhaut-Fettgewebes. Wir bleiben also bei Cellulite.

WAS HILFT?

Erstes Mittel der Wahl sind ***Bürstenmassagen***, kombiniert mit Bewegung.

Bei der Bürstenmassage ist es wichtig, nicht mit zu harten Bürsten zu beginnen.

Ich war vor ein paar Jahren einmal in einem Wellness-Hotel, wo ich mich für eine Bürstenmassage entschied. Der Masseur fragte mich: „Wollen Sie lieber eine weiche oder eine harte?“ Tapfer meinte ich: „Natürlich die harte!“ (Ich hatte zuvor nie eine Bürstenmassage bekommen ...) – Nun: Der Masseur nahm eine harte Bürste und nach den ersten Strichen tat es bereits so weh, dass er doch eine weiche Bürste für die weitere Massage verwendete. So wird man klüger ...

Anstelle einer Bürste eignet sich auch ein Massagehandschuh. Und außerdem ***Wechselduschen***, wie sie schon Pfarrer Kneipp empfohlen hat. Jeweils dreimal kaltes und dreimal warmes Wasser wechselweise auf die betreffenden Stellen gegossen (geht am besten unter der Dusche) erhöht die Durchblutung. Und in Kombination mit der Massage wird das Gewebe gestrafft. Allerdings: Man muss das schon regelmäßig machen!

TEEKUR

Gegen überflüssige Ablagerungen im Unterhaut-Fettgewebe sollte man kurmäßig immer wieder über zwei Wochen hinweg täglich 3 Tassen Fencheltee zu sich nehmen. Dazwischen bitte immer einige Wochen Pause!

WOHLFÜHL-MASSAGEÖL

Dieses Massageöl eignet sich hervorragend auch für eine Selbstmassage:

- 30 ml Macadamianussöl (*Macadamia integrifolia*)
- 1 Tropfen Ginster Absolue (*Spartium junceum*)
- 1 Tropfen Jasmin (*Jasminum sambac*)
- 2 Tropfen Tonkabohne (*Dypterix odorata*)
- 4 Tropfen Orange süß (*Citrus sinensis*)

Mischen Sie die einzelnen Bestandteile in einer dunklen Flasche und verwenden Sie es täglich nach dem Duschen auf den betroffenen Bereichen.

Und dann kann auch noch eine kosmetische Lymphdrainage bei Ihrer Masseurin oder Physiotherapeutin unterstützend helfen.

Macadamianussöl

Macadamia integrifolia

Im Macadamianussöl finden wir vor allem Ölsäure (einfach ungesättigte Fettsäure), außerdem Palmitoleinsäure (ebenfalls eine einfach ungesättigte Fettsäure) und Linolsäure (2-fach ungesättigte Fettsäure). Diese Zusammensetzung macht es zu einem besonders pflegenden fetten Öl, das sich auch für trockene und schuppige Haut besonders gut eignet, aber auch bei sensibler Haut eingesetzt werden kann.

Der Macadamiabaum wächst vor allem in Australien, wird aber heute auch in Hawaii und Südafrika angebaut. Die Nüsse besitzen eine sehr harte Schale und sind sehr ölhaltig.

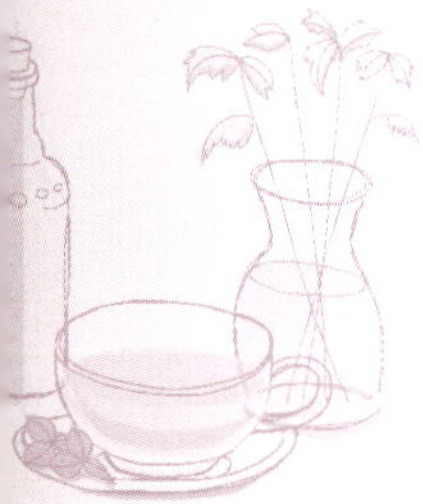

Ginster Absolue

Spartium junceum

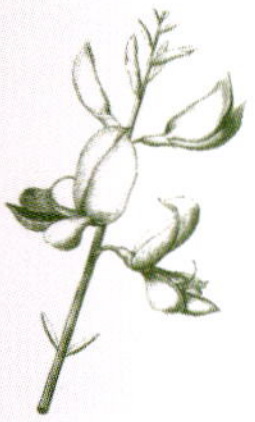

Gerade das Beste ist für uns gut genug, finde ich. Vor allem dann, wenn wir unsere Schönheit unterstützen wollen!

Die sonnengelben Blüten des Ginsters werden durch Hexanextraktion ihres Duftes beraubt und vermitteln den Duft eines sonnigen südlichen Gartens. Ginsterblüten sind leider schwierig zu pflücken und daraus resultiert dann auch ein entsprechender Preis.

Tonkabohne

Dypterix odorata

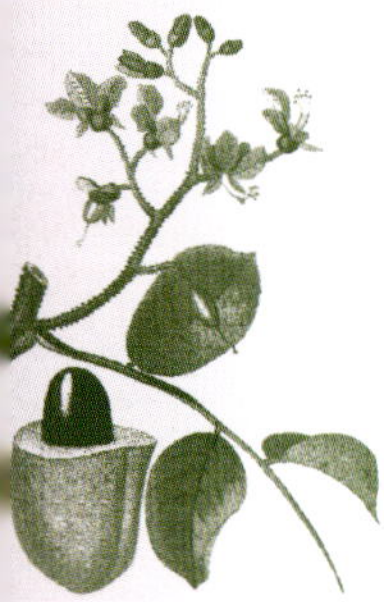

Der Duft der Tonkabohne ist ähnlich wie jener der Vanille: einhüllend, süß und sinnlich.

Es wirkt entspannend und beruhigend, auch schmerzlindernd und ist eine sehr gute Zutat für Duftlampenmischungen, die stressmindernd wirken sollen. Aber auch auf körperlicher Ebene ist das ätherische Öl mit dem karamellartigen Duft gut verwendbar. In der oben genannten Mischung wird es zur Abrundung des Duftes eingesetzt.

„Nur wer sein Alter verleugnet, fühlt sich wirklich alt.“

Lilli Palmer

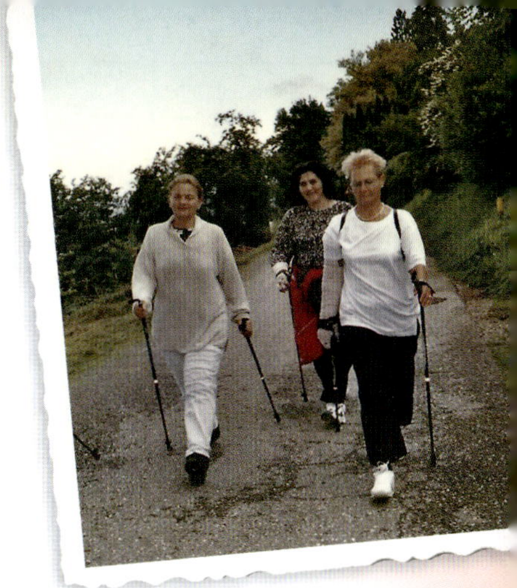

Mir ist so heiß! – Hilfe, ich bin im Wechsel!

Also entweder ist es im Raum zu warm? Oder ich habe Fieber? Trifft beides nicht zu! Aber ich schwitze und schwitze, das Wasser rinnt mir vom Nacken aus über den Rücken ... (Ups! Ich höre meine Mutter förmlich aufseufzen „Darüber spricht man doch nicht in der Öffentlichkeit!“).

Nicht nur Frauen, sondern auch Männer kommen eines Tages in die Wechseljahre. Das lässt sich nicht vermeiden: Allerdings ist der Zeitpunkt nicht bei allen gleich.

Verallgemeinert bedeutet das, dass ungefähr mit 50 eine hormonelle Umstellung im Körper stattfindet.

Egal ob Männlein oder Weiblein: Es ist dies auch die Zeit, in der man den Sinn seines Lebens hinterfragt, man möchte seinem Leben vielleicht eine Wende geben, oftmals sieht man auch Probleme, wo eigentlich keine sind ...

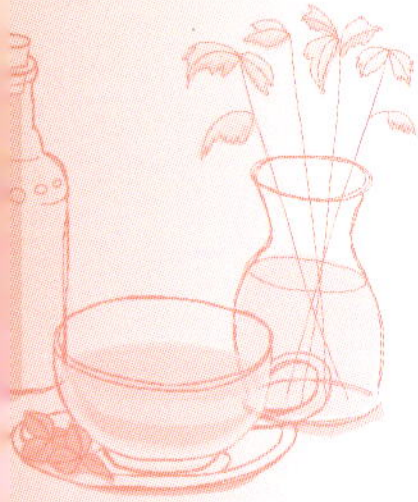

Wechselbeschwerden der Frauen

Meine Großmutter meinte immer: ***„Wenn Du aktiv bleibst, wirst Du kaum Wechselbeschwerden haben.“*** – Zu meinem Glück hatte sie recht!

Was ist der Wechsel denn eigentlich? Da dieses Buch kein medizinisches Fachbuch ist und ich auch keine Ärztin bin, möchte ich versuchen, es mit meinen eigenen Worten zu erklären, was da im Körper der Frau passiert ...

Die weiblichen Sexualhormone im Blut sinken allmählich ab. Damit gehen auch körperliche Veränderungen einher und diese wiederum führen bei vielen Frauen zu Hitzewallungen und Schweißausbrüchen. Es gehören zu diesen Veränderungen aber auch ein gestörter Schlaf, manchmal heftige Stimmungs- und Gefühlsschwankungen, aber – leider – auch Gewichtszunahme und in einigen Fällen auch trockene Schleimhäute. Viele der Beschwerden ähneln jenen des Prämenstruellen Syndroms (siehe vorhergehendes Kapitel).

Zum Glück muss das nicht auf jede Frau wirklich alles zutreffen, aber man weiß, dass etwa bei einem Drittel der Betroffenen die Symptome schon ziemlich stark ausgeprägt sein können.

Wie lange diese Beschwerden andauern? Oje, bei etwa 10 % der Frauen kann das schon auch zehn Jahre oder sogar mehr anhalten!

ERFRISCHUNGSSPRAY BEI HITZEWALLUNGEN

Mein Lieblingsspray für diese „Beschwerden“ ist Pfefferminz-Hydrolat. Ja, einfach dieses Pfefferminz-Pflanzenwasser und sonst gar nichts.

Dass die Pfefferminze kühlt, haben wir in einem der vorhergehenden Kapitel ja bereits gehört. Füllen Sie das Pfefferminz-Hydrolat in eine Sprayflasche und immer dann, wenn die Hitze aufsteigt: einmal sprühen! Fertig!

KÜHLENDES GEL

Natürlich ist auch ein kühlendes Gel angenehm. Dieses Gel würde ich in einen Roll-on füllen und so können Sie es immer bei sich tragen und unauffällig benutzen, wenn es nötig sein sollte. Tragen Sie es auf den Puls auf oder im Halsgrübchen, es hilft wirklich rasch!

- 10 ml kosmetisches Basiswasser (das ist 96%iger Alkohol für kosmetische Zwecke)
- 1 kleine Messerspitze Xanthan (nicht zu viel nehmen, sonst wird das Gel zu dick!) miteinander verschütteln
- 2 Tropfen Pfefferminzöl (*Mentha piperita*) hineinmischen
- mit 10 ml Pfefferminzhydrolat auffüllen

Wenn es zu dick geworden ist, einfach noch Hydrolat dazumischen, bis die Konsistenz dünn genug ist, dass es im Roll-on verwendbar ist.

FRAUENTEE BEI WECHSELBESCHWERDEN

Dieses Teerezept stammt wiederum aus der Rezeptsammlung meiner Urgroßmutter, wurde von meiner Großmutter etwas „verfeinert" und hilft vor allem, sich auf sich selbst zu besinnen und es sich gut gehen zu lassen. Ich denke, dass dieser Frauentee auch dann gut tut, wenn man nicht gerade Wechselbeschwerden hat ... und er schmeckt angenehm!

Mischen Sie Schafgarbe, Melisse, Brennnessel, Frauenmantel (mit Blüten), Lavendel, Ringelblumenblütenblätter und Mönchspfeffer zu gleichen Teilen. 1 gehäufter Teelöffel pro Tasse mit heißem Wasser übergießen, 5 Minuten ziehen lassen, abseihen und bei Bedarf mit Honig süßen.

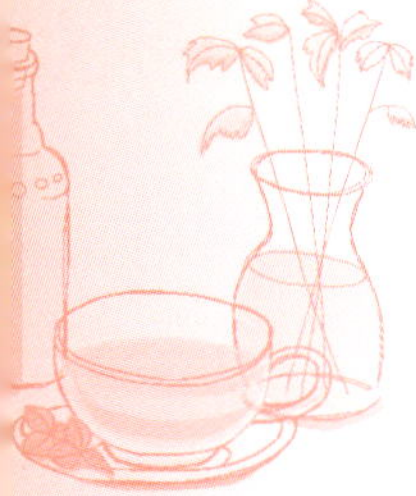

DUFTMISCHUNG GEGEN WEHMÜTIGE STIMMUNGEN

Diese Duftmischung ist hilfreich gegen „den Blues", wenn wir zu sehr in unserer Vergangenheit hängen bleiben, zu sehr in nostalgischen Gedanken schwelgen und ganz auf das Hier und Jetzt vergessen:

- 8 Tropfen Grapefruit (*Citrus paradisi*)
- 1 Tropfen Gewürznelke (*Syzygium aromaticum*)
- 1 Tropfen Tonkabohne (*Dypterix odorata*)
- 1 Tropfen Zimt (*Cinnamomum verum*)

Von dieser Mischung, die Sie in einem kleinen Fläschchen aufbewahren sollten, verwenden Sie für Ihre Duftlampe bitte lediglich maximal 3 Tropfen.

ROTKLEE-TINKTUR

Die Rotklee-Tinktur hilft bei Wechselbeschwerden sehr gut. Sie wirkt nervenberuhigend und ausgleichend und stärkend. In der Volksheilkunde hat der Rotklee schon seit hunderten von Jahren seinen Platz. Schon meine Urgroßmütter wussten seine Kraft zu schätzen.

Im Rezeptheft von Urgroßmutter Karoline findet sich auch das Rezept für die Rotklee-Tinktur:

- 1 Handvoll Rotkleeblüten (*Trifolium pratense*)
- 1 Handvoll Schafgarbenblüten (*Achillea millefolium*)
- 1 Handvoll Frauenmantelblüten und –blätter (*Alchemilla vulgaris*)

werden in ein ausreichend großes Glas gefüllt und mit klarem Schnaps (Zwetschke oder Marille, ca. 40%ig) aufgefüllt. Eine Orangenschale (bio) kann man auch noch dazugeben. Glas verschließen.

6 Wochen mindestens warm und sonnig stehen lassen, täglich schütteln. Danach abfiltern.

Bei Bedarf nimmt man täglich zweimal ein kleines Stamperl (= Schnapsgläschen, ca. 10 ml) davon ein.

In der Menopause wird meist auch das Bindegewebe schwächer. Die Nägel werden weicher oder brüchiger, die Haare – oje! – werden möglicherweise auch etwas weniger (bei Frauen ebenso wie bei Männern). Was tun? – Guter Rat ist nicht teuer!

Großmutter wusste Rat:

ZINNKRAUT-TEE

Dazu holen Sie sich bitte am besten aus der Apotheke oder dem Kräuterhaus Ihres Vertrauens ein Säcklein ***Ackerschachtelhalmtee***. Warum aus der Apotheke? Beim Schachtelhalm gibt es leider Verwechslungsmöglichkeiten und nicht alle Schachtelhalmarten sind bekömmlich.

Wir benötigen also Ackerschachtelhalm (*Equisetum arvense*). Die Schachtelhalme gehören zu den ältesten Pflanzen auf unserer Erde. Der Name „Schachtelhalm" stammt von den einzelnen Teilen seines Hohlstamms, die sozusagen „verschachtelt" ineinander gesteckt sind.

Wieso steht dann oben „Zinnkraut-Tee"? Dieser Name kommt daher, dass man die „Wedel" des Ackerschachtelhalms zum Putzen von Zinngeschirr verwendet hat.

Diesmal wird der Tee angesetzt.

- Man nimmt 1 Teelöffel Zinnkraut und übergießt ihn mit einer Tasse kaltem Wasser.
- Über Nacht (ca. 8 Stunden) stehen lassen und dann abseihen.

Der Tee wird dann leicht erwärmt und getrunken. Nehmen Sie jeweils morgens und abends eine Tasse davon zu sich, Ihre Nägel, Haare, Knochen und das Bindegewebe werden für die Unterstützung mit Kieselsäure dankbar sein. Kieselsäure unterstützt auch die Einlagerung von Kalzium in den Knochen und hilft auf diese Weise auch vorbeugend gegen Osteoporose.

Übrigens: Wenn Sie unter Fersensporn leiden, dann hilft eine Kompresse mit Zinnkraut-Tee, über Nacht aufgelegt, die Schmerzen und die Entzündung zu lindern!

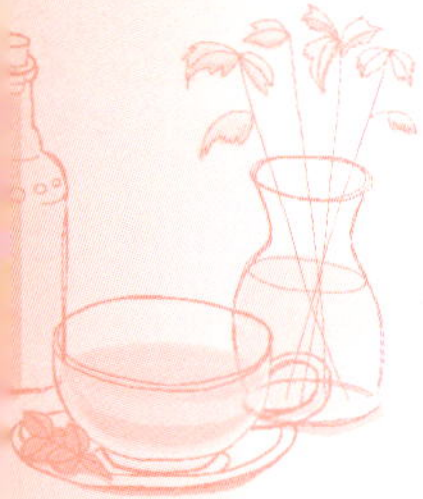

Schafgarbe

Achillea millefolium

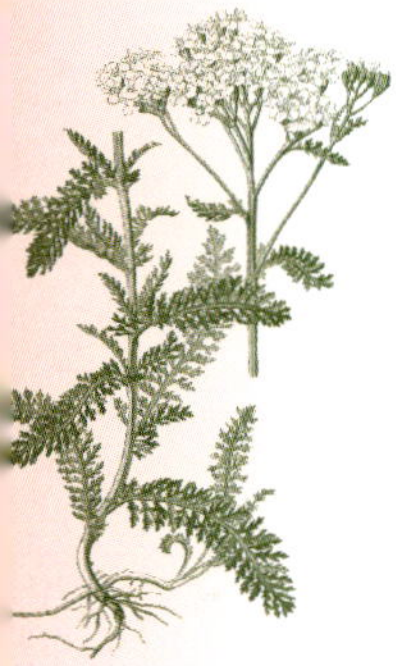

Dieses wirklich typische Frauenkraut begleitet mich nun schon einige Jahrzehnte. Nicht nur als Tee bei allen Beschwerden im „Regelfall" ist die Schafgarbe ein Segen. Man verwendet sie – als Tinktur, Mazerat, ätherisches Öl oder Tee – auch bei Erkältungen, Arthritis, Rheuma und Verdauungsbeschwerden, um nur einige Anwendungsmöglichkeiten zu nennen.

Ich schätze auch das ätherische Öl – es ist dunkelblau wie Tinte! Das kommt übrigens von winzig kleinen Kristallen aus Chamazulen, das sich bei der Destillation bildet und das schöne Nachtblau hervorbringt.

Die Schafgarbe ist ein Korbblütler (Familie der *Asteraceae*), was sie leider nicht für jeden wirklich empfehlenswert macht (Achtung bei Korbblütler-Allergie!).

Wir finden die Pflanze auf vielen Wiesen, aber auch in so manchem Garten. Verwendet werden die blühenden Pflanzen. Die Schafgarbe ist winterhart und verträgt auch trockene Perioden.

Bitte verwenden Sie für Ihren Tee allerdings nicht die gelben, roten und orangen Arten. Die sind wohl hübsch anzusehen, aber nicht für Heilzwecke geeignet.

Rosenholz

Aniba rosaeodora

Das ätherische Öl dieses brasilianischen Baums schenkt uns mit seinem weichen, samtigen Duft (es riecht für mich ein wenig wie Babypuder) eine wunderbare Komponente für Massage- und Duftmischungen.

Es wirkt besonders in Erkältungs- und Grippezeiten und ist auch für die Entspannung der Muskulatur eine gute Hilfe. Ich setze es gerne bei Menstruationsproblemen ein, aber es wirkt auch psychisch besonders gut stimmungsaufhellend.

Rotklee

Trifolium pratense

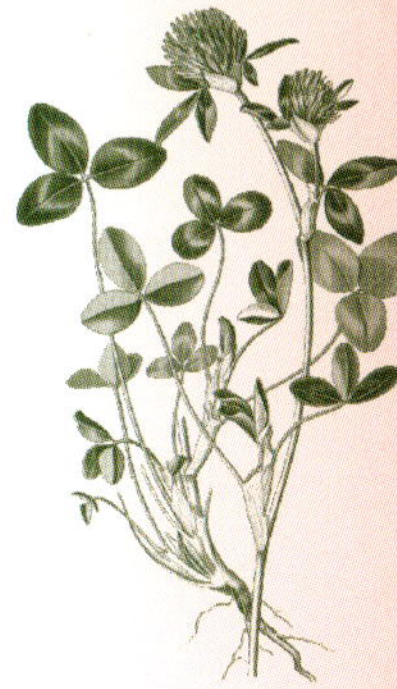

Der Rotklee mit seinen honigsüßen Blüten war für mich als Kind – ich war immer schon eine Naschkatze – ein willkommener Honigspender: Beim bäuchlings in der Wiese Liegen zupfte ich mir rasch einmal eine Blüte. Da kann man an den einzelnen Blütchen wunderbar saugen und es kommt ein süßer Nektar heraus ...

Heute weiß ich, warum meine Urgroßmutter Rotklee in ihren Aufzeichnungen angegeben hat: Er hilft bei Wechseljahrbeschwerden, vor allem bei nächtlichen Schweißausbrüchen. Aber seine Isoflavone (sie sind schwach östrogen-wirksam) helfen auch, die Stimmung ein wenig zu heben, Herz-Kreislauf-Erkrankungen kann vorgebeugt, die Knochenstabilität unterstützt werden und er schmeckt gut, sei es als Tee oder als Tinktur.

Rotklee hilft aber auch, die Schleimhaut und die Haut frisch und elastisch zu halten – und wer möchte nicht mit möglichst wenig Falten reifer werden?

Rotklee verwende ich in Form einer Rotklee-Tinktur, als Rotklee-Hydrolat und als Ölmazerat auch für meine selbstgerührten Cremes (Und die Falten lassen zum Glück noch etwas auf sich warten ...).

Muskatellersalbei

Salvia sclarea

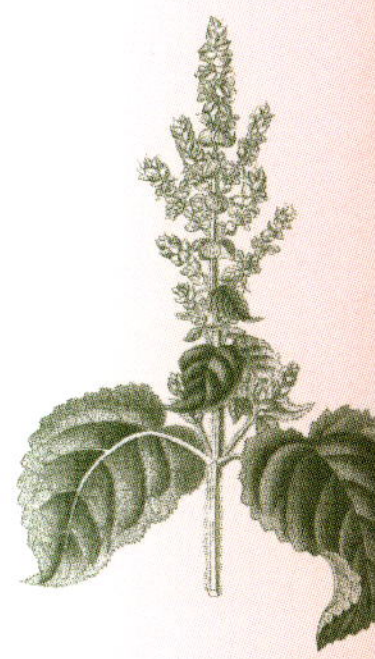

Schon im Mittelalter wurde Muskatellersalbei angebaut und auch als Heilpflanze verwendet – allerdings damals vor allem wegen seines berauschenden Effekts. Hildegard von Bingen empfahl Muskatellersalbei als Elixier einzunehmen, und zwar bei Magen- und Darmkrankheiten.

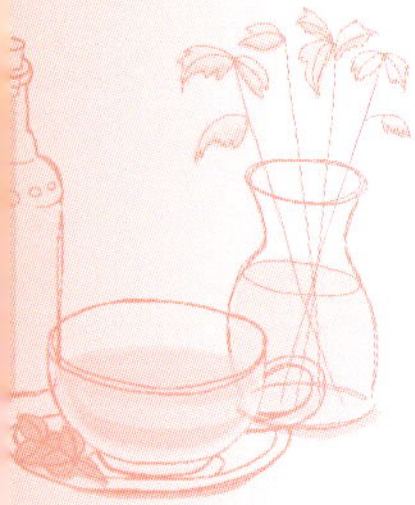

Diese übergroße Form des Salbeis wurde damals auch zwischen den Weinstöcken angepflanzt und zum „Verbessern“ des Weins verwendet (Der Wein des Mittelalters hatte zumeist einen eher sauren Charakter).

Die imposante Pflanze verströmt einen süßlich-herben, sehr würzigen Duft. Und besonders dieser Duft – in Form des ätherischen Öls – ist für Wechselbeschwerden hilfreich.

Das ätherische Öl enthält Phytoöstrogene und wirkt wegen dieser Substanzen besonders beruhigend und krampflösend auf die inneren Organe. Beispielsweise ist das Öl auch – zart dosiert – bei Prämenstruellem Syndrom einsetzbar: Je 1 Tropfen auf die Innenseite der Fußknöchel aufgetragen, hilft mit, die Beschwerden zu verringern.

Muskatellersalbei-Öl ist aber nicht nur bei Frauenbeschwerden einsetzbar, es hilft auch Männern, die im Wechsel sind, besser abzuschalten und vor allem auch, den Blutdruck zu senken.

Allerdings sollten Sie es vermeiden, Muskatellersalbei-Öl in der Schwangerschaft körperlich anzuwenden, eben wegen seiner östrogenartigen Wirkung. Für den Geburtsvorgang wird es allerdings sehr gerne von Hebammen empfohlen.

Gemeinsam mit Alkohol wirkt es einschläfernd!

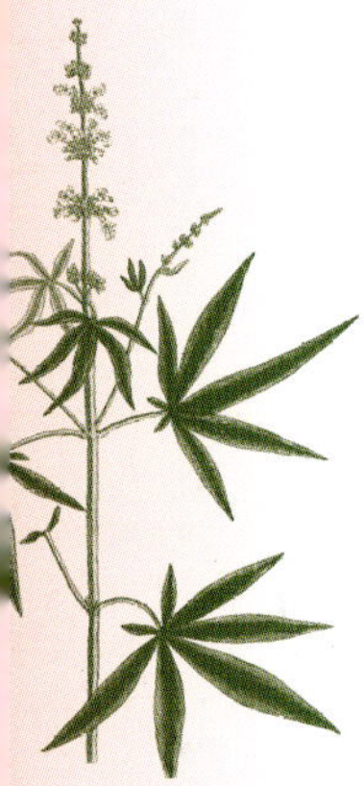

Mönchspfeffer

Vitex agnus-castus

Der Name „Keuschlamm“ für den Mönchspfeffer deutet darauf hin, dass er von den Mönchen der früheren Jahrhunderte zur Unterdrückung fleischlicher Gelüste verwendet wurde. Das Kraut wurde allerdings in den letzten Jahrzehnten immer mehr als „Frauenkraut“ eingesetzt. Er enthält ebenfalls – wie auch der Muskatellersalbei – eine Anzahl von Phytoöstrogenen, die besonders bei Regelbeschwerden, Prämenstruellem Syndrom und im Wechsel hilfreich sind. Auf der anderen Seite erhöht Mönchspfeffer auch die Fruchtbarkeit bei Kinderwunsch. Also ein sehr umfangreiches Wirkungsspektrum ...

Empfehlenswert ist der Mönchspfeffer bei allen depressiven Verstimmungen. Und unter denen leiden nicht nur Frauen!

Verwendet werden die Früchte der Pflanze. Die Früchte sind schwarz und enthalten jeweils vier pfefferartige Samen, die vor Gebrauch pulverisiert werden. Das ätherische Öl des Mönchspfeffers ist eher selten zu bekommen, kann aber wunderbar in einer Massageölmischung verwendet werden, aber auch in der Duftlampe (zart dosieren!).

Nichts schützt uns jemals vor Liebe!

*

Beim Aussteigen aus dem Auto rasch einen Kuss. Deine Lippen sind warm, einladend, gleichzeitig fühle ich deine Hand auf meinem Rücken, mit leisem Druck. Dieser Kuss sollte niemals enden ...

Ich schaue dir in die Augen und versinke darin, wie in einem winterblauen See, gleichzeitig versinke ich mit den Halbschuhen im Schneematsch. Und bemerke es nicht einmal.

Wir nehmen den Feldweg steil bergan, über uns ein klarer Himmel, einzelne Wolkenfetzen, Sonnenstrahlen. Du hältst meine Hand, unsere Finger verschränken sich ineinander. Dort drüben wohnen meine Freunde ...

Dann umfängt uns der Wald. Etwas atemlos küssen wir uns, wieder und wieder. Möchten einander nicht mehr loslassen, trotzdem weiter.

Der Weg von nassem Schnee bedeckt, Wasserlachen mit dünnen Eiskrusten. Wir bewegen uns in gefährlichem Gelände. Balancieren auf halbgefrorenen Erdrippen.

„Meine" Wiese. Bis zur kleinen Hütte ein einziger langer Blick. Auf der schmalen, schneebedeckten Veranda lange Küsse, Atemlosigkeit, Sehnsucht. Dich fühlen wollen, Schmetterlinge im Bauch, weiche Knie.

Steil hinunter zum Waldrand, dann durch nicht mehr ganz jungen Jungwald bis hin zur Forststraße, immer wieder unterbrochen von Armen, die sich umeinander, um unsere Körper schlingen.

Es ist klirrend kalt, doch langsam wird mir rundum ganz warm, nicht nur vom raschen Bergablaufen.

Ein Holzstapel an der Forststraße erhöht die Sehnsucht in deinen – in meinen Augen. Kleine Pause. Neugierige Hände erforschen Kleidung und Haut – ich will dich, am liebsten gleich hier. Aber besser jetzt noch nicht. Zeit lassen ...

Vorbei an gut gesinnten Häusern. Eines davon betreten wir, werden freundlich empfangen, trinken ein Glas Wein. Gespräche, die nicht enden wollen. Ich schiebe meinen linken Fuß unter deinen rechten, will dich spüren. Die Erregung in mir wächst, als ich die deine spüre.

Es ist so weit: Ich erkläre mich selbst zum Katastrophengebiet. Eindeutig Erdbebenzone.

Die Zärtlichkeit in deinen Augen, später dann in unserem Schlafzimmer, lässt mich schmelzen und in dir verlieren. Deine Hände verbrennen meine Haut, lassen mich seufzen vor Liebe.

Deine geflüsterten Sehnsüchte vereinigen sich mit meinen.

Ich könnte weinen vor Glück.[11]

11 Aus meinem Buch „Gedanken aus Seide", erschienen 1997 im Eigenverlag, derzeit vergriffen.

„Früher fielen die Frauen bei meinem Anblick fast in Ohnmacht. Heute sagen sie, den gibt es noch?“

Robert Redford

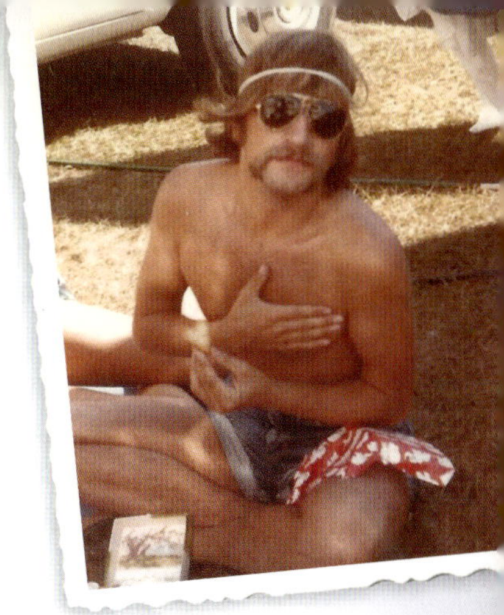

Wechselbeschwerden beim Mann

Auch beim Mann tritt altersbedingt eine hormonelle Umstellung ein. Und auch beim Mann wird diese Lebensphase von Symptomen begleitet, die durch diese Änderung hervorgerufen wird. Männer erleben ihre Wechseljahre meist eher unspezifisch, aber es gibt auch hier typische Erscheinungen, zu denen Erektionsstörungen gehören, aber natürlich auch Schlafstörungen, die Muskelmasse wird abgebaut (dafür nimmt die Fettmasse zu), es kann zu einem drastischen Leistungsabfall und zu Stimmungsschwankungen kommen und natürlich auch – wie bei den Frauen – zu Schweißausbrüchen, Unruhe und Nervosität bis hin zu Depressionen.

Diese Depressionen lösen oftmals die sogenannte „Midlife Crisis“ aus und sie sind fast immer auf Testosteronmangel zurückzuführen.

Testosteron wird auch als „Lusthormon“ bezeichnet. Im Laufe der Lebensjahre sinkt der Hormonspiegel und damit die Energie. Fehlt es an Energie, dann kann es natürlich zu Gewichtszunahme kommen, zu Herzinfarkt, zu Schlaganfällen u. a. m.

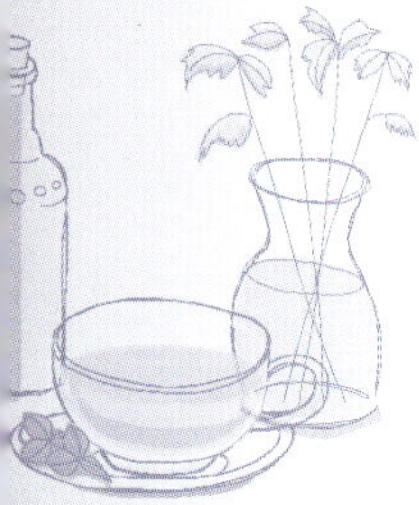

Der höchste Testosteronwert wird vom Mann mit ca. 17 Jahren erreicht und mit etwa 30 Jahren beginnt er bereits wieder zu sinken. Etwa mit 40 können aber dann schon die ersten Symptome auftreten, wenn – meist bedingt durch den Lebensstil – der Testosteronspiegel zu stark reduziert ist.

Um ihre Testosteronproduktion aufrecht zu erhalten, benötigen Männer Sexualität. Jede Ejakulation wirkt sich positiv auf den Testosteronspiegel aus. Um aber ein erfülltes partnerschaftliches Leben führen zu können, sollte man lernen, abzuschalten.

Also meine Herren: Stress reduzieren!

Stress wirkt sich vor allem auch in Reizbarkeit, Gefühlsschwankungen und Mattigkeit aus. Schwächegefühle, innere Unruhe und ein Nachlassen der Konzentrationsfähigkeit gehören ebenso dazu, wie Potenzstörungen, Glieder- und Gelenkschmerzen. Und ebenso wie bei den Frauen kommt es zu Schweißausbrüchen, Schlafstörungen und – oftmals – auch zu einer Gewichtszunahme (ohne die Essgewohnheiten geändert zu haben).

Was tun? Leider gibt es kein Geheimrezept, mit dem Ihr Mann wieder zum lustvollen Liebhaber wird. Aber wir können's ja mal mit einer Mischung für die Duftlampe versuchen – die kann Stress wirkungsvoll senken und damit vielleicht das lädierte Gemüt ausgleichen ...

DUFTLAMPENMISCHUNG GEGEN STRESS IM BÜRO

Die ausgewählten ätherischen Öle sind ganz besonders hilfreich, wenn der Stress zu groß wird. Dazu mischen Sie

› 5 Tropfen Zirbelkiefer (*Pinus cembra*)
› 8 Tropfen Grapefruit (*Citrus paradisi*)

Von dieser Mischung verwenden Sie bitte lediglich 2–3 Tropfen für Ihre Duftlampe oder Ihren Diffuser.

Ein Problem, das mit dem Älterwerden manchmal einhergeht, ist das mit der Prostata.

Vor allem die Prostatavergrößerung macht vielen Männern zu schaffen.

Diese Vergrößerung kann die Harnröhre einengen und bringt erst mal Probleme beim Wasserlassen mit sich:

- der Drang zum Wasserlassen besteht, dennoch plagt Mann sich damit und muss die Bauchmuskulatur dazu ebenfalls stark beanspruchen
- Mann muss häufig zur Toilette schreiten, auch nachts, und leidet unter Nachtropfen
- der Harnstrahl ist abgeschwächt gegenüber früher
- der Harndrang ist plötzlich und stark

Haben Sie ein oder mehrere dieser Symptome, empfiehlt es sich, einen Urologen aufzusuchen!

Solange die Prostatavergrößerung noch nicht zu weit fortgeschritten ist, können Sie auch selbst viel zur Verbesserung Ihres Problems beitragen. Wird aber nicht rechtzeitig gegengesteuert, dann kommt es dazu, dass die Harnblase beim Wasserlassen nicht mehr vollständig entleert wird. Der zurückbleibende Urin verursacht ein ständiges Völlegefühl und damit einen ebensolchen Harndrang.

Außerdem können sich durch diesen „Resturin" in der Blase auch Krankheitskeime ansiedeln. Das legt wiederum den Grundstein für Harnwegsinfektionen bzw. Blasensteine.

Und geht man dann noch immer nicht dagegen an – meist hilft jetzt nur mehr die „Bombe" vom Arzt –, dann können auch die Nieren in Mitleidenschaft gezogen werden und im schlimmsten Fall kommt es zum Nierenversagen.

Im Rezeptheft meiner Urgroßmutter Karoline findet sich folgende Mischung für einen Tee, den sie mit den Worten beschreibt ***„Tee, hat dem Vater beim Wasserlassen geholfen***":

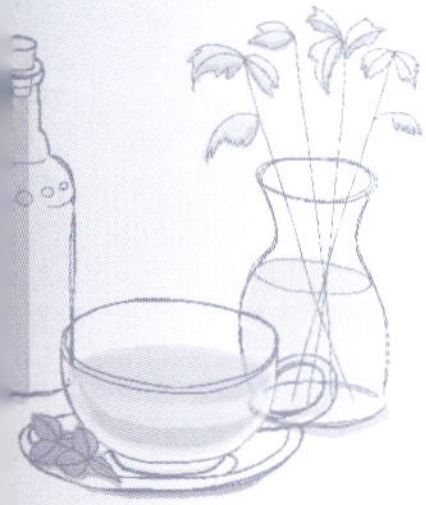

PROSTATA-TEE

- 2 Teile kleinblütiges Weidenröschen
- 1 Teil Fenchel
- 2 Teile Frauenmantel
- 1 Teil Ebereschenbeeren

1 gehäufter Teelöffel soll mit ¼ Liter kochendem Wasser übergossen werden. Lassen Sie den Tee mindestens 10 Minuten, besser noch 15 Minuten, ziehen. Dann abseihen.

„Man trinke täglich 3 Mal eine Tasse über drei bis vier Wochen hinweg, das lindert die Leiden.“

Außerdem empfiehlt Urgroßmutter Theresia, bei "Beschwerden mit der Männlichkeit“ ein "Heublumensäckchen, angefeuchtet mit kochend heißem Dampfe“ auf dem Bauch aufzulegen und mit einem Thermophor warmzuhalten. Und als Zusatz: "Er nehme Kürbiskerne zu sich.“

EBERESCHENSAFT

Im Zusammenhang mit Prostatabeschwerden habe ich bei Pfarrer Weidinger auch noch die Empfehlung gefunden, Ebereschenfrüchte zu Saft zu verarbeiten:

Dazu benötigt man 1 kg Mährische Ebereschenfrüchte, die man weichkocht und durch ein Tuch presst. Für 1 Liter gepressten Saft benötigt man 300 g Rohzucker. Gemeinsam nochmals aufkochen, in Flaschen füllen. Die Ebereschenfrüchte erntet man übrigens nach dem ersten Frost.

Brennnessel

Urtica dioica

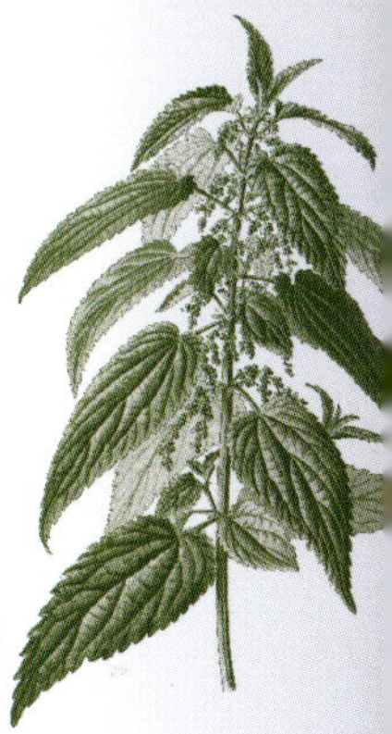

Endlich eine Pflanze, die dem Mann viel Kraft spenden kann! Ich erinnere mich, schon als kleines Mädchen einen weiten Umweg um die Brennnesselstauden am Bauernhof meines Onkels gemacht zu haben. Wer einmal – wenn auch unabsichtlich – in die Stauden fällt, der meidet sie wohl.

Und doch, wenn ich an die Zeit nach dem 2. Weltkrieg denke, da gab es Brennnesseln in verschiedenen Varianten auf dem Speiseplan: Brennnesselspinat, Brennnesselsuppe – ich weiß noch, dass Mutter und Tante eine Anzahl von Gerichten mit Brennnesseln serviert haben.

Die Brennnesseln waren damals ein geachtetes Gemüse.

„Die Nessel ist ein sauberes Kraut", sagte der Teufel, „an ihr wischt sich niemand den Hintern ab!" Horaz und Ovid haben die Brennnessel besungen, der griechische Naturphilosoph Phanias schrieb ihr zu Ehren ein ganzes Buch. Das berühmte Kräuterbuch von Hieronymus Bock wird mit dem Loblied auf die Brennnessel begonnen. Albrecht Dürer zeigt die Nessel in den zarten Händen eines Engels, der sie in den Himmel bringen soll.

Man sagt auch, dass ein Büschel Brennnesseln, das eine Frau ihrem Mann um die Hüften schlägt, die Manneskraft erhöhen soll.

Zum Glück, meint mein Mann, habe ich das an ihm noch nicht ausprobiert! Da gefällt ihm der Gedanke, Brennnessel-Samen aufs Brot zu streuen schon viel besser …

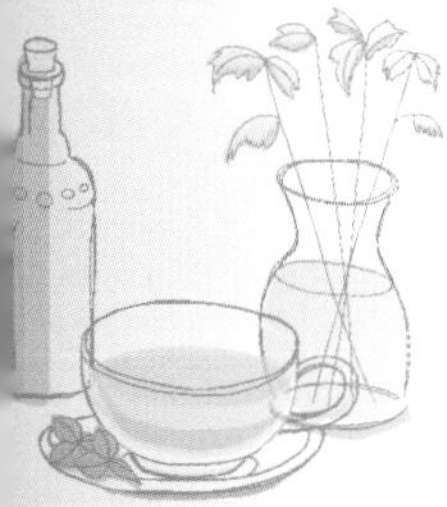

In der Brennflüssigkeit sind viele Wirkstoffe enthalten, wie z. B. Serotonin, Histamin, Acetylcholin und Natriumformiat. Das Histamin erweitert die Kapillargefäße in der Haut und kann Reaktionen hervorrufen, die ähnlich von allergischen Reaktionen sind.

Acetylcholin ist im menschlichen Körper auch als Neurotransmitter vorhanden. Im Gift der Brennnessel ist es verantwortlich für den hervorgerufenen brennenden Schmerz.

Die Brennnesselhaare stechen bis in die Lederhaut hinein. Das bis hierher gelangte Gift kann von außen nicht mehr entfernt werden. Das Immunsystem baut es langsam ab (deshalb brennt es auch noch lange nach), eventuell entstandene Schwellungen brauchen einige Stunden, um wieder zu verschwinden. Ein Gegenmittel gegen Verbrennungen mit Brennnesseln ist übrigens der Saft vom Spitzwegerich ...

Die Brennnessel ist schon seit vielen Jahrhunderten eine in der Volksheilkunde gerne eingesetzte Pflanze. Sie ist sozusagen eine Universalpflanze und kann bei vielen Unpässlichkeiten eingesetzt werden.

Die Blätter der großen Brennnessel wirken leicht harntreibend, schmerzstillend und entzündungshemmend. Sie wird bei der Behandlung von Arthritis eingesetzt.

Bei Hildegard von Bingen steht zu lesen: *„Ein Mensch, der gegen seinen Willen vergesslich ist, nehme die brennende Nessel und zerstoße sie zu Brei, setze diesem darauf etwas Öl zu, reibe, wenn er zum Schlafen geht, seine Brust und seine Schläfen damit kräftig ein. Tue dies wiederholt und die Vergesslichkeit bei ihm wird abnehmen. Die scharfe Wärme der brennenden Nessel und die Wärme des Baumöls regen die zusammengezogenen Gefäße an, die bei wachem Bewusstsein etwas schlafen."*

Die Brennnessel wird seit jeher zur Blutreinigung eingesetzt. Heute wissen wir, dass die Pflanze eine der wichtigsten Heilpflanzen zur Vermeidung von Blutarmut und Eisenmangel ist, aber auch für Bauchspeicheldrüse, Magen, Leber, Darm und Galle ein Vitalisierungsmittel.
Ein ***Absud aus Brennnesseln*** ist hilfreich bei Harnwegsinfekten, bei Prostatavergrößerung, vorbeugend bei Nierenbeschwerden. Brennnesseln treiben Harnsäure aus und sind daher auch heilsam bei Gicht und Rheuma.

Bei Magen- und Darmbeschwerden hilft ein ***Tee*** aus frischen oder auch getrockneten Blättern, ebenso hilft der Tee bei Gelbsucht und Hämorrhoiden.

Ist die Herz- oder Nierentätigkeit allerdings eingeschränkt, so sollte man auf Brennnesseln verzichten.

Eine ***Tinktur aus Brennnesseln*** ist ähnlich hilfreich wie der Tee. Man kann sie sowohl aus den Blättern als auch aus der Wurzel ansetzen. (Auf dem Haarboden aufgetragen, hilft sie nebenbei gegen Haarausfall. – Wär doch was, meine Herren?) Angesetzt wird diese Tinktur, wie alle anderen auch (siehe Tinkturen „Tinkturen“ auf Seite 231.).

Brennnesselsamen werden von der Pflanze abgestreift und so wie sie sind auf ein Butterbrot gestreut. Sie helfen einem müden Mann wieder auf die Sprünge. Im Rezeptteil finden Sie übrigens meine Lieblings-Brennnessel-Rezepte ...

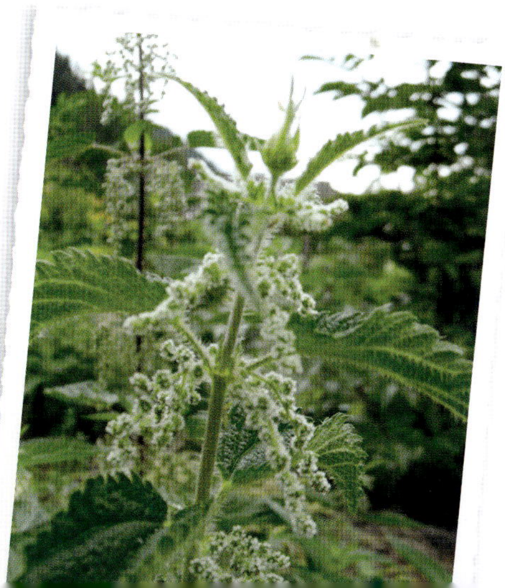

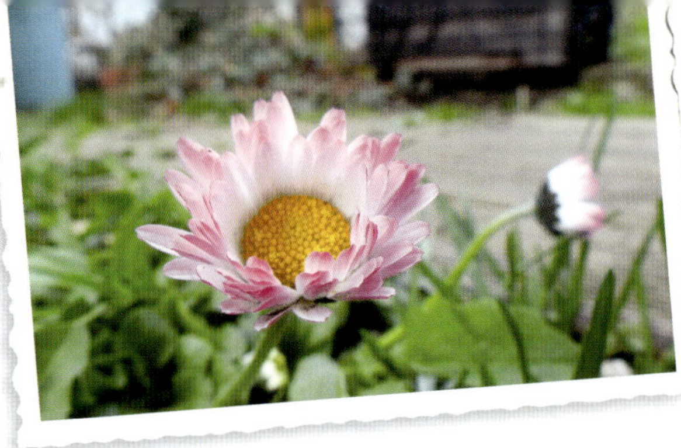

Hämorrhoiden

sind nicht unbedingt nur ein Problem des Mannes. Aber weil's gerade hier so schön hereinpasst …

Über Hämorrhoiden sprach selbst meine sonst nicht sehr „schüchterne" Großmutter immer nur hinter der vorgehaltenen Hand. So etwas hat man einfach nicht zu haben!

Dennoch: Es leiden mehr Menschen unter den Beschwerden, die dadurch entstehen, als man annehmen möchte!

WAS SIND HÄMORRHOIDEN?

Am unteren Ende des Mastdarms haben wir ein Geflecht aus Arterien und Venen. Sie bilden einen „Schwellkörper", der etwas oberhalb unserer Schließmuskeln liegt und gemeinsam mit diesen Schließmuskeln den After „abdichtet". Das sind die sogenannten Hämorrhoiden. Solange sich dieser Schwellkörper nicht nach unten senkt, haben wir mit ihm keine Probleme.

Durch zu langes und starkes Pressen beim Stuhlgang erhöht sich allerdings der Druck auf diese Hämorrhoiden und dadurch wölben sie sich irgendwann knotenförmig nach vor. Viele Menschen, die unter Verstopfung leiden, leiden irgendwann einmal dann auch unter ihren Hämorrhoiden. Auch wenn Sie auf der Toilette Dauersitzungen veranstalten, kann es durch den Druck dazu kommen. Andere Menschen wiederum bekommen diese krankhafte Veränderung durch ihre sitzende Lebensweise. Andererseits kann es auch in der Schwangerschaft dazu kommen, da der Druck im Bauchraum erhöht ist.

Dass man ein hämorrhoidales Problem hat, bemerkt man meist, wenn beim Stuhlgang leichte Blutungen aus dem Darm zu bemerken sind. Die Haut rund um den Darmausgang beginnt zu jucken und zu brennen.

Ob man unter Hämorrhoiden tatsächlich leidet oder ob die Beschwerden eine andere Ursache haben, kann lediglich der Arzt diagnostizieren! Sind diese nicht zu weit fortgeschritten, können unsere Hausmittel noch sehr gut helfen.

Eines Tages – so erzählte meine Großmutter – kam eine Frau zu ihr, die meinte, sie hätte „sowas Komisches da hinten“ (sie deutete auf ihren Po) und sie hätte gehört, dass meine Großmutter eventuell eine Salbe für sie hätte ... Bei diesen Worten drehte und wand sie sich, weil es sich doch um etwas ganz, ganz Ungehöriges handelte. Aber da sie sich nicht mehr zu helfen wusste, fand sie ja doch den Weg zu meiner kräuterkundigen Großmutter.

Das Rezept für die Salbe, die meine Oma für diese arme Frau verwendete, hat sie mir auch verraten: ***„Vielleicht brauchst so etwas doch auch einmal ...“*** Hier ist es, in leicht abgewandelter Form, damit Sie es einfacher nachrühren können:

HÄMORRHOIDEN-SALBE

- 1 Teil Brennnesselblätter
- 1 Teil Spitzwegerichblätter
- 1 Teil Gänseblümchen
- 1 Teil Eichenrinde
- 1 Teil Schafgarbe

Aus den oben genannten Kräutern machen Sie einen Ölauszug (Mazerat) mit Mandelöl süß, wie im Rezeptteil Seite 191 beschrieben.

Am folgenden Tag wird abgeseiht und mit Sheabutter eine Salbe gerührt (Grundrezept, Seite 192). In Tiegel füllen.

Die Salbe sollte so oft wie nötig aufgetragen werden.

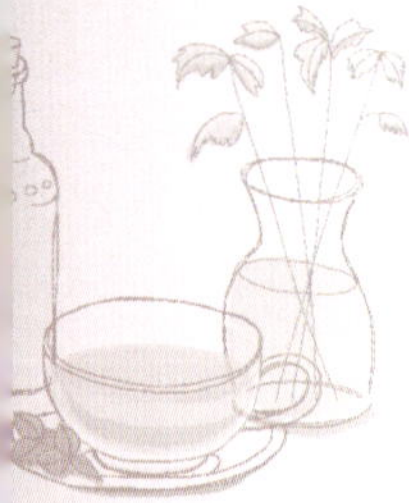

Meine Großmutter hat diese Salbe mit Schweineschmalz und Bienenwachs hergestellt, denn Mandelöl war einfach teuer und meist gar nicht zu haben, von der Sheabutter nicht zu reden.

HÄMORRHOIDEN-ÖLMISCHUNG

Gegen Hämorrhoiden hilft natürlich auch eine Ölmischung mit ätherischen Ölen:

- 20 ml Mandelöl süß (*Prunus dulcis*)
- 10 ml Jojobaöl (*Simmondsia chinensis*)
- 2 Tropfen Lavendel fein (*Lavandula angustifolia*)
- 3 Tropfen Zypresse (*Cupressus sempervirens*)
- 2 Tropfen Rosengeranie (*Pelargonium graveolens*)
- 2 Tropfen Myrte (*Myrtus communis*)
- 2 Tropfen Patchouli (*Pogostemon patchouli*)

Diese Mischung ist hautpflegend, juckreiz- und schmerzlindernd und kann so oft es nötig ist im Analbereich aufgetragen werden.

HILFREICH

ist auch eine Waschung mit ***Hamamelis-Hydrolat*** oder mit ***Eichenrinde-Absud***. Beide wirken adstringierend, bedingt durch die enthaltenen Gerbstoffe.

Eine ***Auflage mit Johanniskraut*** ist eine weitere Alternative. Aus Johanniskrautblüten wird unter Zusatz von Wasser eine breiige Masse hergestellt, die Sie auf ein Mulltüchlein auftragen und einschlagen. Dieses Päckchen wird gut ausgedrückt und dann in kühlem Zustand (eventuell vor der Verwendung kurz in den Kühlschrank legen) auf die schmerzende Stelle gelegt.

Ganz wichtig bei Hämorrhoiden ist auch die Sauberkeit! Pflegen Sie Ihren Po mit selbstgemachten Feuchttüchern.

FEUCHTES TOILETTENPAPIER

Dazu benötigen Sie:

- 50 Blatt sanftes Toilettenpapier oder eine in der Höhe halbierte Küchenrolle (die ist sanfter, als beispielsweise Kosmetiktücher), ziehen Sie die Kartonrolle in der Mitte heraus
- 1 verschließbares Gefäß für die Tücher
- 1 Esslöffel Aloe-Vera-Gel
- 50 ml Lavendelmazerat
- 2 Esslöffel Rosenhydrolat
- 3 Tropfen Rosengeranie
- 2 Tropfen Lavendel fein
- 3 Tropfen Zypresse

Die Zutaten gut vermischen und über das Papier leeren. Nach wenigen Minuten hat es sich vollgesogen und kann benutzt werden.

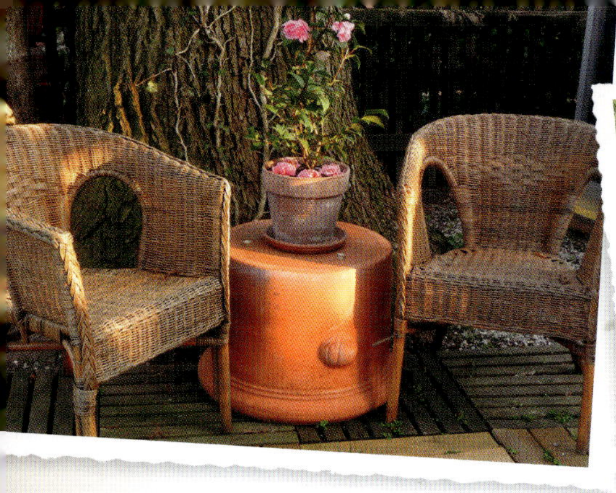
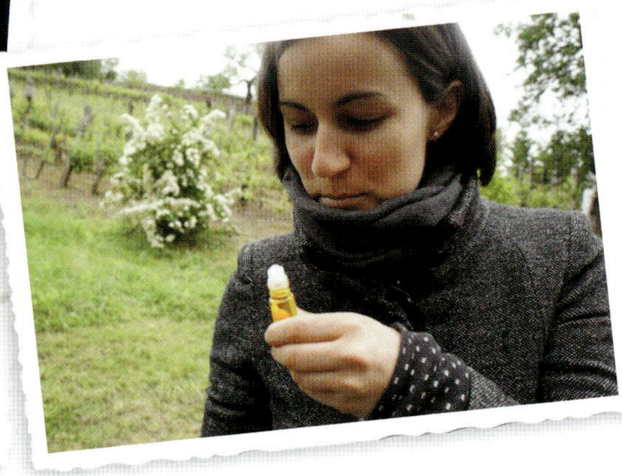

Was tun gegen Stress?

Der Begriff Stress stammt eigentlich aus der Geologie und bedeutet, dass ein einseitiger Druck bei tektonischen Vorgängen auf Gestein einwirkt. Durch den österreichisch-kanadischen Forscher Hans Selye fand dieser Begriff Eingang in die Psychologie, um die Reaktion auf Belastungen bei Mensch und Tier zu beschreiben.

Stress verursacht Kopfschmerzen, Angst lässt das Herz schneller schlagen, Ärger drückt auf den Magen. Gefühle haben nicht unerheblichen Einfluss auf unseren Körper und eine schlechte körperliche Verfassung zieht ihrerseits das seelische Befinden in Mitleidenschaft. Der Schmerz im Kopf (oder auch im Körper) kann schlagartig verschwinden, wenn sich der Betroffene seiner aggressiven Spannung bewusst wird und sie emotional auszudrücken vermag.

Wir unterscheiden heute Distress – den negativen Stress – und Eustress, den positiven Stress. Was Stress aber in unserem Körper auslöst, ist zunächst gleich, egal ob Distress oder Eustress. Wenn der Stress zu lange andauert, dann wird er immer als negativ empfunden und kann – siehe oben – die körperlichen Funktionen stark beeinträchtigen.

Wenn uns alles über den Kopf wächst, wenn wir das Gefühl haben, eine Situation nicht mehr kontrollieren zu können, dann entsteht Stress.

Um dem entgegenzuwirken, habe ich Ihnen hier einige Rezepturen zusammengestellt, die helfen können, Ihren persönlichen Stress leichter abzubauen. Beginnen wir mit einem

ANTISTRESSBAD

- 1 Tropfen Jasmin (*Jasminum sambac*)
- 1 Tropfen Sandelholz (*Santalum album*)
- 1 Tropfen Ylang-Ylang (*Cananga odorata*)
- 5 Tropfen Bergamotte (*Citrus bergamiae*)

Mit Milch oder Honig ins Badewasser emulgieren, Badetemperatur ca. 38 °C.

Und – so Sie liebevoll umsorgt werden – hier noch eine Mischung für eine genussvolle Nacht:

LOVE ME TENDER – MASSAGEÖL GEGEN STRESS

- 50 ml Mandelöl süß (*Prunus dulcis*)
- 6 Tropfen Atlaszeder (*Cedrus atlantica*)
- 3 Tropfen Rose in Jojobaöl (*Rosa damascena*)
- 4 Tropfen Blutorange (*Citrus sinensis Mori*)
- 3 Tropfen Lavendel fein (*Lavandula angustifolia*)
- 1 Tropfen Ylang-Ylang (*Cananga odorata*)
- 1 Tropfen Vetiver (*Vetiveria zizanioides*)

In einer ausreichend großen dunklen Flasche mischen. Hält sich etwa 6 Monate, wenn man das Öl lichtgeschützt und maximal bei Zimmertemperatur aufbewahrt.

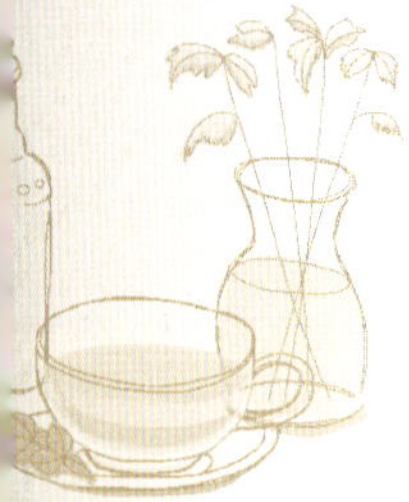

„Man kann Kopfschmerzen nicht dadurch heilen, dass man den Kranken enthauptet.“

Mario Vargas Llosa

Stressbedingte Migräne

Schon wieder tut der Kopf weh! Und ich hab jede Menge um die Ohren! Genau das hab ich jetzt zu meinem Glück noch gebraucht! Und wer macht nun meine Arbeit? – Kopfschmerzen entstehen manches Mal auch durch eine zu große psychische Belastung, durch ein zu großes Arbeitspensum. Wie wir wissen, gibt es kaum jemanden, der noch nie unter Kopfschmerzen gelitten hat – ca. 80 % der Bevölkerung leiden zeitweise darunter.

Bei Migräne und Kopfschmerz ist meist keine Schädigung der Gehirnsubstanz beteiligt. Fast immer sind sie eigentlich harmlos, obwohl sie eine massive Beeinträchtigung unserer Lebensqualität darstellen.

Neben der Migräne gibt es auch noch Kopfschmerzen aufgrund von Verspannungen im Schulter-Nacken-Bereich. Migräne, oftmals aufgrund von Stress, Angst, Depressionen, aber auch schlechtem Schlaf, Hormonschwankungen u. v. a. m. ist meist ein einseitiger Kopfschmerz. Solche Attacken bringen uns schon einmal aus dem Tritt!

Können natürliche Mittel bei stressbedingter Migräne und bei Kopfschmerz helfen? Ich meine: Ja, das können sie! Und es gibt eine ganze Reihe davon:

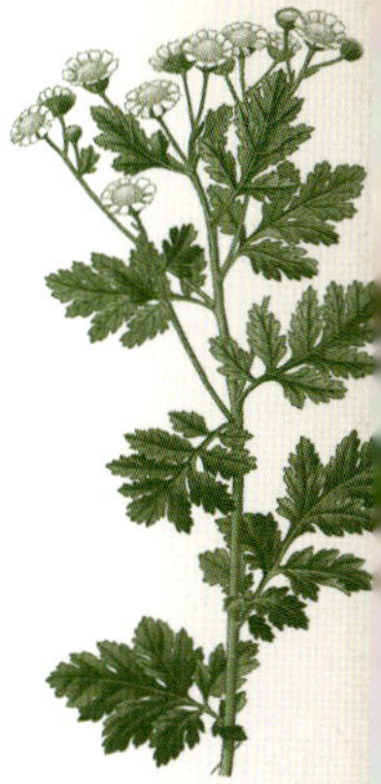

Mutterkraut

Tanacetum parthenium

Schon ein Blättchen dieses kamillenähnlich aussehenden Krauts kann Kopfschmerzen lindern. In meinem Garten wächst es beinah in jedem Beet – es vermehrt sich von allein und erfreut mich den ganzen Sommer hindurch. Das hat natürlich meinen Forschergeist herausgefordert und ich habe mit dem Mutterkraut ganz unterschiedliche Produkte hergestellt, die ich allesamt zu schätzen gelernt habe.

Mutterkraut hat einen festen Platz in der Volksheilkunde. Hauptinhaltsstoffe sind sogenannte Sesquiterpenlactone und ätherische Öle. Es wirkt durch diese Inhaltsstoffe entzündungshemmend und krampflösend. Mutterkraut war schon in der Antike für seine Wirkung bekannt und wurde vor allem bei Frauenleiden eingesetzt, daher kommt vermutlich auch sein deutscher Name.

MUTTERKRAUT-TINKTUR

Die Tinktur anzusetzen, ist recht einfach: Sie benötigen dazu eine Handvoll Blüten des Krauts – ich lasse die geernteten Blüten gerne ein paar Stunden lang auf einem Tablett liegen, damit sich etwaige darin verirrte kleine Insekten noch rasch retten können. Dann kommen die Blüten in ein Schraubverschlussglas und werden mit 38%igem Alkohol (Korn, Wodka) übergossen. Verschließen und an einem warmen Ort (nicht in der Sonne) etwa 6 Wochen ziehen lassen.

Ich schüttle jeden Tag meine Tinktur-Ansätze einmal durch, damit sich die Inhaltsstoffe der Pflanzen besser lösen können.

Dann abfiltern und in dunkle Flaschen füllen. (Ich liebe die Farben meiner Tinkturen und fülle sie ausnahmsweise in Apothekenflaschen. Die werden allerdings in einem dunklen Schrank aufbewahrt ...)

Mutterkraut-Tinktur kann bei Kopfschmerzen und Migräne tropfenweise (bis zu maximal einem Teelöffel zwei- bis dreimal täglich) eingenommen werden und hilft sehr rasch.

MUTTERKRAUT-TEE

Dazu benötigen Sie einen gehäuften Kaffeelöffel Mutterkrautblüten (getrocknet). Übergießen Sie das Kraut mit einem Viertelliter heißem Wasser und lassen Sie den Tee ca. 10 Minuten ziehen. Dann abseihen und etwa 2 bis 3 Mal täglich eine Tasse trinken.

Dieser Tee hilft auch vorbeugend gegen Migräne-Attacken.

Wenn Sie mögen, können Sie das Kraut für den Tee auch mit Lavendelblüten mischen, schmeckt und hilft auch!

Und schließlich habe ich Mutterkraut auch destilliert und dabei ein angenehm duftendes Hydrolat erhalten, das ich gerne als Spray verwende, wenn das Wetter Kapriolen schlägt. Da ich sehr wetterfühlig bin, hilft mir ***Mutterkraut-Hydrolat*** dann, Kopfschmerzen erst gar nicht entstehen zu lassen.

WAS NOCH HILFT:

Bei Migräne können Sie auch ***das ätherische Öl der Zitrone*** wunderbar einsetzen:

Geben Sie zwei Tropfen Zitronenöl auf die Handflächen. Gut verreiben und erst mal die Nase hineinstecken! Wie das erfrischt!

Danach streichen Sie mit den duftenden Händen über Ihre Stirn und den Haaransatz hinweg bis in den Nacken. Nun bleibt eine Hand im Nacken liegen, die andere legt man auf die Stirn und schließt die Augen für ein bis zwei Minuten.

Wiederholen Sie das Ganze drei bis vier Mal – Sie werden spüren, wie sich der Kopf wieder besser zu fühlen beginnt! Und es ist doch eigentlich ganz einfach!

Gegen Kopfschmerzen wird oft auch ***das ätherische Öl der Pfefferminze*** empfohlen. Das wirkt zwar wunderbar, wenn Sie auf ein Taschentuch einen Tropfen geben und einatmen. Bringen Sie es aber bitte nie in die Nähe Ihrer Augen: Es brennt und Sie müssen weinen!

HILFREICH ALS VORBEUGUNG,

wenn Sie regelmäßig unter Migräne leiden, ist auch trockenes Schröpfen. Ihre Masseurin oder Physiotherapeutin kann eventuell dabei helfen. Dazu werden sogenannte Schröpfköpfe auf bestimmte Stellen im Schulter-Nacken-Bereich gesetzt. Dort verursachen sie einen kleinen Bluterguss und erhöhen auf diese Weise die Durchblutung. Wird diese Methode rechtzeitig angewendet, BEVOR Sie „normalerweise“ Ihre Migräneattacke bekommen, so wird diese mit der Zeit immer schwächer, bis die Anfälle überhaupt verschwinden.
Selbst machen kann man das leider nicht, denn die Schröpfgläser müssen ganz exakt an den richtigen Stellen aufgesetzt werden.

Abgesehen davon: Auch bei Migräne können ***Kinesiotapes*** eingesetzt werden. Auch da ist Ihnen der Therapeut Ihres Vertrauens sicherlich hilfreich.

WAS KANN MAN SELBST NOCH TUN?

Eine weitere Möglichkeit ist das ***kalte Armbad***, das schon Pfarrer Kneipp bei Migräne empfohlen hat. Die Unterarme werden einige Minuten lang in kaltes Wasser getaucht und danach gut abgetrocknet. Das erhöht ebenfalls die Durchblutung.

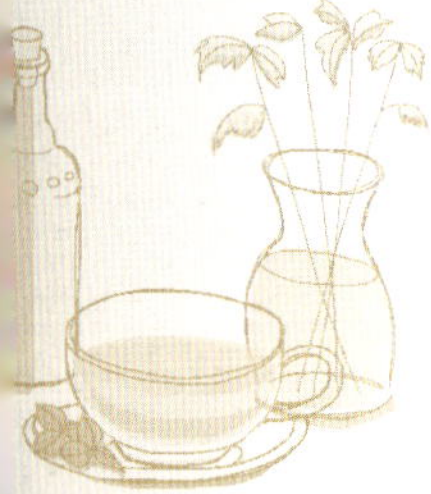

Und natürlich ein ***Spaziergang*** in frischer Luft, allerdings hilft das nicht immer, vor allem, wenn es draußen windig ist. Dann kann die Migräne unter Umständen noch schlimmer werden!

WEIDENRINDEN-TEE

Weidenrinde (von *Salix purpurea* und) gehört schon seit hunderten Jahren zu den wichtigsten Volksheilmitteln. Schon Hippokrates hat ihre lindernde Kraft beschrieben. Sie wurde vor allem als schmerz- und fieberlinderndes Mittel bekannt.

Bitte besorgen Sie sich den Tee aus der Apotheke oder dem Reformhaus!

Es hilft recht gut, etwa bis zu dreimal täglich eine Tasse Weidenrinden-Tee im Akutfall zu trinken. Für eine Tasse Tee benötigen Sie 1 gestrichenen Kaffeelöffel Weidenrinde. Mit heißem Wasser übergießen und etwa 5–10 Minuten ziehen lassen. Je länger der Tee zieht, desto mehr Gerbstoffe lösen sich und desto bitterer schmeckt er! Also nicht zu lange ziehen lassen!

Achtung allerdings, wenn Sie eine Unverträglichkeit gegen Salicylsäure haben. Dann empfiehlt sich dieser Tee nicht!

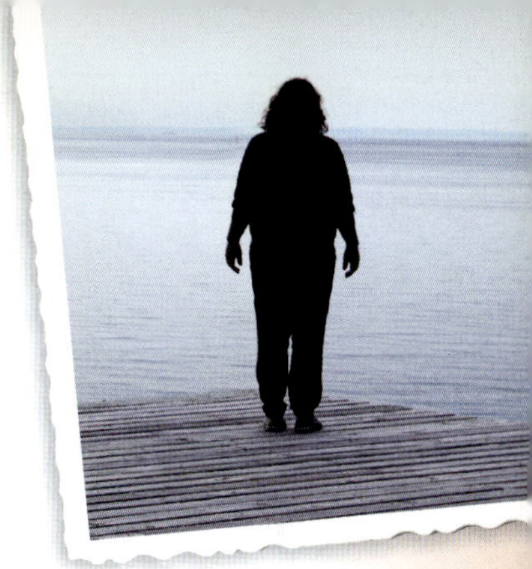

Was ist eigentlich Burn-out?

Der Begriff „Burn-out" wird immer sehr gerne verwendet. Tatsächlich sind heute sehr viele Menschen Burn-out-gefährdet. Warum das so ist, habe ich zu hinterfragen versucht.

Wer ausgebrannt ist, hat zuvor gelodert – war also für seine Aufgabe zuerst Feuer und Flamme und damit aber offensichtlich auch zu unökonomisch entbrannt.

Burn-out ist längst nicht mehr nur das „Stress-Syndrom der helfenden Berufe." Und neu ist es schon gar nicht, auch wenn es erst seit zwei Jahrzehnten wieder zum Thema wurde.

Das so genannte Burn-out-Syndrom ist also in aller Munde und wird inzwischen auch als ernsthafte Gefahr erkannt. Es stellt eine tiefgreifende Störung der Produktion von Stresshormonen und Neurotransmittern dar. Es ist die Folge lang andauernder und übermäßiger Stressbelastung. Einerseits bricht die physiologische Regulation des Hormonhaushalts zusammen, andererseits entwickelt sich ein andauernder Entzündungszustand.

Der 24-Stunden-Rhythmus der Hormon- und Neurotransmitterproduktion funktioniert nicht mehr. Das Hormon Cortisol, das normalerweise in der Nacht gebildet wird, um für die Aktivität des Tages zur Verfügung zu stehen, ist blockiert. Die Bildung von Melatonin wird beeinträchtigt. Zur erhöhten Entzündungsneigung trägt das erhöhte Noradrenalin bei, das unmittelbar Entzündungsreaktionen stimuliert.

Bei anhaltender langer Stressbelastung kann es zu Ausfällen in der Hormonproduktion kommen und der Mangel an Cortisol kann entzündliche Aktivitäten begünstigen.

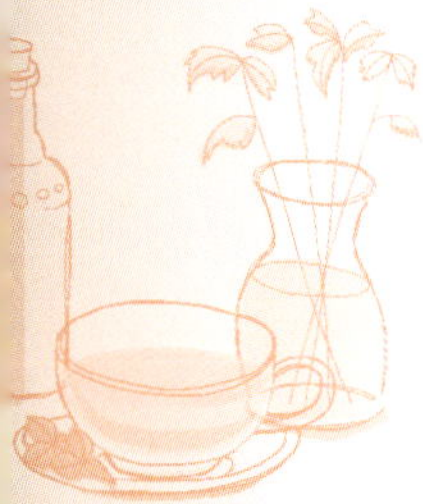

Der allgemein feststellbare Mangel an Hormonen und Neurotransmittern erklärt nun die Mattigkeit und Antriebslosigkeit.

Nicht bei jedem Menschen führt allerdings anhaltender Stress zu Burn-out. Auch genetische Faktoren tragen dazu bei.

Für viele Menschen ist es heute sehr schwer, Stress abzulegen, sich zu entspannen, durchzuatmen und zur inneren Ruhe zu finden. Man „brennt" für „seine" Sache, ist ununterbrochen auf Touren. Und dann kommt eines schönen Tages der Punkt, an dem man tatsächlich ausgebrannt ist, man kann nicht mehr, der Körper gibt jetzt ein lautes Zeichen, dass er völlig erschöpft ist.

Bei völliger Erschöpfung ist es wichtig, professionelle Hilfe in Anspruch zu nehmen!

Daneben kann und soll man natürlich selbst auch Gutes für sich selbst tun. Ruhe ist wichtig, aber ich denke, dass nur Ruhe allein zu wenig ist.

Malen beispielsweise kann helfen, die entstandene innere Leere abzufangen, aber auch andere ***kreative Beschäftigungen*** sind wichtig, z. B. hilft oftmals auch zu schreiben.

Unterstützen kann man sich selbst vor allem auch mit einer ***Duftlampenmischung***, die allerdings unbedingt zart dosiert werden sollte. Wunderbar funktioniert das mit einem Diffuser-Gerät. Düfte wirken auf unser vegetatives Nervensystem und können die Atmung verändern – sie vertiefen oder verlangsamen, sie können den Herzschlag regulieren, unser Verdauungssystem anregen oder irritieren ... das bedeutet, sie können uns auch helfen, im Fall von Burn-out wieder aus unserem Tief zu kommen.

Welche Duftmischungen dabei für Sie passend sind, ist am besten individuell auszuwählen. Ich möchte Ihnen hier allerdings allgemein gültige Mischungen vorstellen (jede der Mischungen reicht für mindestens 5 Anwendungen). Für alle gilt: Mischen Sie die ätherischen Öle in ein 5-ml-Fläschchen und geben Sie in Ihre Duftlampe, Ihren Diffuser nur jeweils maximal 3–4 Tropfen davon. Das ist ausreichend! Und lassen Sie das Gerät immer nur für etwa eine halbe Stunde an.

„INNERE RUHE"-DUFTMISCHUNG

- 5 Tropfen Lavendel fein (*Lavandula angustifolia*)
- 2 Tropfen Ylang-Ylang (*Cananga odorata*)
- 14 Tropfen Orange süß (*Citrus sinensis* syn.*aurantium* ssp. *dulcis*)
- 3 Tropfen Rose türkisch (*Rosa damascena*)

„ICH BIN AUSGEGLICHEN UND FÜHLE MICH GUT"-MISCHUNG

- 10 Tropfen Atlaszeder (*Cedrus atlantica*)
- 5 Tropfen Lavendel fein (*Lavandula angustifolia*)
- 4 Tropfen Rosenholz (*Aniba rosaeodora*)
- 5 Tropfen Mandarine rot (*Citrus reticulata*)
- 2 Tropfen Ylang-Ylang (*Cananga odorata*)

Und hier noch eine Mischung, die ich besonders gerne mag:

„KOMM MIT IN MEINEN ZITRONENGARTEN"

- 5 Tropfen Zitrone (*Citrus limon*)
- 3 Tropfen Grapefruit (*Citrus paradisi*)
- 4 Tropfen Bergamotte (*Citrus bergamiae*)
- 1 Tropfen Rose (*Rosa centifolia*) oder Jasmin (*Jasminum sambac*)
- 2 Tropfen Sandelholz (*Santalum album*)
- 5 Tropfen Benzoe (*Styrax tonkinensis*)

Weitere Mischungen finden Sie im Rezeptteil!
Eine gute Tasse Tee kann ebenfalls hilfreich sein. Im Rezeptteil finden Sie dafür so manche Anregung.

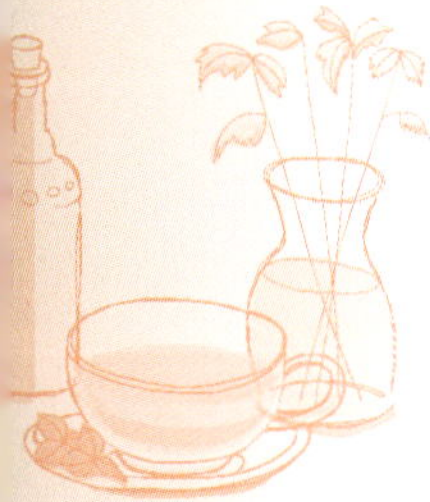

Und haben Sie es schon einmal mit den Glückskeksen nach Hildegard von Bingen versucht? Hier finden Sie das richtige Rezept dafür (ich habe es von meiner Freundin Heidi dankenswerterweise erhalten):

HILDEGARD-GLÜCKSKEKSE

- 750 g Dinkelfeinmehl
- 200 g Butter
- 2 Eier
- 150 g Honig
- 1 Prise Salz
- 20 g Muskatnusspulver
- 20 g Zimtpulver
- 5 g Nelkenpulver
- 100 g fein gehackte Mandeln
- einige Teelöffel Wasser

Die Zutaten zu einem Mürbeteig verarbeiten und eine halbe Stunde ruhen lassen. Dann werden aus dem Teig entweder kleine Kekse ausgestochen oder kleine, runde Plätzchen geformt (was Ihnen besser gefällt). Im vorgeheizten Backrohr werden sie bei ca. 180 °C (im Heißluftherd reichen meist 170 °C) zwischen 5 und 10 Minuten gebacken.

In einer Keksdose aus Blech halten sich die Kekse einige Wochen frisch.

Achtung bitte: Nehmen Sie bitte über den Tag verteilt maximal 6 dieser köstlichen Knabbereien zu sich. Aufgrund der darin enthaltenen Muskatnuss könnten Sie sonst Schaden erleiden (für Kinder sind maximal 3 Kekse pro Tag empfehlenswert).

Gewürznelke

Syzygium aromaticum

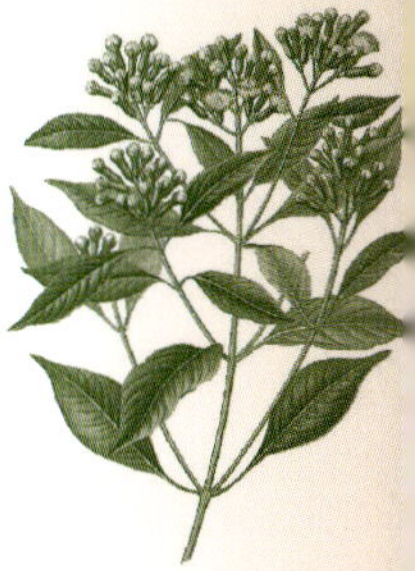

Bereits vor ca. 2500 Jahren – so hat man festgestellt – gab es Nelkenhandel in China. Man verwendete die Nelken zum Kochen, aber auch als Raumduft und als Räucherwerk gegen böse Geister. Sie wurden ebenso gegen lästige Insekten als auch gegen Mundgeruch eingesetzt.

Im frühen Mittelalter waren sie so kostbar wie Gold und Ursache von Gewürzkriegen. Die Ärzte jener Zeit steckten Nelken in den Mund, um gegen die Pest gefeit zu sein. Hildegard von Bingen empfiehlt Nelken bei Kopfbrummen und bei Wassersucht. Seit dem 13. Jahrhundert sind Gewürznelken auch als fester Bestandteil der Klosterheilkunde bekannt.

Der Gewürznelkenbaum gehört zur Gruppe der Myrtengewächse. Der immergrüne Baum wird bis zu 20 m hoch und ist ein sehr empfindliches Gewächs. Die Blütenknospen werden mit der Hand geerntet, bei der Ernte sind sie noch hellrot und geschlossen, pro Baum kann man mit einem Ertrag von ca. 40 kg Knospen rechnen, beim Trocknen verlieren sie ca. ¾ ihres Gewichts. Jeder kennt die kleinen getrockneten Blüten mit ihrem Aussehen wie kleine Nägel. Im Mittelalter taufte man das Gewürz „negellin". Daher kommt wohl auch der Name „Nelke". (Die Blumengattung – *Dianthus* – wiederum bekam ihren Namen von ihrem Duft, der dem der Gewürznelken sehr ähnlich ist …)

Ätherisches Gewürznelkenöl stimuliert das Gehirn und unterstützt das Konzentrationsvermögen. Vielfach wird es wegen seiner stärkenden Wirkung nach längerer geistiger Arbeit und bei nachlassender Denkfähigkeit geschätzt. Nelkenöl hilft auch bei „innerer Kälte" und vermittelt ein wohliges Gefühl und Gemütlichkeit. Das macht es auch sexuell anregend.

Bitte dosieren Sie dieses Öl äußerst sparsam!

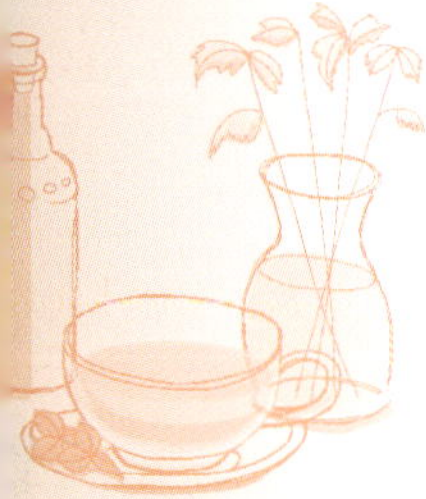

FUSSBAD GEGEN DEN BURN-OUT-BLUES

Fußbäder kann man bei vielen Beschwerden einsetzen, sie sind immer angenehm! Ein besonders angenehmes Fußbad machen Sie mit dieser Kräutermischung:

Rosmarin (getrocknet), ein kleines Stück Ingwerwurzel und Lavendelblüten (getrocknet) mischen und in ein kleines Säckchen füllen (ein altes Söckchen kann hier gute Dienste leisten). Das Säckchen wird in eine Fußbadewanne gelegt und mit heißem Wasser übergossen. Wenn das Wasser eine für Ihre Füße angenehme Temperatur hat (ca. 35 °C), baden Sie Ihre Füße für ca. 10 bis 15 Minuten darin.

Dann gut abtrocknen und mit diesem Fußpflegeöl einreiben:

FUSSPFLEGEÖL

› 30 ml Johanniskrautöl (*Hypericum perforatum*)
› 5 Tropfen Grapefruit (*Citrus paradisi*)
› 1 Tropfen Wacholder (*Juniperus communis*)
› 1 Tropfen Kardamom (*Elettaria cardamomum*)
› 1 Tropfen Narde (*Nardostachys jatamansi*)

Sparsam verwenden!

TEEMISCHUNG FÜR MEHR KONZENTRATION

Wollen Sie Ihre ***Konzentration steigern***, um aus Ihrem Tief heraus zu kommen, dann empfiehlt sich vor allem ***Grüner Tee***. Diesen kann man auch mit Kräutern aus dem eigenen Garten verfeinern. Dazu nehme ich ein paar Blättchen der Zitronenmelisse, etwas Rosmarin und Hagebutten. Alles zu gleichen Teilen gemischt, mit heißem Wasser übergossen, 10 Minuten ziehen lassen, abseihen und schluckweise genießen.

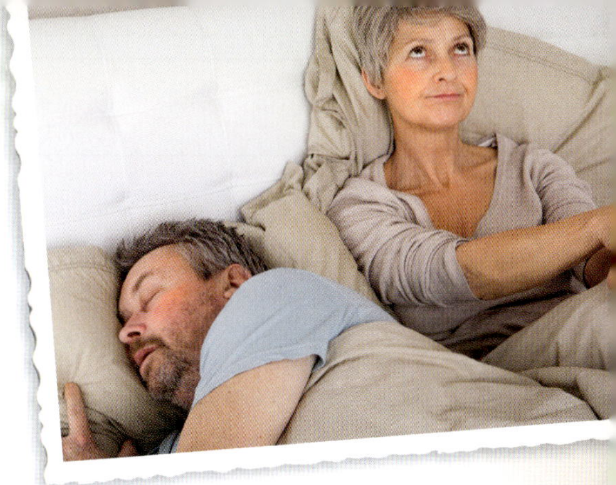

Schnarchen

Nicht nur Männer schnarchen, nein, auch Frauen tun es. Und nicht immer zum Vergnügen des Partners! Manchmal helfen nur Ohrstöpsel dagegen oder getrennte Schlafzimmer. Aber vorher sollte man vielleicht doch das eine oder andere Hausmittel dagegen versuchen ...

Schnarchen kann viele Hintergründe haben, ebenso wie die Lautstärke. Grundsätzlich entstehen die Geräusche des Schnarchens im Rachen.

Besitzt jemand beispielsweise eine Krümmung der Nasenscheidewand, Polypen, sind die Mandeln vergrößert oder hat man Schnupfen oder eine Nasennebenhöhlenentzündung, dann ist das Schnarchen meist vorprogrammiert.

Begünstigt wird Schnarchen vor allem auch durch die Rückenlage beim Schlafen, aber auch durch Alkohol, Nikotin, Bissfehlstellungen und Schleimhautschwellungen (beispielsweise bei einer Allergie).

Schnarchen kann aber auch als Krankheit auftreten, dann nennt man es ***„apnoisches Schnarchen"***. In diesem Fall wird der Rachenraum zeitweise komplett verschlossen. Dadurch entsteht eine Atempause. Die Sauerstoffzufuhr ist vermindert und dadurch kommt es im Gehirn zur Weckreaktion, die das Überleben der Atempause ermöglicht. Solch krankhaftes Schnarchen gehört in ärztliche Behandlung!

Ich möchte mich hier aber mit dem „einfachen Schnarchen" beschäftigen und was Sie selbst dagegen unternehmen können.

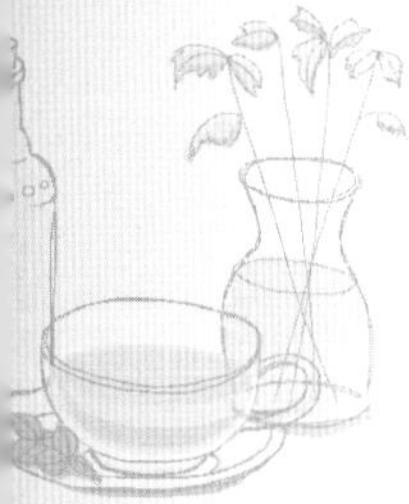

Wenn Sie bemerken, dass Sie nach Alkoholgenuss häufiger und vermehrter Schnarchen, als normal, so ist die Gegenmaßnahme recht einfach: vor dem Schlafengehen weniger Alkohol trinken! Ebenso kann zu schweres Essen am Abend das Schnarchen begünstigen.

Leider ist es in anderen Fällen nicht ganz so problemlos. Aber fast immer hilft es, auf einem kleinen Pölsterchen mit ***Zirbelkiefernholz-Hobelspänen*** zu schlafen. Keine Sorge, es drückt und piekst nicht! Die Zirbelkiefernflocken sind weich und dünn. Man füllt damit kleine Kissen, die man in den Überzug des normalen Polsters steckt.

Man kann es aber auch so machen, wie mein Mann das gerne hat: Er hat sich ein richtiges Schlafkissen mit Zirbelkiefernflocken gefüllt und schläft nur mehr darauf. Ausprobieren lohnt sich – wenn er nicht gerade auf dem Rücken liegt, schnarcht er nicht mehr.

Eine schleimlösende und beruhigende Duftlampenmischung – Sie können aus dieser Mischung natürlich auch einen Airspray herstellen – kann das leidige Schnarchproblem zwar nicht ganz beseitigen, aber vielleicht dennoch ein wenig helfen:

DUFTLAMPENMISCHUNG

› 3 Tropfen Zirbelkiefer (*Pinus cembra*)
› 4 Tropfen Blutorange (*Citrus sinensis Mori*)
› 1 Tropfen Eukalyptus globulus

in einem kleinen Fläschchen mischen und zwei Tropfen dieser Mischung in die Duftlampe oder in ein Gefäß mit Wasser auf die Heizung im Winter geben.

AIRSPRAY

Wenn Sie daraus einen Spray machen wollen, so funktioniert das recht einfach:

Sie benötigen dazu eine 100-ml-Sprayflasche, in die füllen Sie 10 ml Wodka oder Korn, dann kommen die ätherischen Öle hinein – Sie dürfen in diesem Fall die doppelte der angegebenen Menge nehmen – und danach wird mit destilliertem Wasser aufgefüllt. Zuschrauben, fertig!

Jemandem die Nase zuzuhalten, wenn er schnarcht, nützt leider gar nichts! Auch Anrempeln hilft nur vorübergehend: Nach wenigen Minuten geht das „Konzert" weiter ...

Zirbelkiefer

Pinus cembra

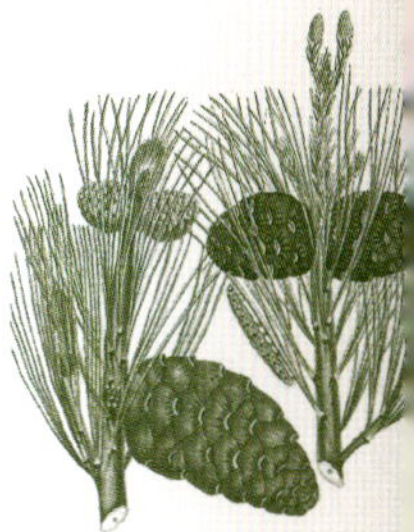

Die beruhigende und schlafunterstützende Wirkung der Zirbelkiefer ist bereits lang bekannt. Man hat festgestellt, dass beispielsweise das Schlafen in einem Zirbenholzbett oder auf einem Zirbenholzpolster die Herzfrequenz um etwa 3500 Schläge am Tag senken kann. Diese Senkung der Herzfrequenz führt zu einer besseren und schnelleren Erholung des Körpers, vor allem im Schlaf.

Die Zirbelkiefer wird im Volksmund oft auch *Arve* genannt. Sie wächst in den alpinen Regionen unserer Bergwelt in Österreich und auch in Südtirol, zwar langsam, aber unbeirrt. Zirben lassen sich auch durch Wetter und Sturm nicht beugen – sie wachsen aufrecht und selbstbewusst[12]! Dort oben, wo die Zirbelkiefern wachsen, das kann schon mal auf über 2000 m Seehöhe sein, werden alle Probleme so klein, wie die Autos und Häuser im Tal, auf das man von dort oben hinunterschaut – klein, wie Ameisen!

Und das macht der Duft der Zirbelkiefer auch dann, wenn wir ihn in unser Heim holen!

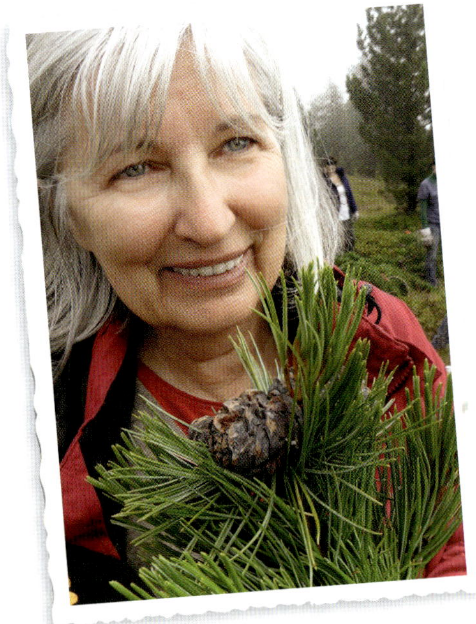

12 Siehe auch mein Buch „Pflanzen und Elemente", Freya-Verlag, 2013

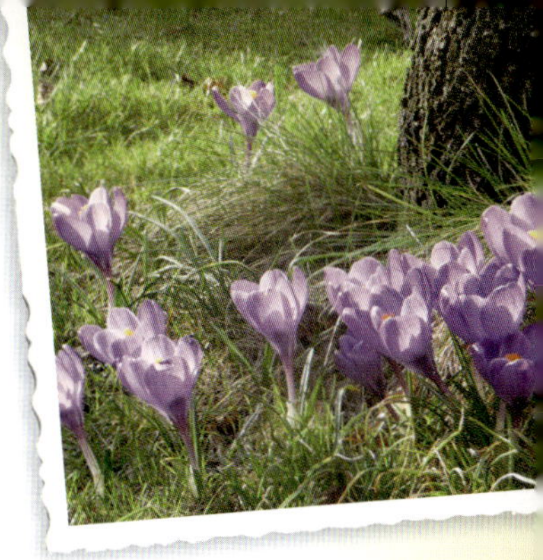

„Man kann die Erkenntnisse der Medizin auf eine knappe Formel bringen: Wasser, mäßig genossen, ist unschädlich."

Mark Twain

Frühling ist's – die Bäume schlagen aus!

Gerade im Frühling wird allerorts über das Mobilisieren der körpereigenen Kräfte gesprochen, Sport und Diäten sind in aller Munde.

Mühsam, wenn dann so gar nichts helfen will, die eigene „Schwerkraft" zu überwinden, den inneren Schweinehund zu überreden und doch etwas für sich selbst zu tun.

Hat man sich einmal überwunden, in die frische Luft hinaus zu gehen und dem Körper das – meist sehr ungewohnte – Training angedeihen zu lassen, so schwindet die Lust daran oftmals wieder ganz schnell, wenn sich der erste Muskelkater eingestellt hat.

Hier können gezielte ***Massagen*** helfen, vor allem jene mit Mischungen aus natürlichen ätherischen Ölen und nativen Pflanzenölen. Aber auch ***Bäder*** mit entsprechenden ätherischen Ölen können unterstützen. Beide Anwendungen können aber noch viel mehr: Sie können auch beim Entschlacken (und beim Abnehmen!) helfen ...

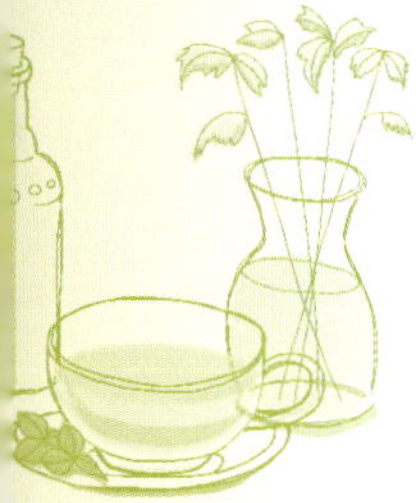

Entschlacken im Frühling heißt unser Stichwort.
„Beim Entschlacken muss ich ja unbedingt eine Diät halten." „Entschlacken und Entgiften sind sooo mühsam!" „Muss ich da auch Kalorien zählen?" Solche oder ähnliche Aussagen höre ich immer wieder, wenn ich über eine Entschlackungs-Kur im Frühling zu sprechen beginne ...

Ich kann Ihnen versichern, dass es nicht kompliziert ist. Sonst würde ich es selbst nicht tun, ich hab's mit den einfachen Anwendungen ...

Und die beginnen gleich einmal mit einem wunderbaren Kräuterteerezept (in Erinnerung an meine Großmutter, mit einer leichten Abwandlung ...):

Entschlackungstees

OMAS TEE

Apfelschalen, Holunderblätter und Malvenblüten werden zu gleichen Teilen gemischt.

1 gehäufter Teelöffel der Mischung wird mit 1 Tasse kochend heißem Wasser übergossen. Fünf bis zehn Minuten ziehen lassen, abseihen und mit einem Tropfen Honig süßen.

Holunderblätter wirken blutreinigend und entgiftend, die ***Malvenblüten*** regulieren schonend die Darmtätigkeit und die ***Apfelschalen*** sorgen ebenfalls für Entschlackung. Der Honig hat in dieser Mischung vor allem die Aufgabe, die Darmmuskulatur sanft anzuregen ...

Nach dem Rezept meiner Großmutter könnte man die Mischung noch mit jungen ***Brombeerblättern*** ergänzen.

Mein bevorzugter Frühlings-Entschlackungstee ist allerdings höchst einfach: Es handelt sich um

BRENNNESSELTEE

Brennnesseln gibt es das ganze Jahr und natürlich auch schon im zeitigen Frühling. Ich pflücke für meinen Tee immer die jungen Blättchen, die sind am wohlschmeckendsten.

Der Tee wirkt entwässernd und reinigend. Wenn Sie mögen, verwenden Sie auch die Wurzel zusätzlich, das muss aber nicht sein (Mit der Wurzel wird der Tee etwas „bitterer" im Geschmack).

LEBER-GALLE-WICKEL

Unterstützt wird unser Körper aber auch mit einem Leberwickel. Keine Angst, dieser Wickel ist äußerst angenehm und leicht anzuwenden!

Für Ihren Leber-Galle-Wickel stellen Sie folgende ***Ölmischung*** her:

- 10 ml Jojobaöl (*Simmondsia chinensis*)
- 1 Tropfen Immortelle (*Helichrysum italicum*)
  oder alternativ Kamille wild (*Ormensis mixta*)
- 2 Tropfen Rosmarin verbenon
  oder alternativ 2 Tropfen Karottensamenöl (*Daucus carota*)

WIE WIRD'S GEMACHT? HIER EINE VEREINFACHTE FORM:

Neben der oben genannten Ölmischung benötigen Sie noch ein Gästehandtuch (kleines Handtuch), etwa ½ Liter heißes Wasser, ein Badetuch, eine Wärmeflasche oder ein vorgewärmtes Kirschkernkissen.

Tragen Sie die Ölmischung auf dem Oberbauch auf, tränken Sie das Gästehandtuch im heißen Wasser (Vorsicht bitte: Verbrennungsgefahr!) und legen Sie es auf den Leber-Galle-Bereich. Mit dem trockenen Badetuch fixieren (am besten rundherum um den Bauch wickeln), die heiße Wärmeflasche

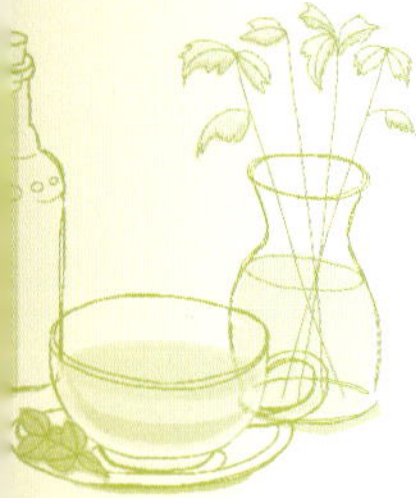

obendrauf legen und für etwa 20 Minuten entspannt ins warme Bett oder auf eine gemütliche Liege. Danach fühlen Sie sich einfach wohl! Probieren Sie's doch einmal aus!

Und wenn wir uns schon wohltun, dann könnten wir natürlich auch auf unsere Ernährung ein wenig achten und gerade jetzt im Frühling besonders viele frische Kräuter (wenn möglich aus dem eigenen Garten oder Balkon oder in freier Wildbahn gesammelt) zu uns nehmen.
Mit der ***Frühlingskräutersuppe*** tun Sie sich selbst Gutes und die ganze Familie hat ebenfalls etwas davon!

Alternativ wäre die sagenhafte ***Krautsuppe*** ebenfalls hilfreich und schmeckt köstlich!

Die Zutatenliste für beide Suppen finden Sie im ***Rezeptteil*** Seite 240!

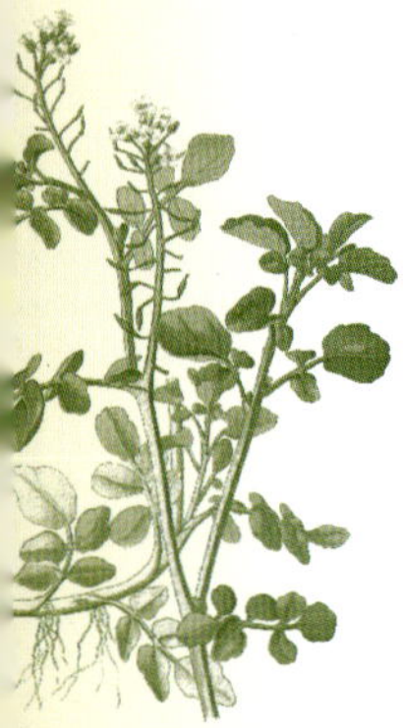

Brunnenkresse

Nasturtium officinalis

Auch die ***Brunnenkresse*** hat im Frühling eine Bedeutung für die Blutreinigung. Sie gehört zu den Kreuzblütlern und besitzt mit ihren Bitterstoffen und Senfölglykosiden auch eine sehr verdauungsfördernde Wirkung.

Die Brunnenkresse finden Sie in der freien Natur in sauberen, fließenden Gewässern (an Quellen und in kleinen Bächen). Achten Sie beim Pflücken darauf, dass dieses Bächlein nicht durch eine Kuh- oder Schafweide fließt, denn dann könnten die Pflänzchen vom gefährlichen Leberegel befallen sein.[13]

Brunnenkresse streut man beispielsweise auf einen Salat, man kann daraus auch eine Soße machen (passt gut zu rotem Fleisch oder zu Kräuterlaibchen).

13 „Die Kräuter in meinem Garten", Siegrid Hirsch & Felix Grünberger, Freya-Verlag

Birkenkur

Lieben Sie Birken? Ich mag sie sehr! Birken können uns gerade im Frühling vielfältig Unterstützung bieten, um unser Immunsystem zu stärken!

Birken erkennt man vor allem an ihrem charakteristischen Stamm, der mit weißer, papierartiger Rinde überzogen ist. Nicht ganz weiß – dort, wo die oberste Schicht der Rinde abgegangen ist, schaut die darunter liegende schwarze Schicht hervor.

Birken haben sehr biegsame Äste und ihre Blätter, diese zartgrünen gezähnten Schönheiten, bewegen sich in jedem noch so kleinen Lufthauch.

In Mitteleuropa finden sich vor allem die Hängebirke (*Betula pendula*) und die Moorbirke (*Betula pubescens*). Aber gleich, welche Sie für sich entdecken: Die Wirkung unserer Birkenkur ist in beiden Fällen gleichwertig.

BIRKENSAFT

Im zeitigen Frühling steigt der Saft der Birke im Stamm hoch, im Kambium, etwa 1–3 cm unter der Oberfläche. Man „erntet" Birkensaft von März bis April (witterungsabhängig) auf recht einfache Weise:

Mit einem Handbohrer wird vorsichtig ein kleines Loch in den Stamm gebohrt, nicht tief, maximal 2 cm! In dieses Loch steckt man einen dicken Strohhalm oder ein Glasröhrchen. Darunter hält man nun ein Gefäß, mit dem man die Flüssigkeit der Birke auffangen kann (findige Menschen basteln sich dafür eine Haltevorrichtung oder stellen eine Leiter mit Abstellfläche unter den Baum, um das Gefäß nicht selbst halten zu müssen).

Bitte zapfen Sie niemals mehr als max. 2 Liter von einem Baum, er würde sonst Schaden erleiden!

Nach dem Abzapfen müssen Sie das gebohrte Loch wieder gut verschließen. Das macht man mit Baumwachs, das man im Gartenfachhandel erhält.

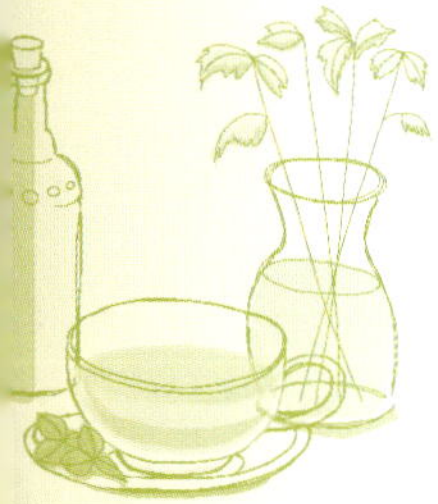

Birkensaft lässt sich gut eine Woche im Kühlschrank aufbewahren. Sie sollten für Ihre Birkenkur täglich 3 Gläschen trinken. Wenn es Ihnen besser schmeckt, dann können Sie den Saft auch mit ein paar Tropfen Zitronen- oder Orangensaft „verbessern“. Ich finde aber, er schmeckt köstlich süß!

Die Birke schenkt uns aber für unsere Frühjahrskur auch ihre jungen ***Blätter und Knospen***. Sie enthalten viele Bitterstoffe und Gerbstoffe, aber auch Mineralstoffe und Vitamin C – genaugenommen alles, was wir im Frühling benötigen, um uns so richtig für das kommende Jahr zu stärken!
Aus den Birkenblättern kann auch ein wunderbares ***Hydrolat*** (Pflanzenwasser) destilliert werden, das ich besonders gern zur Haarpflege verwende. Es eignet sich besonders gut, wenn Sie Schuppen haben oder bei Haarausfall. Ein Rezept für mein Lieblings-***Haarshampoo mit Birkenhydrolat*** finden Sie im Rezeptteil[14].

HEUSCHNUPFEN

Haaatschiiiii!!!! Und gleich nochmals! Die Pollen fliegen und viele Menschen beginnen aufs Heftigste zu niesen …

WARUM BEKOMMT MAN HEUSCHNUPFEN?

Das habe ich mich schon des Öfteren gefragt. Ich selbst bin davon verschont geblieben, aber einer meiner Söhne, den erwischt es jedes Jahr.
Die Nase ist rot und rinnt, die Augen tränen und die Bronchien verschleimen.

Heuschnupfen (*Saisonale allergische Rhinitis*) ist eine allergische Erkrankung, die auf einer Überempfindlichkeit gegenüber bestimmten Pollen beruht. Die Pollen „fliegen“ durch die Luft und in die Nasenlöcher … dort bewirken diese kleinen Partikelchen eine allergische Reaktion, also eine Überreaktion: Der Körper setzt Histamin und ähnliche Stoffe frei, die dann den Heuschnupfen hervorrufen.

14 Siehe auch mein Buch „Hydrolate – Sanfte Heilkräfte aus Pflanzenwasser“, Freya-Verlag 2012

Gerade im Frühling und im Frühsommer blühen besonders viele pollenreiche Pflanzen, wie beispielsweise Birke, Erle, Haselsträucher, aber beispielsweise auch Löwenzahn. Gleich danach kommen dann die Gräser ...

Und Heuschnupfen kann auch durch Hausstaubmilben ausgelöst werden – ganz lästig! Aber ich darf Sie beruhigen: Nicht jedes Niesen deutet gleich auf einen Heuschnupfen hin!

Mit einem Heuschnupfen gehen nicht nur Niesattacken einher (und eine verstopfte Nase), sondern meist auch ein lästiger Juckreiz, oftmals auch eine Bindehautentzündung und – wie bereits beschrieben – verschleimte Bronchien und damit Hustenreiz.

WAS KANN MAN DAGEGEN TUN?

Erst einmal wäre es sehr vernünftig herauszufinden, was diesen Heuschnupfen auslöst. Das kann ein guter Arzt anhand eines einfachen Hauttests feststellen.

Wenn Sie dann wissen, wogegen Sie mit dem Heuschnupfen rebellieren, dann können Sie Ihren Körper beispielsweise auch mit einem einfachen Raumspray bei Heuschnupfen unterstützen:

RAUMSPRAY BEI HEUSCHNUPFEN

- 100-ml-Sprühfläschchen
- 10 ml Alkohol (beispielsweise Korn oder Wodka)
- 5 Tropfen Atlaszeder (*Cedrus atlantica*)
- 11 Tropfen Myrte (*Myrtus communis*)
- 4 Tropfen Kanuka (*Kunzea ericoides*)

Zuerst die ätherischen Öle mit dem Alkohol in das Sprühfläschchen geben und dann mit 90 ml Melissenhydrolat auffüllen. Schütteln, verschließen und bei Bedarf rund um den Körper sprühen.

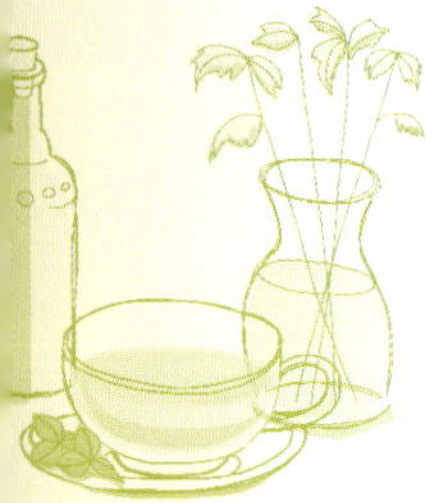

HEUSCHNUPFEN-INHALATION

Inhalieren kann auch gut helfen: Atmen Sie heißen Wasserdampf ein (eventuell gemischt mit 2 Tropfen Cajeput-Öl, die Sie zuvor in einem Kaffeelöffel Salz auflösen). Das lässt auch eine Heuschnupfen-verstopfte Nase wieder frei werden! Auch mit Fenchelöl oder dem ätherischen Öl der Dille im heißen Wasser kann inhaliert werden. Zehn Minuten reichen meist schon, um sich besser zu fühlen!

Meine Großmutter hat immer empfohlen, mit Salzwasser die Nase zu spülen. Früher war das immer ein wenig umständlich, wir mussten das Salzwasser "aufziehen". Man kann es natürlich auch mit einer Pipette in die Nase tropfen. Heute bekommen Sie Salzwassersprays in der Apotheke, das vereinfacht ein wenig. Jedenfalls fühlt man sich danach unbedingt besser!

Und wenn Ihre Augen ebenfalls betroffen sind, dann hilft eine ***Waschung mit Rosenhydrolat*** immer! (Achten Sie bitte auf die Qualität: Es darf weder Alkohol noch ein Konservierungsmittel im Rosenhydrolat enthalten sein, sonst brennen die Augen noch mehr!)

KOMPRESSE MIT AUGENTROST

Eine Kompresse mit Augentrost hilft auch sehr gut, machen Sie damit einen Teeaufguss:

1 Teelöffel Kraut pro ½ Liter Wasser, max. 10 Minuten ziehen lassen und dann durch ein feines Filter abseihen (beispielsweise mit einem Papierteefilter). Es dürfen keine Schwebstoffe mehr im Aufguss sein! Danach tränkt man einen Wattebausch mit dem Tee und legt ihn auf die gequälten Augen – eine Wohltat! Wer mag, kann das auch mit einer Augenbadewanne (bekommt man in der Apotheke) machen – ich bin dazu ein wenig zu ungeschickt:

Ich "bade" gleich mein ganzes Gesicht mit dem wunderbaren Aufguss ...

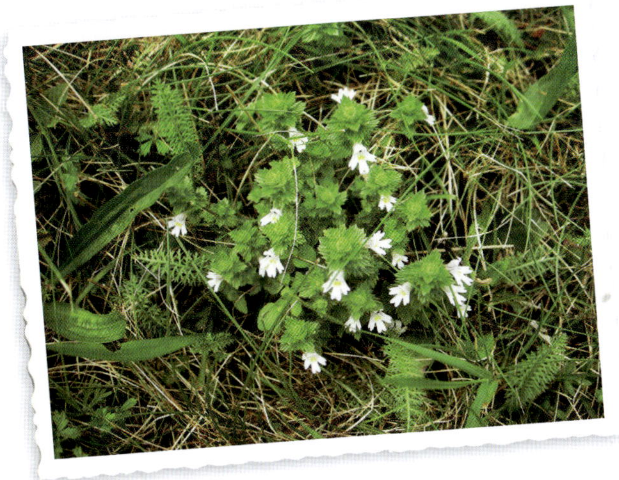

Augentrost

Euphrasia rostkoviana

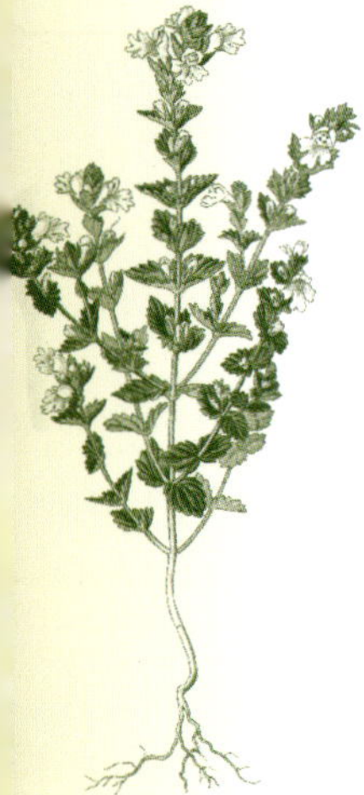

Der Augentrost gehört zur Pflanzenfamilie der Braunwurzgewächse und ist ein Halbschmarotzer. In Frankreich nennt man ihn auch ***„Casse-lunette"***, das heißt so viel wie „Brillenzerstörer".

Augentrost finden wir auf eher mageren Wiesen, aber auch auf Moorwiesen wächst das kleine Pflänzchen gerne. Im Buch „Gart der Gesundheit" aus dem Jahr 1485 wird er erstmals als Pflanze gegen Augenleiden angeführt. Am besten wird er im Juli gesammelt, da enthält er die stärksten Inhaltsstoffe.

Bei uns blüht Augentrost von Juli bis Oktober und schon im Rezeptheft meiner Urgroßmutter wird ein ***Augentrost-Tee*** für Augenkompressen empfohlen. Seine Wirkstoffe, vor allem auch Gerbstoffe und Iridoidglykoside wie das Aucubin, aber auch Flavonoide und Cumarine sind wohltuend bei Bindehautentzündung, Gerstenkorn etc.

Bei Migräne und Schlaflosigkeit kann Augentrost ebenso helfen.

AUGENTROST-KALTANSATZ

Bei Bindehautentzündung sollte man – lt. Urgroßmutter Karoline – als zweite Möglichkeit vom Augentrost auch einen Kaltansatz machen:

2 Teelöffel getrocknetes Kraut gibt man zusammen mit einer Tasse Wasser in ein Reinderl, kocht nach einer halben Stunde kurz auf, lässt die Kräuter 10 Minuten ziehen. Dann wird abgeseiht und der Absud für die Kompresse verwendet.

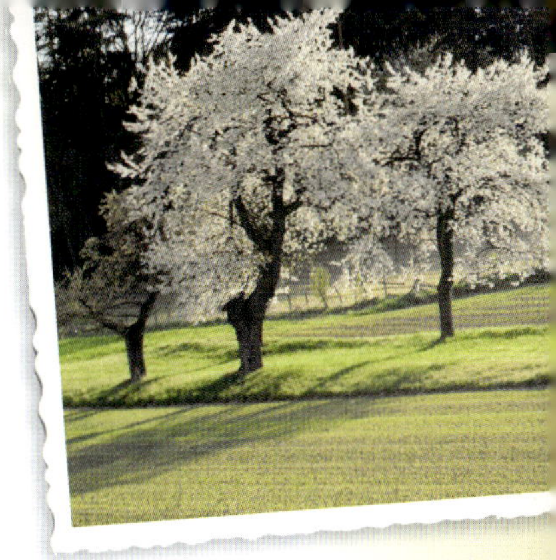

„Ein Glück ist's, dass jedem nur sein eigener Zustand zu behagen braucht!"

Johann Wolfgang von Goethe

Frühjahrsmüde? Oh ja!

Draußen ist es wunderschön: Sonnenschein, Vogelgezwitscher, alles beginnt zu blühen – aber dennoch: Ich sitze mit müdem Körperchen im Haus, mag nicht hinausgehen und würde viel, viel lieber schlafen ...

Was ist bloß los mit mir? Ich werde doch hoffentlich nicht krank?

Nein, nein, keine Sorge! Mein Organismus ist sozusagen noch auf Winterschlaf eingestellt, also wecken wir ihn auf! Genaugenommen benötige ich lediglich ein wenig Bewegung an der frischen Luft! Also raus in den Garten (oder in den Park, wenn Sie in der Stadt leben) und eine Runde um die Hecken drehen! Benutzen Sie Ihre freien Tage zu Kurzausflügen in die Natur. Sauerstoff ist gefragt und vor allem milde Sonnenstrahlen, die unsere Haut umschmeicheln – das tut gut!

Was kann man zusätzlich tun, um den Körper zu aktivieren?

Der Körper benötigt jetzt viele Vitamine, um frühlingsfit zu werden: Eines davon ist Vitamin E. Und das finden wir vor allem in Nüssen, Eiern und Vollkornprodukten. Es bringt den Stoffwechsel so richtig in Schwung!

Auch Wasser zu trinken, bringt den Kreislauf auf Touren! Beginnen Sie Ihren Tag nicht mit der üblichen Tasse Kaffee, sondern mit einem Glas klaren Wassers. Ich hab es einige Zeit lang versucht, das Wasser mit einem Kaffeelöffel Apfelessig gemischt zu trinken. Das macht munter und entschlackt den Körper!

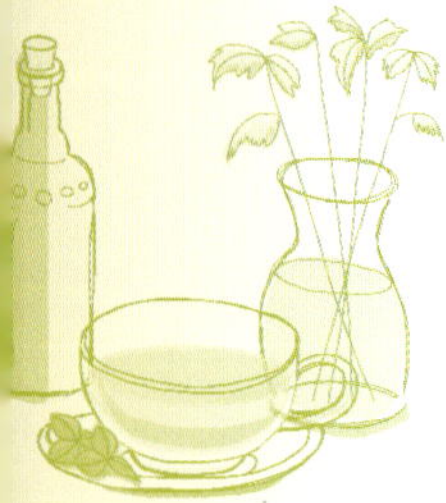

Wenn Sie vor allem morgens nicht in die Gänge kommen, dann empfiehlt sich mein

RIECHFLÄSCHCHEN

Sie benötigen dazu ein 5-ml-Fläschchen, eventuell einen kleinen Roll-on. Füllen Sie 5 ml Jojobaöl hinein und geben Sie 3–4 Tropfen ätherisches Rosmarinöl dazu (Rosmarin 1,8-Cineol oder Rosmarin verbenon).

Aufs Nachtkästchen stellen und gleich nach dem Aufwachen 1 Tropfen auf den Handflächen verteilen, verreiben und die Hände vor die Nase halten: tief einatmen! Guten Morgen!

Weitere ***duftende Mischungen***, auch gegen Frühjahrsmüdigkeit, für die Duftlampe (pur verwenden, jeweils max. 3–4 Tropfen einer Mischung!) oder für einen Roll-on (dann bitte wie oben mit Jojobaöl mischen) finden Sie im Rezeptteil, Seite 228.

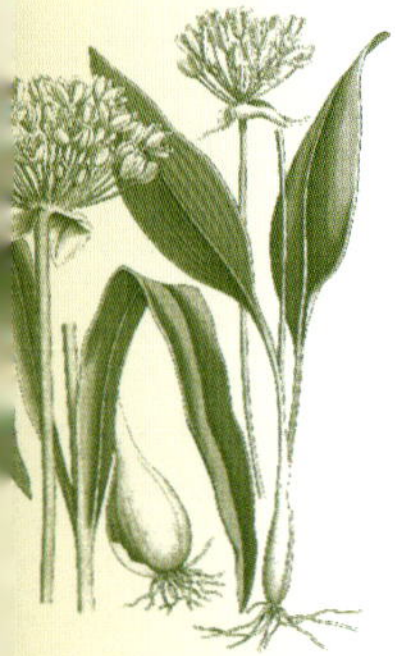

Bärlauch

Allium ursinum

Damals, als wir noch Kinder waren, meine Schwestern und ich, da hatte der Frühling noch einen zusätzlichen Reiz für uns: Wir durften die kratzigen Wollstrümpfe, die uns den ganzen Winter hindurch begleitet hatten, endlich gegen Kniestrümpfe eintauschen! Da mochte der Wind noch so kühl durch die Gassen fegen: Es war endlich Frühling!

Und diese so erfreuliche, lichte, luftige Zeit begann meist mit einem „Kinder, der Bärlauch sprießt! Hinaus mit euch in den Wienerwald zum Pflücken!" Das wurde dann ähnlich wie eine Expedition: Wir fuhren mit der Straßenbahn hinaus nach Rodaun und wanderten über die Perchtoldsdorfer Heide in den Wienerwald. Mutter, Vater, Tante, Onkel und die Kinderschar – alle ausgerüstet mit Rucksäcken – es waren aber nicht nur wir, sondern regelrechte Heerscharen, die da in den Wald unterwegs waren.

Aber da wuchs nicht nur der Bärlauch! Neben den letzten Schneeglöckchen, Leberblümchen und Buschwindröschen blühten am Waldrand auch noch Adonisröschen. Wir aber waren auf den Bärlauch aus!

Der Bärlauch (*Allium ursinum*) ist ein „wilder" Verwandter des Knoblauchs. Wir haben schon als Kinder erlernt, ihn nicht mit anderen Pflanzen wie beispielsweise den Blättern der Herbstzeitlose oder jenen des Maiglöckchens zu verwechseln. Er bevorzugt schattige, humusreiche Laubwälder, wächst also gerne auch in Auen oder an Bächen, begleitet von Buschwindröschen, Leberblümchen, Lerchensporn und ähnlichen Pflanzen.

Pflücken sollte man ihn bevor er blüht, dann ist das Aroma wunderbar „knofelig".

Auch die Blüten und die Zwiebeln des Bärlauchs haben allerdings ihre Liebhaber. Wir sollten aber die Blätter mitbringen von unserer Frühlingswanderung und das taten wir gerne, denn daraus wurden köstliche Speisen zubereitet!

Auch Bärlauch mit seinem intensiven typischen Knoblauchduft kann also dabei helfen, Ihre Frühjahrsmüdigkeit zu vertreiben! Selbst pflücken sollten Sie ihn allerdings nur dann, wenn Sie die Pflanze sehr gut kennen!

Es gibt nichts Feineres als ein ***Bärlauchpesto*** (siehe Rezeptteil, Seite 236) oder Großmutters ***Bärlauchsüppchen*** (ebenfalls im Rezeptteil, Seite 236), glauben Sie mir! Bärlauch bekommen Sie übrigens auch auf dem Wochenmarkt und beim Gemüsehändler.

Nicht unbedingt gegen Frühjahrsmüdigkeit, aber dennoch für die Gesundheit sollte man das ***Veilchen*** (*Viola odorata*) nicht vergessen. Leider gibt es bei uns immer weniger Duftveilchen zu finden. Das ätherische Öl des Veilchens riecht aber gar nicht so, wie man es erwarten würde – es duftet zwar herrlich grün und waldig, aber nicht nach Veilchen!

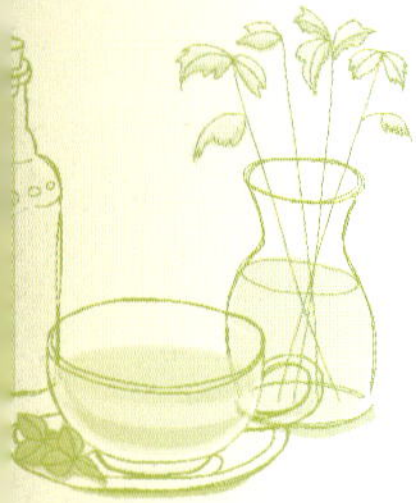

Aber trotzdem hilft es im Frühling: Es wirkt ausgleichend und stimmungserhellend, senkt ein wenig den Blutdruck und beruhigt die Nerven!

„FRÜHLINGSLÜFTERL“-DUFTMISCHUNG

- 4 Tropfen Veilchen-Absolue (*Viola odorata*)
- 4 Tropfen Bergamotte (*Citrus bergamiae*)
- 2 Tropfen Rosenholz (*Aniba rosaeodora*)
- 3 Tropfen Ginster Absolue (*Spartium junceum*)

Davon geben Sie zwei bis drei Tropfen in Ihre Duftlampe. Wenn Ihnen der Duft gut gefällt, können Sie daraus auch mit 5 ml Jojobaöl ein Ölparfum mischen und in einen Roll-on füllen.

„Die Reise von 1000 Meilen
beginnt dort,
wo deine Füße stehen!“

Tao Te King

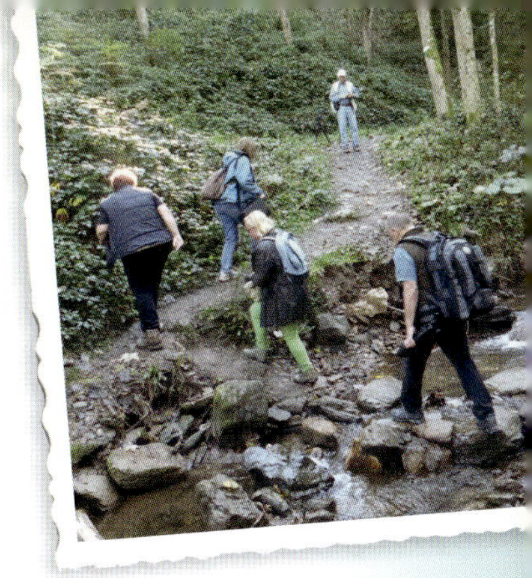

Fußprobleme, Venen

Unsere Füße tragen uns durchs Leben und wir schenken ihnen meist viel zu wenig Beachtung! Haben Sie gewusst, dass allein in einem unserer Füße 114 Bänder und 20 Muskeln mit starken Sehnen für unsere Beweglichkeit und für unseren guten, festen Stand sorgen? (Die Bänder verbinden Knochen mit Knochen und überziehen die Gelenke, damit diese ihre Stabilität erhalten. Sie Sehnen wiederum dienen zur Übertragung der Muskelkraft auf das Skelett. Sie verbinden Muskeln und Knochen miteinander.)

Die Fußmuskulatur ermöglicht es, dass sich die Füße beim Gehen und Laufen jeder Unebenheit anpassen können. Nur so nebenbei: Wir legen im Laufe unseres Lebens zu Fuß eine Entfernung zurück, die uns etwa 3 Mal um die Erde führen würde!

Nur etwa zwei Prozent aller Fußschäden sind angeboren, das heißt 98 Prozent aller Kinder haben bei ihrer Geburt gesunde Füße. Aber nur noch 40 Prozent haben gesunde Füße, wenn sie erwachsen sind. Und dafür sind in erster Linie äußere Einflüsse verantwortlich.

Obwohl unsere Füße also tagtäglich stark strapaziert werden, werden sie nicht von jedem und regelmäßig in die tägliche Körperpflege einbezogen. An den Fußsohlen haben wir – neben den Innenhandflächen – die meisten Schweißdrüsen pro cm^2! Dadurch kommt es besonders im Bereich des in den Schuh wohlverpackten Fußes zu einem feuchtwarmen Klima mit Folgeerscheinungen ...

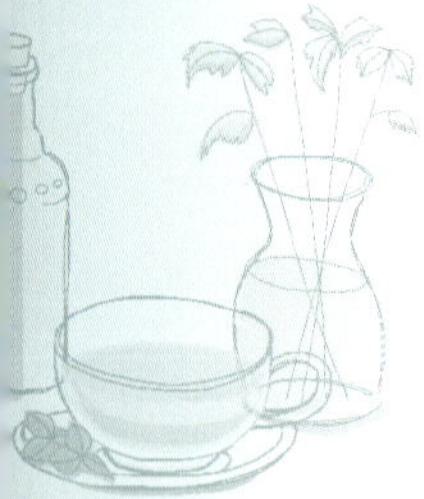

Meine Großmutter nahm regelmäßig Fußbäder mit Latschenkieferextrakt.

Ich mag Latschenkiefer nicht so gerne und habe mir daher einen Badezusatz für mein Fußbad selbst kreiert:

FUSSBADESALZ

Füllen Sie in ein Schraubverschlussglas (250 g Füllmenge)

- › 10 Tropfen Lavendel fein (*Lavandula angustifolia*)
- › 20 Tropfen Grapefruit (*Citrus paradisi*)
- › 10 Tropfen Palmarosa (*Cymbopogon martinii*).

Verschließen und die ätherischen Öle im Glas schwenken.

Danach füllen Sie das Glas mit Meersalz auf und schwenken es täglich immer wieder.

Nach zwei bis drei Tagen hat das Salz den Duft aufgenommen und ist gebrauchsfertig.

Für ein Fußbad benötigen Sie etwa 1–2 Esslöffel des duftenden Fußbadesalzes. Achten Sie bei Ihrem Fußbad bitte auf die Temperatur. Sollten Sie unter Diabetes leiden, dann messen Sie die Wassertemperatur bitte mit einem Thermometer, um Verbrennungen sicher auszuschließen.

Wer unter feuchten Füßen leidet, könnte auch ein ***Fußbad mit Eichenrinde*** oder ***Hamamelis*** machen. Die in diesen Extrakten vorhandenen Gerbstoffe verringern die Schweißabsonderung an den Füßen. Sie bekommen diese Produkte im guten Fachhandel.

Bitte achten Sie darauf, wenn Sie eine akute Venenerkrankung haben, dass ein warmes oder auch ein ansteigendes Fußbad nicht angewendet werden darf, um die Gefahr einer Embolie zu vermeiden!

Die Füße werden bei Hitze oft sehr stark gefordert. In den Schwimmbädern lauern Pilzsporen auf die Zehenzwischenräume, aber auch dafür gibt es – zumindest vorbeugend – ein Pflegeöl:

FUSSPILZPROPHYLAXE

30 ml Jojobaöl (*Simmondsia chinensis*)
5 Tropfen Bohnenkraut (*Satureja hortensis*)
2 Tropfen Thymian thymol
4 Tropfen Palmarosa (*Cymbopogon martinii*)
1 Tropfen Lavendel fein (*Lavandula angustifolia*)

Achten Sie – vor dem Eincremen mit dieser Ölmischung – bitte darauf, dass die Zehenzwischenräume gut getrocknet sind!

KÜHLENDES FUSSBAD

Erfrischend, kühlend und entwässernd wirkt dieses Fußbad bei geschwollenen und strapazierten Füßen:

8 Tropfen Grapefruitöl werden mit 1 Esslöffel Apfelessig vermischt und in die Fußbadewanne emulgiert (Die Wassertemperatur sollte etwa 28 °C betragen). Baden Sie Ihre Füße darin, solange Sie es als angenehm empfinden. Anschließend die Beine für einige Minuten hochlegen.

BEI ANGESCHWOLLENEN BEINEN

Wenn Ihre Beine durch langes Stehen, lange Flüge oder lange Auto- oder Busfahrten angeschwollen sind, dann hilft ein kühlendes Fußbad, siehe oben, und im Anschluss daran eine sanfte Massage mit diesem Massageöl:

- 3 Tropfen Wacholderbeere (*Juniperus communis*)
- 2 Tropfen Lavendel fein (*Lavandula angustifolia*)
- 1 Tropfen Rosmarin verbenon
- 15 ml Macadamianussöl (*Macadamia integrifolia*)

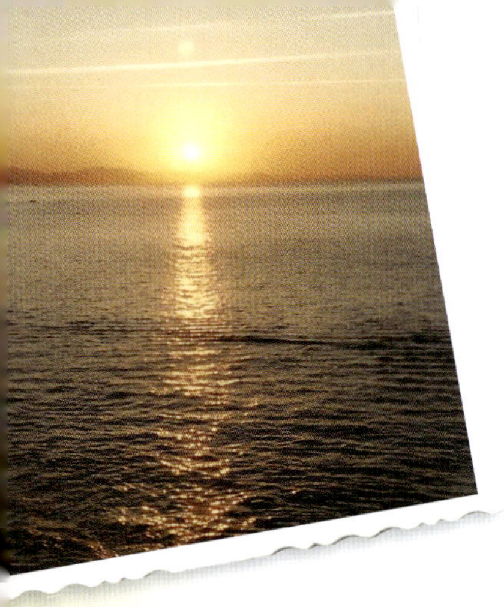

„Sommer ist die Zeit,
in der es zu heiß ist,
um das zu tun, wozu es
im Winter zu kalt war.“

Mark Twain

Typische Sommerbeschwernisse

Im Sommer hatten wir es immer lustig: Wir durften für einige Wochen auf dem Bauernhof eines Onkels wohnen. Wir halfen bei der Heuernte – damals wurden noch die großen Heuschober aufgestellt, in denen man sich so herrlich verbotenerweise verstecken konnte. Und wir gingen auf den Erdäpfelacker, um die Kartoffelkäfer einzusammeln – für jede Milchkanne voll Käfer bekam man ein Kracherl.

Wir streiften durch den Wald, um Pockerln als Unterzündholz einzusammeln, auf dem Rücken einen Buckelkorb ... Schwammerln zu jagen, war ein Highlight nach dem warmen Sommerregen. Mit Begeisterung sammelten wir Walderdbeeren und Himbeeren für den Nachtisch ... Trieben die Kühe durch den Wald auf ihre Weide ... Ja, als Kinder – und auch noch als Teenager – hatten wir immer sehr erlebnisreiche Sommertage!

Je älter man wird, desto mehr Gedanken macht man sich: Kommt der Sommer mit viel Regen einher, dann ist die Folge eine Mückenplage. Ist es zu heiß, dann passt es auch wieder nicht und wir schwitzen, was das Zeug hält. Und irgendwie sind die Sommertage auch nicht mehr das, was sie einmal waren! Nun ja: Es gibt also immer irgendetwas, das nicht passt. Da ist es oftmals gut, sich rasch selbst helfen zu können.

Schwitzen und Deos

Die meisten auf dem Markt erhältlichen Deos werden als nicht gerade besonders gesund angesehen, da sie oftmals Aluminium enthalten. Und dieses Element wird seit einiger Zeit als gesundheitsschädlich angesehen.

Wir können unsere Deosprays und Deo-Roll-ons ganz leicht selbst herstellen. Entsprechende Rezepturen finden Sie im Anhang.

Das einfachste Deospray ist wohl ***Salbei-Hydrolat***. Das erhalten Sie im guten Fachhandel (oder Sie haben eine kleine Heimdestille und können es so selbst herstellen). Füllen Sie es in eine Sprühflasche – fertig! Alternativ dazu eignen sich beispielsweise auch ***Rosmarin-Hydrolat*** oder ***Pfefferminz-Hydrolat***.

Wichtig ist es in jedem Fall, genügend Flüssigkeit zu sich zu nehmen. Und die sollte nicht eiskalt sein, sondern leicht temperiert. Am besten sind leicht gekühlte Kräutertees, aber natürlich tut es auch eine einfache Zitronenlimonade. Köstliche und erfrischende Teerezepte für den Sommer finden Sie übrigens im Rezeptteil!

DEO-CREME

› 1 Teelöffel Natron
› 3 Teelöffel Sheabutter
› 1 Teelöffel Zinkoxid
› 2 Tropfen Salbei (*Salvia officinalis*)
› 5 Tropfen Bergamotte (*Citrus bergamiae*)

gut vermischen (kann man mit der Hand kneten, geht ganz einfach) und in eine Dose füllen.

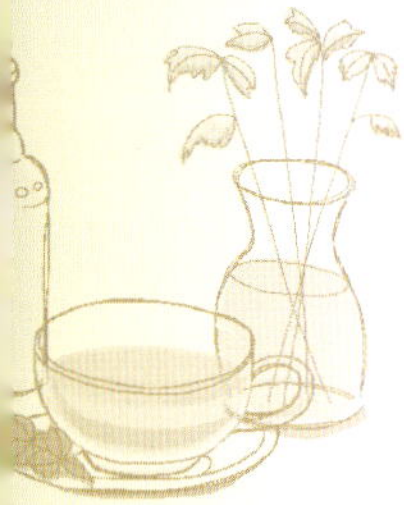

Lästiges Getier

Insekten sind lästig, ohne Zweifel! Und viele von ihnen stechen auch noch: Bienen, Wespen, Hummeln (ja, auch die dicken gemütlichen Hummeln!), Mücken, auch Ameisen können beißen, ebenso wie neuerdings einige besonders unangenehme Spinnen ...

Die Folge dieser Insektenstiche und -bisse sind anschwellende Gliedmaßen oder dicke Beulen, aber auch juckende, schmerzende „Dippel". Man könnte kratzen, kratzen, kratzen – aber das nützt leider auch nichts!

Spitzwegerichblätter (*Plantago lanceolata*) sind oftmals meine Nothelfer gewesen: Man pflückt eins davon, zerquetscht es ein wenig und drückt austretenden Saft auf die Einstichstelle. Der Schmerz lässt nach und mit ein wenig Glück entsteht auch keine Beule.

Natürlich hilft auch ***Lavendelöl***! (Manchmal stelle ich mir die Frage, wo es nicht hilft!)

Aber nach dem Bienen- oder Wespenstich, da kommt es beinahe immer zu einer sehr schmerzhaften Schwellung rund um den Einstich. Bienen hinterlassen übrigens auch ihren Stachel, der unbedingt vorsichtig entfernt werden sollte.

Ein ***kühler Topfenwickel*** hilft hier ungemein: Streichen Sie auf die betroffene Stelle Topfen (möglichst aus dem Kühlschrank!) etwa fingerdick auf. Meine Großmutter gab dann noch ein feuchtes, kaltes Geschirrtuch darauf, um den Topfen länger feucht zu halten. Wenn der Topfen trocken ist, wird er abgewaschen.

Zur Beruhigung danach eignet sich folgende

ÖLMISCHUNG

- 10 ml Ringelblumenöl (*Calendula off.*)
- 2 Tropfen Lavendel fein (*Lavandula angustifolia*)
- 3 Tropfen Cajeput (*Melaleuca cajeputi*)
- 5 Tropfen Grapefruit (*Citrus paradisi*)

Diese Mischung – in einen Roll-on gefüllt – kann man leicht auch in der Tasche bei sich tragen und hilft auch gegen andere kleine Schmerzen.

DUFTLAMPENMISCHUNG GEGEN GELSEN

Man kann nur hoffen, dass es nicht immer gleich zu Gelseninvasionen kommt! So mancher Sommerabend wird durch Mückenschwärme gestört: Kaum sitzt man auf der Terrasse, vor sich ein Glas Wein, schon sind sie da!

Stechmücken mögen gewisse Duftnoten glücklicherweise gar nicht. Dazu gehört der Duft der Rosengeranie. Ich mag den Duft des ätherischen Öls der Rosengeranie auch nur bedingt, also haben wir für unsere Terrasse Rosengeranien-Pflanzen in Kübeln aufgestellt. Das ist schon ziemlich hilfreich, denn ist so ein Mückenschwarm im Anflug, streicht man einfach über die Blätter der Pflanzen ein paar Mal darüber und der Duft verbreitet sich, die Mücken schwirren wieder ab.

Die meisten Kerzen gegen Mücken stinken in meiner Nase. Was also tun? Selbst eine Mischung zusammensuchen, die uns einen mückenfreien Abend verspricht.

Hier also meine Duftlampenmischung:

- 2 Tropfen Rosengeranie (*Pelargonium graveolens*)
- 3 Tropfen Virginia-Zeder (*Juniperus virginiana*)
- 4 Tropfen Zypresse (*Cupressus sempervirens*)
- 5 Tropfen Bergamotte (*Citrus bergamiae*)

Ausnahmsweise dürfen Sie – wenn Sie den Abend im Freien genießen wollen – von dieser Mischung 6–7 Tropfen in Ihre Duftlampe geben. Stellen Sie die Lampe aber bitte nicht direkt vor die Nasen Ihrer Gäste – das wär denn doch zu viel!

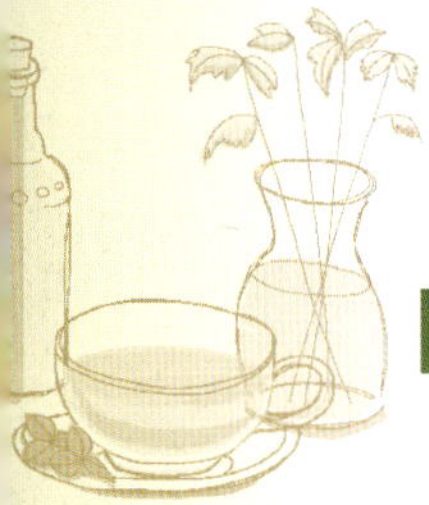

SONNENBRAND

Die Sonne kann manchmal ganz schön stark vom Himmel brennen und wenn wir da nicht vorsichtig sind, kommt es leicht zu einem Sonnenbrand.

Als rasche Hilfe bei Sonnenbrand sollte in Ihrer Badetasche niemals dieser Roll-on fehlen:

SONNENBRAND-ROLL-ON

50 ml Mandelöl süß (*Prunus dulcis*)
40 Tropfen Lavendel fein (*Lavandula angustifolia*)

Beim ersten Anzeichen aufgetragen, hilft die Mischung, dass der Sonnenbrand erst gar nicht wirklich schlimm werden kann.

Ist es dennoch dazu gekommen, so war der Tipp meiner Mutter, einfaches ***Joghurt*** darauf zu geben, sehr hilfreich. Der Joghurt kühlt und lindert den Spannungsschmerz. Achten Sie allerdings darauf, dass Sie den Joghurt abwaschen, sobald er zu trocknen beginnt.

Und versuchen Sie, nicht schon am nächsten Tag wieder ein Sonnenbad zu nehmen!

Meine selbstgemachte ***Lieblings-Sommerpflegecreme*** und mein Lieblings-After-Sun-Produkt finden Sie im Rezeptteil. Letzteres wirkt kühlend und hautpflegend.

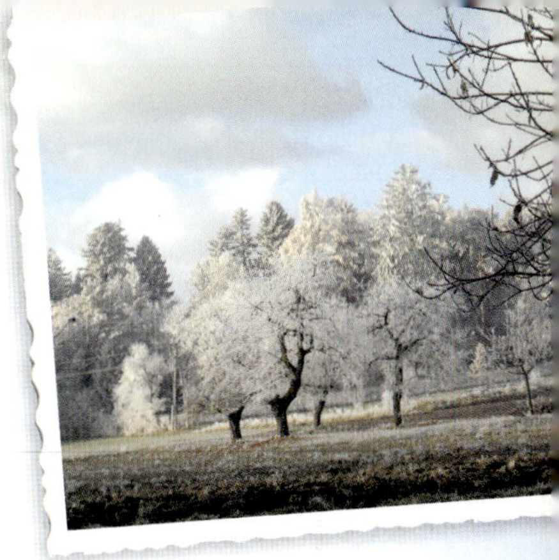

„Der Herbst ist immer unsre beste Zeit.“

Johann Wolfgang v. Goethe

Herbst- und Winterbeschwernisse

Noch schnell Gesundheit tanken und das Immunsystem stärken!

Was für ein schreckliches Wetter! Einmal ist es warm, wie im Hochsommer, dann wieder am nächsten Tag das Gefühl, der Winter steht unbarmherzig vor der Tür.

Eine Erkältung ist da nahezu unausweichlich.

Zum Glück nur nahezu. Denn wir haben eine ganze Reihe von Möglichkeiten, mit denen wir das Schlimmste vermeiden können. Das Wichtigste dabei: Das Immunsystem gehört gestärkt. Natürlich – höre ich Sie jetzt schon sagen – das ist schon richtig. Aber ich hab ja dafür gar nicht wirklich Zeit. Muss ich da nicht kneippen (das wär ja schon sehr gut) oder Ausdauersport betreiben (wär auch nicht schlecht)? Dafür fehlt mir die Zeit.

Na gut, dann muss es eben auch anders gehen:

Sie duschen gerne morgens? Dann ist folgende Mischung für Sie ideal, um das Immunsystem auf Vordermann zu bringen.

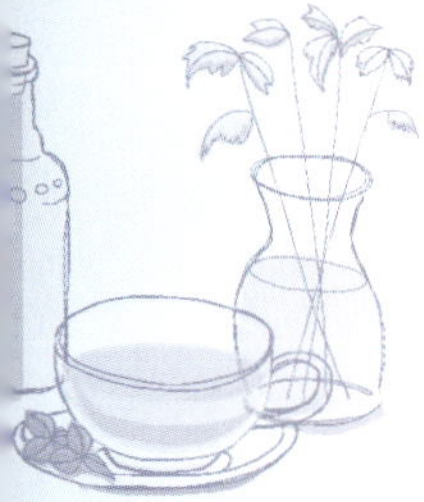

MORGENDUSCHE

- 100 ml neutrales Duschgel
- 5 Tropfen Lavendel fein (*Lavandula angustifolia*)
- 10 Tropfen Zitrone (*Citrus lemon*)

ERKÄLTUNGSBAD (MORGENS)

- 5 Tropfen Speiklavendel (*Lavandula latifolia, Lavandula spica*)
- 2 Tropfen Rosmarin verbenon
- 3 Tropfen Myrte (*Myrtus communis*)

werden mit 1 Esslöffel Kaffeesahne vermischt und ins 38 °C warme Badewasser emulgiert. Alternativ können Sie diese Mischung aus ätherischen Ölen auch in Ihr Duschgel einrühren. Bitte verwenden Sie diese Ölmischung für Ihr Bad nur morgens oder vormittags, Sie werden davon munter!

Danach empfiehlt sich eine pflegende Einreibung. Hier zwei Rezepte, speziell für die Stärkung und vorbeugend gegen Erkältungen:

EINREIBUNG

- 10 ml Mandelöl (*Prunus dulcis*)
- 1 Tropfen Ingwer (*Zingiber officinalis*)
- 2 Tropfen Bergamotte (*Citrus bergamiae*)

EINREIBUNG NR. 2

- 25 ml Macadamianussöl (*Macadamia integrifolia*)
- 25 ml Hanföl (*Cannabis sativa*)
- 4 Tropfen Manuka (*Melaleuca leptospermum*)
- 4 Tropfen Kanuka (*Kunzea ericoides*)
- 6 Tropfen Zitrone (*Citrus lemon*)

in einer dunklen Flasche mischen und täglich den ganzen Körper damit einreiben.

Sie duschen oder baden lieber abends? Auch da gibt es wunderbare Rezepturen! Sie alle wirken auch dann, wenn die Erkältung bereits da ist:

ERKÄLTUNGSBAD FÜR ABENDS

Auch diese Ölmischung eignet sich bei Erkältungen – entweder Sie geben die ätherischen Öle ins abendliche Bad (sehr entspannend) oder in Ihr Duschgel:

- › 5 Tropfen Weißtanne (*Abies alba*)
- › 3 Tropfen Myrte (*Myrtus communis*)
- › 2 Tropfen Speiklavendel (*Lavandula latifolia, Lavandula spica*)

BRUSTÖL BEI ERKÄLTUNGEN

- › 50 ml Mandelöl (*Prunus dulcis*)
- › 4 Tropfen Atlaszeder (*Cedrus atlantica*)
- › 2 Tropfen Manuka (*Leptospermum scoparium*)
- › 2 Tropfen Lavendel fein (*Lavandula angustifolia*)
- › 2 Tropfen Rosenholz (*Aniba rosaeodora*)
- › 2 Tropfen Myrte (*Myrtus communis*)

Speiklavendel

Lavandula latifolia

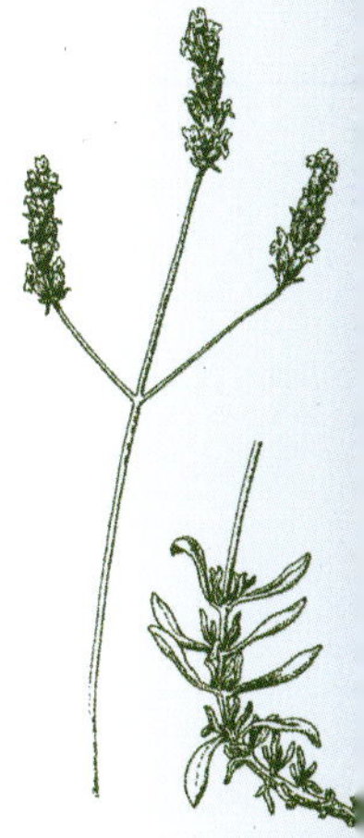

Der breitblättrige Lavendel, auch „Großer Speik" genannt, wirkt stark keimtötend und ist bei Erkältungen hervorragend einsetzbar.

Allerdings ist das ätherische Öl aufgrund seiner Inhaltsstoffe nicht geeignet für Epileptiker und auch nicht für Schwangere in Form eines Bades!

Seine Heilkraft sorgt dafür, dass die Atemwege wieder frei werden, er lindert auch Schmerzen und kann auch bei Stress gut eingesetzt werden. Ich schätze das ätherische Öl sehr, vor allem in Zeiten, wo jedermann hustend und schnupfend ist. In der Duftlampe entfaltet er ebenfalls seine wohltuende Wirkung, aber auch hier ist bei Epileptikern Vorsicht geboten.

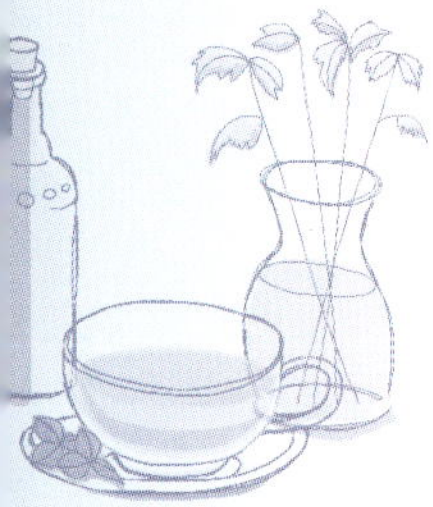

NASENPFLEGEÖL BEI SCHNUPFEN

- 5 ml Mandelöl süß (*Prunus dulcis*)
- 3 Tropfen Niaouli (*Melaleuca quinquenervia viridiflora*)

Mischen Sie Öl und ätherisches Öl am besten in eine Flasche mit Pipette. Mehrmals täglich eintropfen, macht die Nase frei und pflegt sie gleichzeitig.

HUSTENBALSAM

- 25 ml Jojobaöl (*Simmondsia chinensis*)
- 25 ml Mandelöl (*Prunus dulcis*)
- 8 Tropfen Niaouli (*Melaleuca quinquenervia viridiflora*)
- 5 Tropfen Cajeput (*Melaleuca cajeputi*)
- 8 Tropfen Lavendel fein (*Lavandula angustifolia*)
- 1 Tropfen Salbei (*Salvia officinalis*)
- 8 Tropfen Ravintsara (*Cinnamomum camphora*)

Auf den Rücken und die Brust sanft auftragen, eventuell auch auf die Fußsohlen streichen.

DUFTLAMPE IM KRANKENZIMMER

- 4 Tropfen Weißtanne (*Abies alba*)
- 2 Tropfen Zirbelkiefer (*Pinus cembra*)
- 2 Tropfen Lemongrass (*Cymbopogon citratus*)

DUFTLAMPE IM KRANKENZIMMER NR. 2

- 2 Tropfen *Litsea Cubeba*
- 2 Tropfen *Eucalyptus globulus*
- 5 Tropfen Blutorange (*Citrus sinensis Mori*)

„Die Luft ist grau,
das Feld steht kahl,
die dumpfen
Nebel spinnen ..."

Felix Dahn

Spätherbst- und Winterdepression

Wenn im Spätherbst die grauen Nebel wallen und die Sonne so gar nicht hervorkommen möchte, dann fühlt sich so mancher lustlos und schlapp. Wir brauchen natürliches Tageslicht, um unsere Hormone und Neurotransmitter in Schwung zu halten.

Viele Menschen erkranken an der sogenannten „Winterdepression", weil sie in dieser Jahreszeit kaum das Haus verlassen können oder wollen. Besonders an den kurzen, dunklen Wintertagen zwischen Ende November und Anfang Jänner tritt diese Form der Depression gerne auf. Es trifft einfach zu wenig Tageslicht auf die Netzhaut der Augen, so dass die Zirbeldrüse, die über die Augen Informationen über Tag und Nacht erhält, die innere Uhr unseres Körpers durcheinander bringt. Die Folge: Müdigkeit, sinkende Laune, aber auch Heißhunger auf Süßes ... (das erklärt mir den großen Verbrauch an Keksen in der Weihnachtszeit).

Wenn Sie also zu jenen Personen gehören, die unter diesen Stimmungsschwankungen und depressiven Zuständen im Winter leiden – lassen Sie sich beim Arzt untersuchen! Gibt es keine Anzeichen auf ernsthafte körperliche Leiden, so kann man beispielsweise mit ***Lichttherapie*** dem Winterblues entgegensteuern. Dazu gibt es auf dem Markt sehr gute Lichtgeräte.

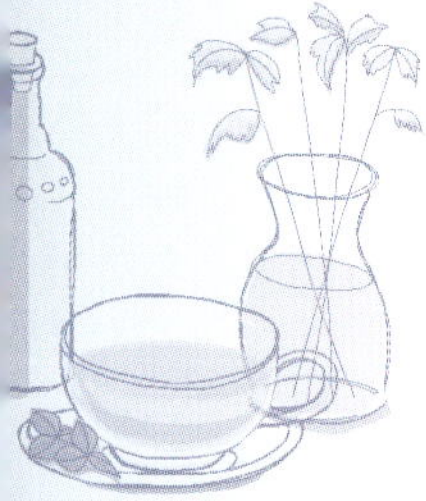

Es hilft aber auch, trotz des trüben Wetters die schützende Höhle zu verlassen und sich im Freien zu bewegen – am besten, wenn es draußen hell ist (Sie erinnern sich: Wir brauchen Licht!). Denn auch ein wolkenverhangener Himmel ist noch immer besser als jede künstliche Lichtquelle.
Ätherische Öle helfen vor allem, die Stimmung zu heben. Da sind in erster Linie die Zitrusöle gefragt.

DUFTLAMPENMISCHUNG „KLAR UND FRISCH“

- 6 Tropfen Grapefruit (*Citrus paradisi*)
- 1 Tropfen Weihrauch arabisch (*Boswellia sacra*)
- 2 Tropfen Bergamotteminze (*Mentha citrata*)

DUFTLAMPENMISCHUNG „KLAR UND FRISCH“ NR. 2

- 8 Tropfen Blutorange (*Citrus sinensis Mori*)
- 2 Tropfen Zirbelkiefer (*Pinus cembra*)

AUGENPFLEGE (TROCKENE AUGEN)

Im Winter leide ich oftmals unter trockenen Augen, besonders dann, wenn ich lange nicht vom Computer wegkomme. Ein anderer Grund für trockene Augen kann aber auch eine grundsätzlich zu geringe Produktion von Tränenflüssigkeit sein.

Wenn aber zu wenig Tränenflüssigkeit die Augenoberfläche benetzt, trocknen die Hornhaut und die Bindehaut leicht aus und dadurch kommt es zu roten Augen, die dann auch noch Brennen und Jucken. Das kann beispielsweise auch durch das Tragen von Kontaktlinsen ausgelöst werden.

Helfen kann eine Kompresse – ich nehme gerne abwechselnd angewärmtes ***Rosenhydrolat*** (achten Sie dabei bitte unbedingt auf die Qualität – es darf kein Konservierungsmittel oder Alkohol enthalten sein!) dafür oder einen Absud aus Augentrost (Euphrasia rostkoviana). Ein Gesichtsdampfbad mit Augentrost kann ebenfalls dabei helfen, die Augen zu regenerieren.

Hand- und Fußreflexzonenmassage: Wir haben an Händen und an den Füßen Reflexzonen für die Augen. Wenn Sie diese Zonen stimulieren, dann können sich Ihre Augen leichter regenerieren.

Meine Tante hat mir vor Jahren bereits empfohlen, zur Erholung der Augen frische Gurkenscheiben aufzulegen.

Und machen Sie bei der Computerarbeit unbedingt nach jeder halben Stunde für fünf Minuten Pause! Am besten schauen Sie dann für diese Zeit ins Grüne ...

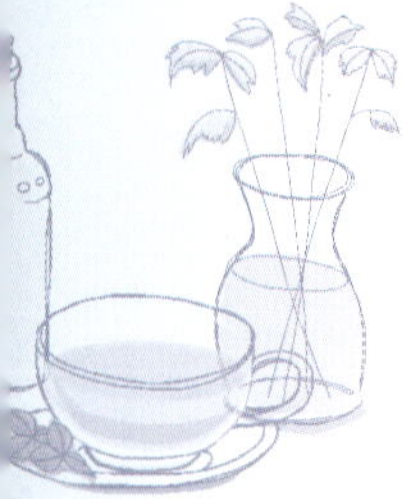

Wärmendes

Wenn's draußen grimmig kalt ist, dann sind nach dem Winterspaziergang die Finger, Zehen und Wangen oft unterkühlt. Da hilft diese

ÖLMISCHUNG

- 50 ml Macadamianussöl (*Macadamia integrifolia*)
- 4 Tropfen Sandelholz (*Santalum album*)
- 4 Tropfen Rose (*Rosa damascena*)
- 1 Tropfen Rosengeranie (*Pelargonium graveolens*)
- 1 Tropfen Gewürznelke (*Syzygium aromaticum*)
- 5 Tropfen Orange süß (*Citrus dulcis*)

FUSSBAD

Meine Großmutter verwendete noch keine ätherischen Öle, sie hielt es mit den Kräutern. Und bei kalten Füßen verordnete sie gerne ein Fußbad mit Beifuß. Sie benötigen dafür etwa 2 Esslöffel getrocknetes Beifußkraut und ½ Liter kochend heißes Wasser. Übergießen und 10 Minuten ziehen lassen. Dann abseihen und die Füße darin baden. Das Wasser sollte dann bereits abgekühlt sein und eine Temperatur von ca. 38 °C haben.

Auch eine Tasse Tee unterstützt den Körper dabei, sich wieder zu erwärmen. Ich schätze im Winter besonders diese

FRÜCHTE-KRÄUTER-TEEMISCHUNG

- 3 Teile Hagebutten
- 2 Teile Apfelschalen
- 2 Teile Brombeerblätter
- 1 Teil Lindenblüten

Von dieser Mischung überbrühen Sie für eine Tasse einen gehäuften Kaffeelöffel.

Ingwer, Sternanis und ein Hauch von Vanille als Würze, eventuell ein Prise Kardamom setzen sozusagen die wärmende Mütze drauf.

Und natürlich dürfen Schafwollsocken und Filzpatschen im Winter nicht fehlen! Ein Nierenwärmer noch dazu, dann kommt es meist gar nicht erst zur

BLASENENTZÜNDUNG

„Jetzt läufst schon wieder mit diesem leichten Rockerl hinaus! Es ist kalt! Du wirst dir noch deinen Allerwertesten abfrieren! Zieh wenigstens die Stiefel und den warmen Mantel an!“ Wie oft hat unsere Mutter uns ermahnt, uns wärmer anzuziehen – und wir wollten nicht darauf hören ... Die Strafe folgte – zwar nicht immer gleich mit einer Blasenentzündung, aber zumindest in Form einer heftigen Erkältung.

Wenn der Harndrang häufiger wird und es beim Wasserlassen brennt, dann ist das ein Zeichen für eine Blasenentzündung. Oftmals kommen dann noch krampfartige Schmerzen hinzu und ein Druckgefühl im Bereich der Nieren (am Rücken). Der Urin „stinkt“ und ist trübe. Verursacht wird das durch Bakterien. Diese können durch eine Schmierinfektion in die Harnröhre und weiter in die Blase gelangen, wo sie sich dann gerne in der Schleimhaut vermehren.

Meist kommt man zur Blasenentzündung durch zu leichte Bekleidung, wenn's dann im Lendenwirbelbereich zu kalt ist (wir haben es also oftmals mit einer Erkältungskrankheit zu tun): Laufen erst mal die Schauer über den Rücken, ist es schon beinah zu spät!

Natürlich: Immer kann man auch im Winter nicht mit dicken Socken herumlaufen oder mit einem Nierenwärmer versehen ins Theater gehen. Aber dennoch sollten Sie darauf achten, dass zumindest die Überbekleidung über die heikle Zone reicht und das Frieren der Schönheit wegen sich in Grenzen hält.

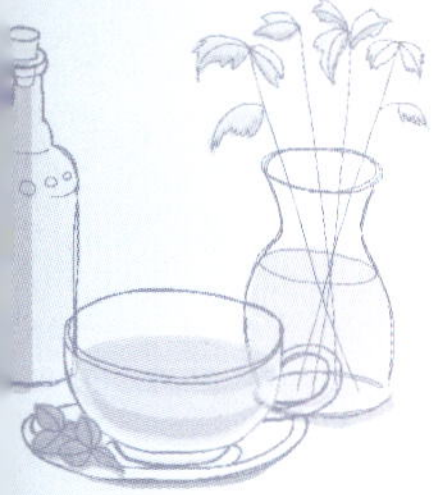

Hat man allerdings dennoch eine Blasenentzündung erwischt, dann helfen Sitzbäder, Einreibungen und wiederum: Wärme!

EINREIBUNG

- 50 ml Mandelöl (*Prunus dulcis*)
- 3 Tropfen Thymian linalool
- 3 Tropfen Cajeput (*Melaleuca cajeputi*)
- 3 Tropfen Manuka (*Leptospermum scoparium*)
- 2 Tropfen Zitrone (*Citrus lemon*)
- 3 Tropfen *Eucalyptus radiata*
- 4 Tropfen Lavendel fein (*Lavandula angustifolia*)

In eine dunkle Flasche mischen und im Unterbauchbereich auf der Körpervorderseite sowie im Lendenwirbelbereich am Rücken zwei- bis dreimal täglich einreiben.

SITZBAD BEI BLASENENTZÜNDUNG

Füllen Sie in Ihre Badewanne 38 °C warmes Wasser – der Wasserspiegel sollte zumindest über Ihren Lendenwirbelbereich gehen.

Mischen Sie 1 Esslöffel Totes-Meer-Salz zuerst mit 8 Tropfen Bergamotte (*Citrus bergamiae*) und geben Sie diese Mischung in Ihr Badewasser. 10 Minuten darin baden, eventuell warmes Wasser nachlaufen lassen.
Danach warmhalten und ein wenig nachruhen.

TEE BEI BLASENENTZÜNDUNG

Auch Tees helfen uns dabei, mit einer Blasenentzündung fertig zu werden. Es ist in diesem Fall wichtig, die Niere und die Blase zu spülen. Allgemein empfiehlt es sich, den Flüssigkeitskonsum auf etwa 2–3 Liter pro Tag zu erhöhen. Diese Flüssigkeitsmenge in Form von Kräutertees zu sich zu nehmen, ist gar nicht wirklich schwer. Es gibt natürlich fertige Teemischungen in der Apotheke zu kaufen, aber folgende Pflanzen helfen sehr gut und man kann sich daraus auch selbst seine eigene Teemischung herstellen:

Brennnessel, Goldrute, Bärenträubel, Birkenblätter, Ackerschachtelhalm (Zinnkraut), aber auch Hauhechelwurzel und Echinacea wirken hervorragend.

MEINE BEVORZUGTE MISCHUNG:

› 1 Teil Birkenblätter (wenn Sie diese selbst pflücken, dann im zeitigen Frühjahr, wenn sie sich gerade entrollt haben)
› 1 Teil Goldrute
› 1 Teil Ackerschachtelhalm
› 3 Teile Brennnesselblätter

Und als zusätzliche Hilfe spielen auch ***Preiselbeeren*** und ***Cranberries*** eine Rolle in unserer Blasenentzündungs-Behandlung. Der Saft dieser Beeren kann ebenfalls getrunken werden, er wirkt aber auch vorbeugend – stärkt unser Immunsystem.

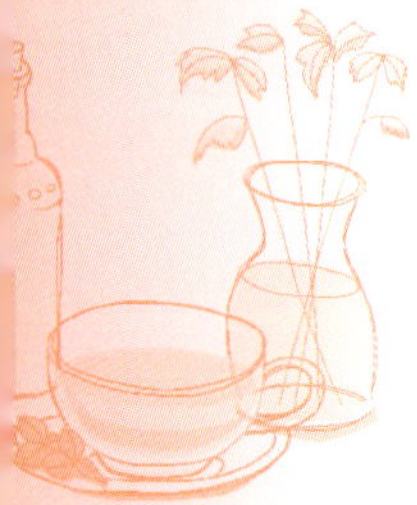

„Wir brauchen viele Jahre,
bis wir verstehen,
wie kostbar Augenblicke
sein können!“

Ernst Ferstl

Kuschelprogramm: Seid lieb zueinander!

Sind Sie abends glücklich wieder daheim gelandet, dann empfiehlt es sich, vor dem Schlafengehen vielleicht noch eine kleine Rückenmassage zu genießen. Wenn Sie einen Partner/eine Partnerin haben, dann könnte daraus auch eine sinnliche Partnermassage werden.

Dafür habe ich ein wunderbares Rezept für ein Massageöl zusammengestellt – probieren Sie es doch gelegentlich einmal aus!

„ICH HAB DICH LIEB“-MASSAGEÖLMISCHUNG

- 20 ml Jojobaöl (*Simmondsia chinensis*)
- 30 ml Mandelöl (*Prunus dulcis*)
- 3 Tropfen Patchouli (*Pogostemon patchouli*)
- 3 Tropfen Sandelholz (*Santalum album*)
- 3 Tropfen Champaca Absolue (*Michelia champaca*)
- 1 Tropfen Koriander (*Coriandrum sativum*)

Eine Variante dazu wäre das folgende Massageölrezept:

MASSAGEÖL „VERTRAUEN“

- 25 ml Mandelöl (*Prunus dulcis*)
- 1 Tropfen Ginster Absolue (*Spartium junceum*)
- 3 Tropfen Grapefruit (*Citrus paradisi*)
- 1 Tropfen Jasmin (*Jasminum grandiflorum*)
- 2 Tropfen Tonka (*Dypterix odorata*)

VERWÖHNBAD

Und wenn Sie gerne ein aphrodisierendes und stresslösendes Bad nehmen wollen, hier ist Ihr Rezept! Mischen Sie die ätherischen Öle zuerst in einen Kaffeelöffel Honig, dann ins Wasser (38 °C).

- 2 Tropfen Champaca Absolue (*Michelia champaca*)
- 2 Tropfen Ashwagandha (*Withania somnifera*)
- 4 Tropfen Orange süß (*Citrus dulcis*)

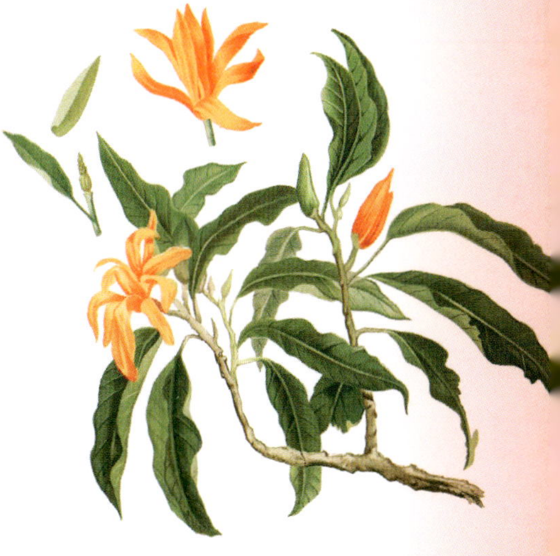

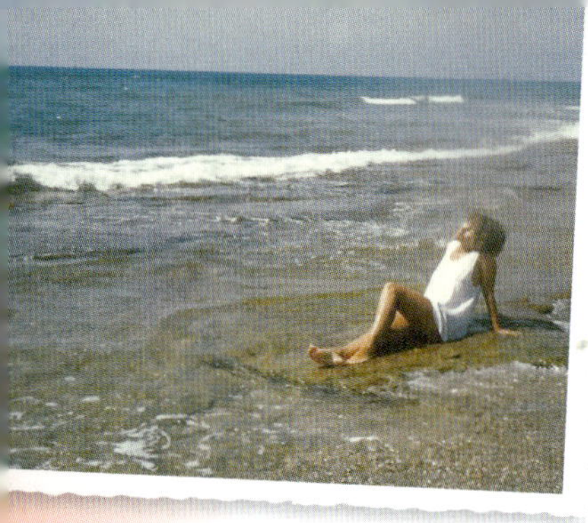

Träumerische Phantasie

*

Endlich am Meer. Der Sandstrand sendet flimmernde Signale: meilenweit keine Menschenseele, nur wir beide.

Wir breiten unsere Matten aus, Kleider fallen zu Boden. Schon laufen wir Hand in Hand dem Meer zu. Sanft fällt der Strand ab, der Sand wechselt zu feinem Kies, Schaumkronen auf kleinen Wellen. Möwen über der kleinen Insel gegenüber.

Ich tauche ein in die sanfte Wärme des ligurischen Meeres, lasse mich davontragen in einen Traumzustand, hervorgerufen durch das Schweben in sanften Fluten, das ewige Rauschen und die endlose Weite um mich. K. schwimmt mit ruhigen Stößen neben mir, als ich mir der Sinnlichkeit des Augenblicks bewusst werde ...

Mit einer trägen Schwimmbewegung reibe ich mich an seinem Körper, spüre augenblicklich die zwischen uns entstehende Energiewelle, wende mich wieder dem Strand zu, der in der Ferne einladend leuchtet, begrenzt von dichter, dunkelgrüner Macchia, dahinter ginsterbewehrte Hügel, um die Wette mit der Sonne strahlend.

K. umarmt mich im knietiefen Wasser, nasse Haut an nasser Haut, die Sonne bricht sich in den Wassertropfen, die langsam der Form unserer Körper nachspüren. Wir sind allein am Strand, liebevoll beschirmt von einer windgebeugten Pinie, bewacht von ungezählten Muscheln im Sand.

Eine sanfte Brise kühlt glühende Wangen.

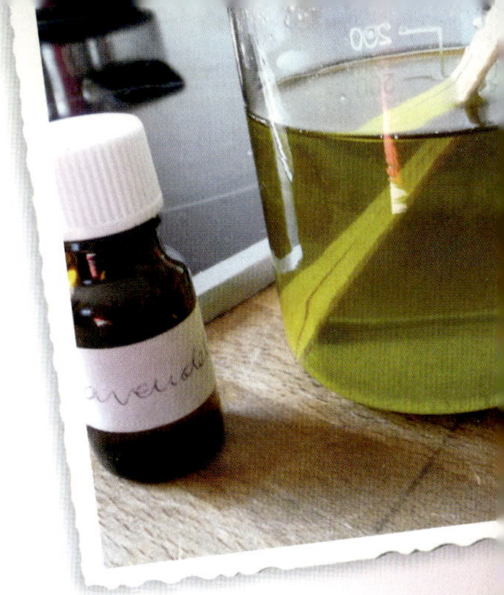

„Tu deinem Leib
etwas Gutes,
damit deine Seele Lust hat,
darin zu wohnen.“

Teresa von Avila

Allgemeine Rezepturen

Grundrezepte

Vorweg: Bitte beachten Sie, dass die in diesem Buch angeführten Rezepte keinesfalls für Babys und Kleinkinder gedacht sind. Sowohl bei Massagemischungen als auch bei Teemischungen sind die Angaben ausschließlich für Erwachsene zusammengestellt.[15]

Wie setze ich ein Mazerat an?

JOHANNISKRAUTÖL

- 300 g Blüten
- 1 l Olivenöl oder (besser) Rapsöl
- 4–6 Wochen in der Sonne reifen lassen
- gut abseihen und in eine dunkle Flasche füllen.

Mazerate mit anderen Blüten setzen Sie ein wenig anders an: Man lässt sie nicht in der Sonne stehen, sondern lediglich bei Zimmerwärme.

15 Für Kinder finden Sie speziell zusammengestellte Rezepturen in meinem Buch „SOS Hustenzwerg! Ätherische Öle und Kräuter für Kinder von 0-12“ – denn Kinder sind anders!

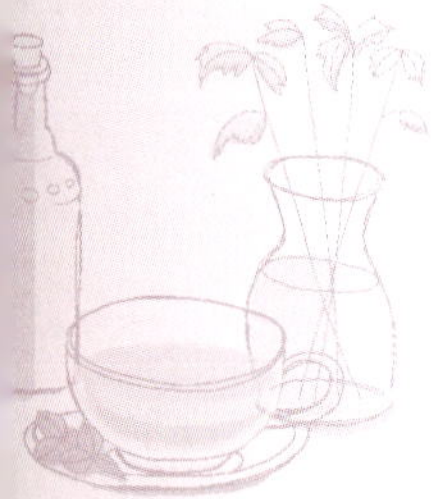

Es ist auch möglich, einen sogenannten *„Heißauszug“* zu machen. Das empfiehlt sich vor allem dann, wenn Sie Wurzeln, Harze oder schleimhaltige Kräuter verarbeiten wollen.

Für so einen Heißauszug benötigen Sie ein altes Reinderl[16]. Füllen Sie etwa eine Handvoll der benötigten Kräuter, Harze oder Wurzeln hinein und gießen Sie das ausgewählte fette Pflanzenöl darüber, so dass das Pflanzenmaterial gut bedeckt ist. Bei maximal 60 °C soll nun das Gemisch auf der Herdplatte ca. 2 Stunden lang vor sich hin köcheln (bitte achten Sie darauf, dass die Temperatur nicht höher wird!).

Danach vom Herd nehmen und mit einem Geschirrtuch abdecken. Etwa 24 Stunden lang ruhig stehen lassen. Im Anschluss daran wird abgeseiht – das geht am besten durch ein Teesieb aus Stoff.

Wenn Sie dieses Mazerat weiterverarbeiten wollen, so arbeiten Sie bitte nach den folgenden Rezepturbeispielen weiter.

Wie mache ich meinen eigenen Balsam?

Balsame herzustellen ist nicht schwer. Sie benötigen nicht viele Zutaten dafür: Öl oder selbsthergestelltes Ölmazerat, Sheabutter oder Kakaobutter, alternativ Bienenwachs oder auch Kokosöl und eventuell ätherische Öle. Je weicher Sie den Balsam wollen, desto mehr Ölanteil benötigen Sie dabei.

MEINE GRUNDREZEPTE:

mit Sheabutter

› 50 g Sheabutter, ca. 25 ml fettes Pflanzenöl

mit Bienenwachs

› 50 ml fettes Pflanzenöl, 5 g Bienenwachs

mit Kakaobutter

› 50 ml fettes Pflanzenöl, 10 g Kakaobutter

---

16 = kleine Kasserolle

BEINWELLBALSAM

Beinwellwurzeln grabe ich im Herbst aus. Dabei nehme ich nie den gesamten Wurzelstock (der kann ziemlich tief in die Erde reichen), sondern lediglich den oberen, dicken Teil. Die Wurzeln werden gut gereinigt und dann in kleine Stücke geschnitten. Da sie sehr schleimhaltig sind, mache ich einen Heißauszug wie im Rezept beschrieben.

Am nächsten Tag wird mit etwas Bienenwachs nochmals aufgeschmolzen und dann in Tiegel gefüllt. Wenn Sie mögen, rühren Sie zuvor noch ein paar Tropfen Lavendel fein in den noch nicht ganz festen Balsam ein.

Die Verwendungsmöglichkeiten sind vielfältig, ich empfehle diesen Balsam bei Prellungen, Stauchungen, Bänderzerrungen, rheumatischen Beschwerden u. v. a. m.

WEIHRAUCHBALSAM

Ich verwende für meinen Weihrauchbalsam, den ich aus Weihrauchkügelchen herstelle, wie sie fürs Räuchern verwendet werden, am liebsten Mandelöl.

HIER MEIN REZEPT:

- 10 g Weihrauchkügelchen (der beste, den Sie bekommen können, ist gerade gut genug!)
- 100 ml Mandelöl
- werden gemeinsam bei 60 °C als Heißauszug zubereitet. Vom Weihrauch bleiben nur ganz wenige Rückstände, dennoch sollten Sie den Auszug nach dem Rasten sicherheitshalber filtrieren.
- Danach wird der Heißauszug nochmals sanft erwärmt, diesmal aber nur auf etwa 25° C und mit etwa 250 g Sheabutter zu einem Balsam verrührt. Achten Sie darauf, dass die Temperatur nicht höher ist, sonst fühlt sich der Balsam nach dem Erkalten an, als wären Grieskörnchen drin. Noch warm umfüllen in kleine Tiegel.

Wozu kann man Weihrauchbalsam gebrauchen? Empfehlenswert ist er bei rauer Haut, aber auch bei kleinen Verletzungen (Schürfwunden) u. a. m.

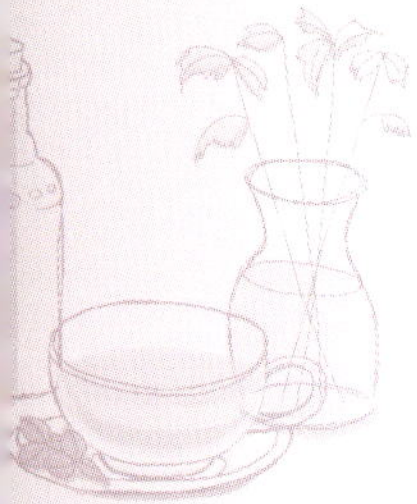

Nach diesen beiden Rezepten kann man verschiedenste Balsame herstellen, lassen Sie Ihrer Kreativität freien Raum[17]! Diese Form der Balsame hält sich zumindest ein Jahr.

Ich habe im Text auch einen Balsam mit Kokosöl empfohlen, hier nochmals das Grundrezept dafür:

BALSAM MIT KOKOSÖL

› 50 ml Kokosöl, nativ (dabei handelt es sich um ein „Öl“, das erst bei ca. 24 °C zu schmelzen beginnt)
› 10 ml Jojobaöl

bei warmer Zimmertemperatur miteinander vermischen und gegebenenfalls mit 2 g geschmolzenem Bienenwachs verrühren.

Es empfiehlt sich, das Bienenwachs zuerst mit dem Jojobaöl gemeinsam aufzuschmelzen und es danach mit dem Kokosöl zu vermischen. Ätherische Öle nach Bedarf einrühren, in Tiegel füllen. Haltbarkeit: ca. 8–9 Monate.

LIPPENPFLEGEBALSAM

› 10 g Jojobaöl (*Simmondsia chinensis*)
› 10 g Haselnussöl (*Corylus avellana*)
› 4 g Sheabutter
› 4 g Bienenwachs
› 5 Tropfen ätherische Öle

17 Anregungen dafür finden Sie beispielsweise auch in den Büchern „Die Kräuter in meinem Garten“ von Siegrid Hirsch & Felix Grünberger oder „Alpenkosmetik“ von Heide Tisch, beide erschienen im Freya-Verlag.

ERKÄLTUNGSBALSAM

- 50 ml Mandelöl (*Prunus dulcis*)
- 30 ml Jojobaöl (*Simmondsia chinensis*)
- 8 g Bienenwachs
- 4 Tropfen Thymian linalool
- 2 Tropfen Rosmarin verbenon
- 3 Tropfen Rosenholz (*Aniba rosaeodora*)
- 3 Tropfen Zitrone (*Citrus lemon*)

SALBE FÜR STRAPAZIERTE HÄNDE

- 50 g Sheabutter
- 20 ml Jojobaöl (*Simmondsia chinensis*)
- 5 g Kakaobutter
- 5 Tropfen Lavendel fein (*Lavandula angustifolia*)
- 5 Tropfen Rosenholz (*Aniba rosaeodora*)
- 2 Tropfen Benzoe Siam (*Styrax tonkinensis*)
- 8 Tropfen Zitrone (*Citrus lemon*) oder Grapefruit (*Citrus paradisi*)

CREMES MIT WASSERANTEIL

Mitunter möchte man auch eine Pflegecreme selbst herstellen. Dafür finden Sie hier zwei Grundrezepturen, die Sie nach eigenem Geschmack abwandeln können. Bei der Herstellung ist unbedingt darauf zu achten, dass Sie die sogenannte Fettphase und die Wasserphase in unterschiedlichen Gefäßen auf etwa die gleiche Temperatur bringen sollten und die Wasserphase immer in die Fettphase geschüttet werden muss (bitte niemals umgekehrt!).

Da diese selbstgerührten Cremes ohne Konservierung hergestellt werden, halten sie nur eine relativ kurze Zeit. Normalerweise beträgt die Haltbarkeit etwa 3 Monate.

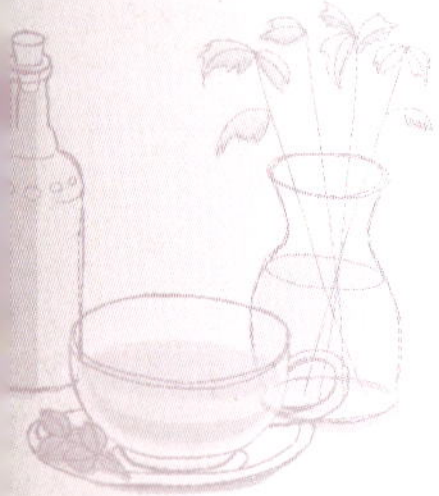

GRUNDREZEPT MIT KAKAOBUTTER UND BIENENWACHS

- 40 ml Aprikosenkernöl (*Prunus armeniaca*) oder Mandelöl (*Prunus dulcis*)
- 40 ml Orangenblütenwasser (oder anderes Hydrolat nach Geschmack)
- 5 g Kakaobutter
- 5 g Bienenwachs
- 5 g Lanolin anhydrid (Apotheke!)
- 15 Tropfen ätherische Öle nach Geschmack

Aprikosenkernöl gemeinsam mit Kakaobutter und Bienenwachs sanft anwärmen (max. 60 °C), dann das Lanolin anhydrid einrühren. In einem zweiten Gefäß das Orangenblütenwasser anwärmen und anschließend zügig in die Fettphase einrühren. Wenn die Masse handwarm geworden ist, die ätherischen Öle einrühren und so lange glatt rühren, bis eine schöne, cremige Konsistenz erreicht ist. In Tiegel umfüllen und beschriften.

Grundrezept mit „milchigem" Charakter

„JUNGBRUNNEN"

- 80 ml Mandelöl süß (oder Aprikosenkernöl, Jojobaöl oder anderes)
- 18 g Emulsan
- 180 ml Melissenhydrolat (oder anderes Hydrolat nach Geschmack)
- 30 Tropfen Meristem-Extrakt (für die Hautstruktur-Verbesserung)
- 10 Tropfen D-Panthenol (Vitamin B5-Komplex)
- 25 Tropfen ätherische Öle nach Geschmack

Emulsan im Mandelöl schmelzen (bei ca. 55 °C), Hydrolat in gesondertem Gefäß auf die gleiche Temperatur bringen und in das Ölgemisch einrühren. Wenn die Masse handwarm ist, werden Meristem-Extrakt, D-Panthenol und ätherische Öle zügig eingerührt. Glattrühren, bis die Masse ziemlich abgekühlt ist und in Tiegel umfüllen. Beschriften.

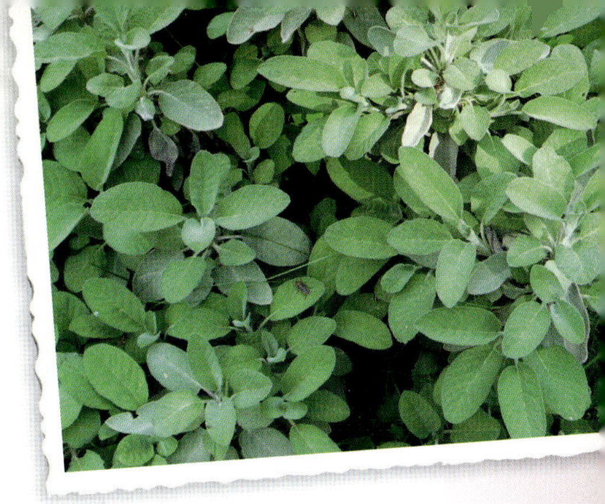

Mund- und Zahnpflege

Als Kinder wurden wir nach dem Zahnarztbesuch – wenn uns ein Zahn entfernt wurde – immer mit einem starken ***Salbeitee*** versehen. Unsere Mutter bestand darauf, dass wir mit diesem Tee unseren Mund ausspülen mussten.

Die Wirkung des Salbeitees in diesem Zusammenhang ist vor allem adstringierend (zusammenziehend) und desinfizierend, was gerade bei einer Wunde im Mund sehr wichtig ist.

Soll der Salbeitee diese Wirkung entfalten, dann lassen Sie ihn bitte mindestens 10–15 Minuten ziehen!

Haben Sie Probleme mit immer wiederkehrender Zahnfleischentzündung, so empfehlen sich auch Spülungen mit dieser Mischung:

MUNDSPÜLUNG

- 2 Teelöffel Sole (gesättigte Salzlösung – Anleitung im Rezeptteil, Seite 227)
- 5 Tropfen Myrrhe – *Commiphora myrrha* (ätherisches Öl)
- 8 Tropfen Bergamotte (*Citrus bergamiae*)

gut mischen und in einem kleinen Fläschchen aufbewahren. Von dieser Mischung geben Sie in ein halbes Glas lauwarmen Wassers pro Anwendung 4 Tropfen. Gut vermischen und damit spülen. Hilft auch gegen Mundgeruch!

Ein Rezept für Zahncreme finden Sie auf Seite 223.

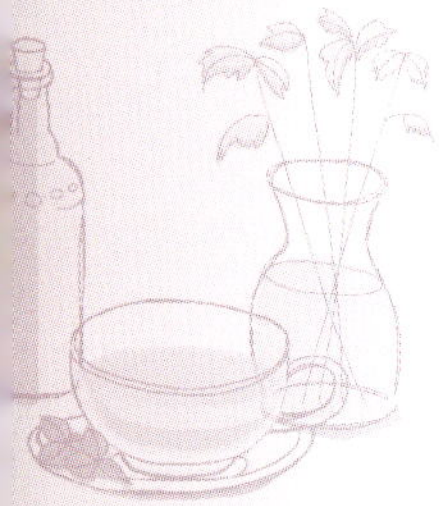

Ohrenschmerzen

Ohrenschmerzen, die nicht mit einer Trommelfellverletzung einhergehen, kann man rasch lindern:

ÖLMISCHUNG BEI OHRENSCHMERZEN

2 Tropfen Cajeput werden mit 4 Tropfen Johanniskrautöl vermischt. Damit einen Wattebausch tränken und vorsichtig ins vordere Ohr schieben. Über einige Stunden drin lassen – nimmt den Schmerz sehr rasch.

Ist das Trommelfell beschädigt, trägt man diese Mischung lediglich HINTER dem Ohr auf. Das beruhigt die Schmerzrezeptoren zwar nicht so wirkungsvoll und intensiv, aber doch.

Eine andere Möglichkeit wäre

URGROSSMUTTER KAROLINES ZWIEBELWICKEL

Dazu wird eine geschälte Zwiebel in vier Teile geschnitten und auseinander gelöst. Legen Sie diese Zwiebelstückchen auf ein kleines Tuch und falten dieses zu einem Päckchen. Das Päckchen platt quetschen und im Backrohr oder zwischen zwei Wärmeflaschen anwärmen. (Bitte nie in die Mikrowelle legen, denn da werden die Wirkstoffe der Zwiebel zerstört!)

Wenn die Auflage angenehm warm ist, legt man sie auf das Ohr, setzt eine Mütze darüber und lässt den Wickel etwa 20 Minuten lang einwirken.

Das kann man auch bei Mittelohrentzündung machen – wirkt rasch und phänomenal.

Rheumatische Beschwerden

Die Bezeichnung „*Rheuma*" ist ein Wort aus dem Griechischen und bedeutet „fließender, ziehender Schmerz".

Zum Glück bin ich selbst davon verschont! Aber ich kenne einige Menschen – junge und ältere – die sich mit rheumatischen Beschwerden herumplagen. Viele dieser Erkrankungen gehören zum Kreis der Autoimmunerkrankungen. Das bedeutet, dass das körpereigene Immunsystem nicht „richtig" funktioniert.

Was versteht man genau unter „Rheuma"? Wenn man diese Frage stellt, kommt man bald darauf, dass es ganz verschiedene rheumatische Erkrankungen gibt.

„Rheuma" ist also nicht gleich „Rheuma". Es ist eigentlich nur der Oberbegriff für verschiedene entzündliche Erkrankungen, die bevorzugt an der Innenhaut der Gelenke vorkommen, manchmal aber auch innere Organe betreffen können.

Rheumatische Erkrankungen sind nicht an Altersgrenzen gebunden. Wenn man nichts dagegen unternimmt, dann kann der gesamte Bewegungsapparat darunter leiden.

Ob Sie unter einer rheumatischen Erkrankung leiden, kann nur der Facharzt feststellen. Wir können lediglich mit Unterstützung die Schmerzen in Grenzen halten und durch gezielte Bewegungsübungen das Fortschreiten möglicherweise hintanhalten.

DIE CA. 400 KRANKHEITSBILDER UMFASSEN

› Chronische Polyarthritis
› Spondylarthritis (u. a. Morbus Bechterew, Reaktive Arthritis, Psoriasis-Arthritis u. a.)
› sogenannte Kollagenosen (das ist Rheuma, das verschiedene Organe befallen kann)
› Vaskulitis (befällt in erster Linie die Gefäßwände von Arterien)

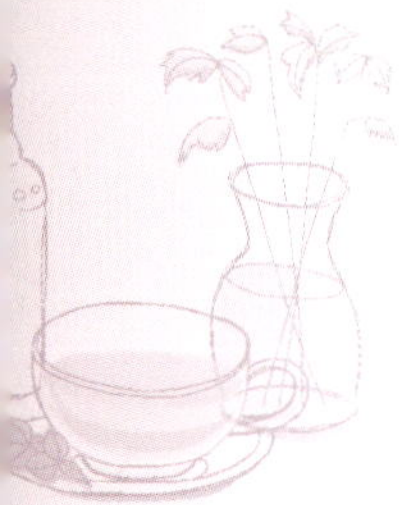

Rheumatische Erkrankungen können beispielsweise durch den Verschleiß von Gelenken auftreten, als Begleiterscheinung der Gicht, aber auch bei einer Erkrankung der Weichteile. Fast immer verläuft eine rheumatische Erkrankung chronisch. Charakteristisch ist für die meisten dieser Erkrankungen, dass der Schmerz vor allem in Ruhestellung auftritt und sich durch Bewegung bessern kann.

Die Morgensteifheit der Gelenke ist typisch, aber auch das Anschwellen der Gelenke, wenn es sich um Gelenksrheumatismus handelt.

Ich bin keine Ärztin und möchte daher unbedingt darauf verweisen, dass die entsprechende Abklärung – wie schon erwähnt – nur durch den Facharzt erfolgen kann.

Aber was ich Ihnen anbieten kann, sind die kleinen Helfer, die Ihnen diese schmerzhaften Zustände im Körper vielleicht etwas erleichtern können.

MASSAGEÖL BEI RHEUMATISCHEN GELENKSPROBLEMEN

- 30 ml Johanniskrautöl (*Hypericum perforatum*)
- 3 Tropfen Lorbeeröl (*Laurus nobilis*)
- 2 Tropfen Wintergrün (*Gaultheria procumbens*)
- 1 Tropfen Rosmarin 1,8-Cineol

1 Mal täglich damit einreiben, am besten morgens.

Diese Mischung ist nicht täglich anwendbar, wenn Sie einen hohen Blutdruck haben!

Alternativ können Sie auch folgende Massageölmischung anwenden, die auch bei hohem Blutdruck keine Probleme macht:

ALTERNATIVE MASSAGEÖLMISCHUNG

- 30 ml Johanniskrautöl (*Hypericum perforatum*)
- 5 Tropfen Manuka (*Leptospermum scoparium*)
- 5 Tropfen Kanuka (*Kunzea ericoides*)

SALBE GEGEN MUSKELRHEUMATISMUS

Eine Salbe, die man schnell auch selbst herstellen kann:

- 50 g Sheabutter
- 20 g Ringelblumenöl (*Calendula off.*)
- 20 Tropfen Campher-Öl (*Cinnamomum camphora*)
- 5 Tropfen Lavendel fein (*Lavandula angustifolia*)

Die Zutaten bei Zimmertemperatur mit dem Mixer gut verrühren, bis eine glatte Salbe entsteht. In Cremetiegel abfüllen, fertig.

Mit dieser Salbe mehrmals täglich (in kleinen Mengen!) die betroffenen Muskelpartien einreiben.

Bitte NIEMALS bei Kindern einsetzen!

DUSCHGEL FÜR MORGENS

Wenn man schwer aus dem Bett kommt, weil der ganze Körper schmerzt – vielleicht hat ja auch gerade „der Wind umgeschlagen" –, Muskulatur und Gelenke wollen nicht so richtig, da hilft eine Mischung fürs Duschgel:

- 100 ml neutrales Duschgel
- 5 Tropfen Lemongrass (*Cymbopogon flexuosus*)
- 2 Tropfen Pfefferminze (*Mentha piperita*)
- 4 Tropfen Rosmarin verbenon
- 3 Tropfen Blutorange (*Citrus sinensis Mori*)

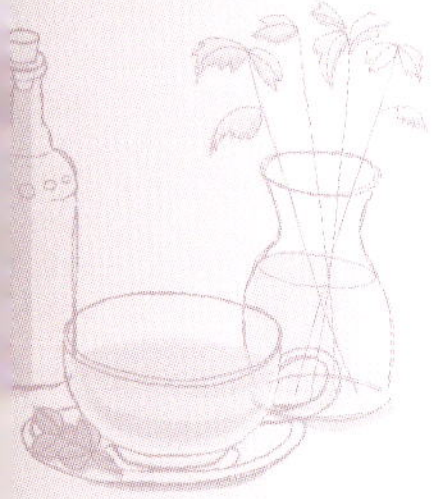

„AQUA REGIA HUNGARIA“

Das sogenannte „Königinnen-Wasser“ soll die Königin Isabella von Ungarn von ihren rheumatischen Beschwerden geheilt haben (sie war damals bereits 72 Jahre alt) – vielleicht ein Grund, dieses heilsame Wasser einmal auszuprobieren:

- 3 Teile Rosmarintinktur
- 1 Teil Lavendeltinktur

werden miteinander verschüttelt.

Davon nimmt man täglich einen Kaffeelöffel ein und verwendet es auch für die schmerzenden Glieder als Einreibungsmittel – so können wir vielleicht auch bei uns so manches Zipperlein vertreiben!

Rosmarintinktur ist einfach herzustellen. Sie benötigen dazu eine Handvoll Rosmarinzweige und ¼ Liter Korn. Füllen Sie die Zutaten in ein ausreichend großes Glas und verschließen Sie dieses. Nach etwa 4 bis 6 Wochen wird abgeseiht. Die Tinktur hält sich jahrelang!

Auf die gleiche Weise stellen Sie auch Ihre ***Lavendeltinktur*** her.

HAND- UND/ODER FUSSBAD BEI RHEUMATISCHEN SCHMERZEN

Dieses alte Rezept stammt von meiner Urgroßmutter Theresia:

Bringen Sie 1 Liter Wasser zum Kochen und lassen es dann 5 Minuten stehen. Wenn die Flüssigkeit gerade noch handwarm ist, geben Sie zwei gehäufte Hände voll Rosmarinzweiglein hinein. Diese Mischung lassen Sie nun vier bis fünf Stunden lang stehen.

Für Ihr Hand- oder Fußbad kochen Sie dann 2 Liter Wasser auf, lassen Sie es kurz abkühlen, gießen dann den Rosmarinauszug hinein und baden Ihre Hände bzw. Füße darin.

Hautpflege

Unsere Haut besteht aus drei Hauptschichten. Die oberste – die ***Epidermis*** oder auch Oberhaut genannt - besteht ihrerseits wiederum aus 5 Schichten. Das ist wichtig, wenn man die Wirkung von Kosmetik verstehen möchte. Sie wird nicht direkt mit Blut versorgt. Hier entstehen Hautzellen, im obersten Bereich haben wir die Hornschicht mit den abgestorbenen Hautzellen, die sich dann abschuppen.

Die unter der Epidermis liegende Schicht ist die Lederhaut (= ***Corium***). Sie bildet zur Oberhaut hin eine scharfe Grenze in Form kleiner, warzenförmiger Fortsätze. Hauptbestandteil der Lederhaut sind elastische Bindegewebsfasern und kaum dehnbare Kollagenfasern. Die Lederhaut ist zugfest und elastisch. Mit zunehmendem Alter verringert sich das Wasserbindungsvermögen in diesem Bereich und die Haut neigt zur Bildung von Fältchen. In dieser Zone befinden sich unter anderem die feinsten Blutgefäße, die Kapillargefäße. Hier findet die Versorgung der Haut statt.

In der untersten der drei Schichten – in der ***Subcutis*** oder Unterhaut – befinden sich vor allem Fettzellen und lockeres Bindegewebe.

Die Hautoberfläche ist mit dem sogenannten ***Hydrolipidfilm*** – einer Emulsion von Wasser (hydro) und Fett (lipos) – überzogen. Seine Hauptaufgabe als äußere Barriere ist die Abwehr von Bakterien und Pilzen. Daneben hält er die Hautoberfläche geschmeidig. Bei der gesunden Haut liegt eine intakte Balance zwischen Fett und Feuchtigkeit vor. Der Hydrolipidfilm variiert in Menge und Zusammensetzung u. a. je nach Körperregion und auch nach Tageszeit, Jahreszeit, Luftfeuchtigkeit, Ernährung, Stress oder Krankheit. Die Haut ist unser größtes Organ. Bedingt durch ihre Beschaffenheit ist sie in der Lage, lipophile (fettlösliche) Stoffe gut in sich aufzunehmen und weiterzuleiten.

Ätherische Öle sind übrigens lipophil. Das bedeutet, dass sie über die Haut und die Schleimhaut rasch in den Körper gelangen und dort ihre spezielle Wirkung sehr schnell entfalten können.

Das wollen wir uns natürlich zunutze machen!

KLEINE BRANDWUNDEN

„Tut ja gar nicht mehr weh!“ – Wenn ich mir als Kind am brennheißen Kohleofen die Finger verbrannte, blieb meist eine kleine Narbe zurück.

Meine Kinder und Enkelkinder haben es da schon besser: Sie wissen um die Heilkraft des ätherischen Lavendelöls.

Was tun, wenn man sich beim Bügeln beispielsweise am heißen Bügeleisen die Hand verbrennt (oder auch mit dem heißen Dampf)? Mir passiert das leider häufig – darum bügle ich auch nicht wirklich gern. Aber in meinem Badezimmer steht griffbereit immer ein Fläschchen Lavendelöl!

Erste Hilfe bei kleinen Verbrennungen beispielsweise der Hand: unters kalte Wasser halten und nach einigen Minuten vorsichtig abtupfen. Dann kommt ein Tropfen Lavendelöl (*Lavandula angustifolia*) pur auf die Brandwunde und meist entsteht dann auch keine Blase.

Größere Brandwunden gehören allerdings in ärztliche Hand!

BLAUE FLECKEN, KLEINE HÄMATOME

Sind Sie schon einmal ausgerutscht und haben sich einen blauen Po dabei geholt? Mir ist das schon mal passiert und ich möchte nie wieder eine Steißbeinprellung so wie damals erleben. Aber auch der dabei entstandene Bluterguss war nicht ohne! Hätte ich nicht gewusst, was tun, hätte ich vermutlich viel länger daran herumlaboriert!

Die Frage wird mir oft gestellt, wie denn so ein blauer Fleck eigentlich entsteht. Das ist leicht erklärt:

Ein Bluterguss (und auch ein blauer Fleck ist so etwas) entsteht dann, wenn sich Blut an einer bestimmten Stelle im Körpergewebe ansammelt. Das geschieht dann, wenn Blutgefäße verletzt werden, beispielsweise durch einen Stoß oder dem Anschlagen an einer Kante. Hämatome können sich knapp unter der Hautoberfläche bilden, dann verfärben sie sich rasch zum „blauen Fleck". Manchmal liegen sie auch tiefer im Gewebe, dann schmerzt es zwar, man sieht aber vielleicht oberflächlich gar nichts.

Bei einem sogenannten „subkutanen" Bluterguss – das ist der, den wir als blauen Fleck sehen können – gibt es mit ätherischen Ölen rasche Hilfe. Ausnahmsweise dürfen wir dabei die ätherischen Öle pur direkt auf die Haut tropfen:

ERSTE HILFE:

Geben Sie je 1 Tropfen Lavendel fein (*Lavandula angustifolia*) und Immortelle (*Helichrysum italicum*) direkt pur auf die Haut.

TOPFENAUFLAGE

In der Folge können Sie dann auch mit einer ***Topfenauflage*** den blauen Fleck zum Abklingen bringen:

Je nach Größe des Hämatoms brauchen Sie für eine Anwendung bis zu einem Päckchen Topfen (welcher, ist nebensächlich). Da hinein mischen Sie nun ätherisches Lavendelöl, pro Esslöffel Topfen nehmen Sie am besten 3–4 Tropfen. Gut unterrühren und auf die betroffene Stelle auftragen.

Die Topfenauflage sollte maximal 15 Minuten am Körper liegen bleiben, dann wird sie warm und kann ihre Wirkung nicht mehr so gut entfalten.

Abwaschen und mit Johanniskrautöl oder Ringelblumenöl (ohne Druck!) einreiben.

NEURODERMITIS

Neurodermitis ist keine Allergie! Allerdings kann diese Hauterkrankung als Folgeerscheinung einer allergischen Reaktion des Körpers auf einen bestimmten Stoff, ein bestimmtes Lebensmittel auftreten. Es ist also eine er-

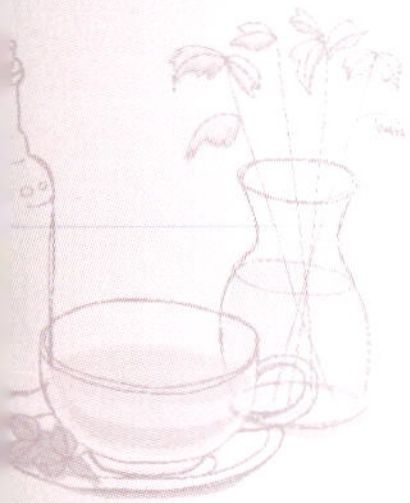

nährungsbedingte Stoffwechselerkrankung, oftmals vererbt. Auslöser für das Auftreten der Neurodermitis können sowohl seelische Probleme, als auch Stress, falsche Ernährung, Instabilität, Immunschwäche und noch einige andere Probleme sein.

Diese Pflegemischung kann helfen, die Haut ein wenig zu beruhigen:

NEURODERMITIS-PFLEGE

- 20 ml Aloe-Vera-Öl (oder Gel)
- 2 Tropfen Cistrose (*Cistus ladaniferus*)
- 1 Tropfen Palmarosa (*Cymbopogon martinii*)
- 2 Tropfen Lavendel fein (*Lavandula angustifolia*)

NEURODERMITIS-PFLEGE NR. 2

- 10 ml Nachtkerzenöl (*Oenothera biennis*)
- 10 ml Mandelöl (*Prunus dulcis*)
- 80 ml Aloe-Vera-Öl (oder Gel)
- 4 Tropfen Neroli (*Citrus aurantium* flos.)
- 4 Tropfen Cistrose (*Cistus ladaniferus*)
- 3 Tropfen Rose (*Rosa centifolia*)

HAARAUSFALL UND SCHUPPEN

Nach Pfarrer Weidinger soll eine Walnuss-Salbe gegen Haarausfall nützen. Dieses Rezept findet sich auch in den Aufzeichnungen von Urgroßmutter Karoline, es dürfte also sehr lange schon bekannt sein und möglicherweise auch erfolgreich? Man stellt sie folgendermaßen her:

Grüne Walnüsse werden Anfang Juli gesammelt, zerkleinert und mit der gleichen Menge Schweinespeck so lange gebraten, bis der Speck braun wird. Dann wird die Masse ausgepresst. Man wiegt die Flüssigkeit nun ab und gibt ¼ dieses Gewichts an Bienenwachs dazu. Gut verrühren und in Tiegel füllen. Mit dieser Salbe wird täglich die Kopfhaut massiert ...

Eine weitere Möglichkeit – vermutlich die einfachere – ist die Anwendung von

ROSMARIN-HAARWASSER

- 10 ml Wodka
- 10 Tropfen Rosmarin 1,8-Cineol
- 3 Tropfen Lavendel fein (*Lavandula angustifolia*)
- 2 Tropfen Manuka (*Leptospermum scoparium*)
- 5 Tropfen Bergamotte (*Citrus bergamiae*)

miteinander mischen und in eine 100-ml-Sprühflasche füllen.
90 ml Rosmarin-Hydrolat dazugeben, gut schütteln.

Täglich morgens die Kopfhaut damit besprühen.

Einreibungen mit Klettenwurzelöl sind bei schütterem Haarwuchs ebenfalls empfehlenswert. Die Wirkstoffe der großen Klette (*Arctium lappa*) unterstützen die Durchblutung der Kopfhaut ebenfalls und bewirken dadurch, dass die Haarwurzeln wieder kräftiger werden.

GEGEN SCHUPPEN HILFT

GROSSMUTTERS HAARSPÜLUNG

Nach dem Haarewaschen wird folgende Spülung über die Haare gegossen:

1/2 Liter Wasser wird mit 1 Handvoll Kapuzinerkresse (nur die Blüten) und 1 Handvoll Ringelblumenblüten zum Kochen gebracht. Etwa 10 Minuten leise köcheln, danach abseihen. 1 Schuss Apfelessig dazu mischen.

NAGELBETTENTZÜNDUNG

Es kommt ja leider immer wieder vor, dass man sich eine kleine unscheinbare Verletzung im Nagelhautbereich zuzieht und ganz schnell wird dann eine Entzündung daraus. Hier hilft folgende Mischung recht gut:

ÖLMISCHUNG BEI NAGELHAUTENTZÜNDUNG

- 20 ml Jojobaöl (*Simmondsia chinensis*)
- 1 Tropfen Lavendel fein (*Lavandula angustifolia*)
- 2 Tropfen Manuka (*Leptospermum scoparium*)
- 2 Tropfen Kamille blau (*Matricaria chamomilla*)
- 1 Tropfen Karottensamen (*Daucus carota*)

2 x tgl. einmassieren, jeden zweiten Tag kann man zusätzlich noch ein angenehmes warmes Handbad mit Kamillentee machen. Die Entzündung klingt dann ganz rasch ab.

JUCKREIZ

Manchmal könnte man förmlich aus der Haut fahren! Es juckt! Kennen Sie vor allem diesen schrecklichen Juckreiz, besonders im Winter, wenn die Luft in den Räumen zu trocken ist und die Trockenheit der Haut noch zusätzlich durch das Tragen von Nylons verstärkt wird?

Eine Hilfe dagegen ist die folgende

ÖLMISCHUNG

- 50 ml Aloe-Vera-Öl (oder Gel)
- 2 Tropfen Atlaszeder (*Cedrus atlantica*)
- 4 Tropfen Lavendel fein (*Lavandula angustifolia*)

Alternativ könnte man auch eine Ehrenpreis-Tinktur verwenden:

URGROSSMUTTER KAROLINES EHRENPREIS-TINKTUR

150 g Ehrenpreis (frisches, blühendes Kraut) wird mit ca. ½ Liter Doppel-Korn (70%ig) angesetzt und zwei Wochen in der Sonne stehen gelassen. Bitte täglich schütteln! Dann wird abgeseiht. Das Pflanzenmaterial nicht wegschütten, sondern mit ¼ Liter abgekochtem, abgekühltem Wasser übergießen, drei Stunden stehen lassen, wiederum abseihen und nun zur alkoholischen Lösung dazugeben. Gut verschließen und wieder für zwei Wochen in die Sonne stellen. Danach wird in dunkle Fläschchen umgefüllt.

Gegen Juckreiz nehmen Sie von dieser Ehrenpreis-Tinktur dreimal täglich 10–15 Tropfen ein. Sie können aber die juckenden Stellen auch mit dieser Tinktur abreiben.

HAUTFUNKTIONSSTÖRUNGEN

Zu diesen Störungen zählt man beispielsweise Akne, die weltweit häufigste Hautproblematik, die nicht nur Jugendliche betrifft. Bei Akne haben wir es vor allem mit einer Erkrankung der Talgdrüsen und der Haarfollikel zu tun, die nach anfänglich harmlosen Irritationen zu starken entzündlichen Erscheinungen führt.

AKNE-PFLEGECREME

› 8 g Lamecreme
› 4 g Cetylalkohol
› 12 g Aprikosenkernöl

gemeinsam aufschmelzen. Währenddessen werden 60 ml Melissenhydrolat vorsichtig auf 50 °C gebracht. Wenn die Lamecreme und der Cetylalkohol im Aprikosenkernöl aufgelöst sind, geben Sie noch gut 20 Tropfen Hagebuttensamenöl (fettes Öl) dazu und anschließend wird mit dem Melissenhydrolat aufgegossen.

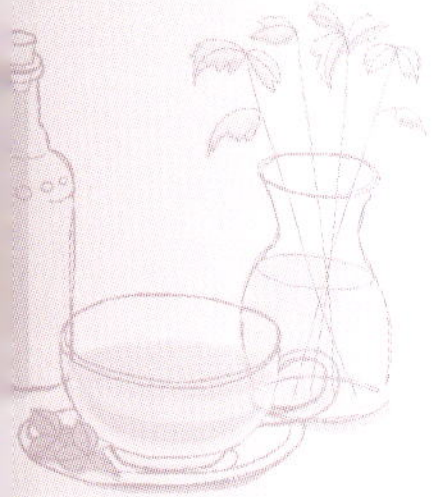

Gut rühren! Als ätherische Öle empfehlen sich:

- 3 Tropfen Lavendel fein (*Lavandula angustifolia*)
- 6 Tropfen Linaloe (*Bursera delpechiana*)
- 1 Tropfen Rosengeranie (*Pelargonium graveolens*)
- 2 Tropfen Karottensamenöl (*Daucus carota*)
- 7 Tropfen Grapefruit (*Citrus paradisi*)

Ich zähle allerdings auch eine zu trockene, schuppende Haut zu diesem Problemkreis und dafür habe ich eine gute Rezeptur gefunden – sie sollte auch Ihnen helfen, wenn Sie unter extrem trockener Haut leiden sollten:

PFLEGECREME FÜR TROCKENE HAUT

- 25 ml Macadamianussöl (*Macadamia integrifolia*)
- 25 ml Jojobaöl (*Simmondsia chinensis*)
- 10 Tropfen Orange süß (*Citrus aurantium dulcis*)
- 5 Tropfen Rosengeranie (*Pelargonium graveolens*)
- 5 Tropfen Narde (*Nardostachys jatamansi*)

Diese Mischung eignet sich auch für reife Haut.

Das ätherische Öl der ***Narde*** (*Nardostachys jatamansi*) wirkt besonders erdend und ausgleichend. Hilfreich ist es auch in Mischungen gegen Muskelkater, es wirkt krampflösend bei Unterleibserkrankungen und Menstruationsbeschwerden.

Seine beruhigende Wirkung macht dieses ätherische Öl auch wertvoll für das gesamte Nervensystem.

Im Altertum war Nardenöl einer der kostbarsten Duftstoffe.

Die ***Wilde Möhre*** oder ***Karotte*** (*Daucus carota*) gehört zur Familie der Doldenblütler. Ihr ätherisches Öl – gewonnen aus den Samen – ist besonders hilfreich bei trockener Haut, aber auch bei entzündlichen Prozessen. Es empfiehlt sich bei roten Äderchen (Couperose), auch bei Schuppenflechte

(Psoriasis) in die Hautpflegemischungen in niedriger Dosierung dieses wunderbar heilsame Öl mit einzubeziehen.

Auch das Hydrolat der wilden Möhre enthält wertvolle Inhaltsstoffe, nämlich Karotin und Hydrokarotin, aber auch basische Mineralstoffe.[18]

Massageöle gegen Schmerzen

HEXENSCHUSS-ÖL (VARIANTE)

- 50 ml Johanniskrautöl (*Hypericum perforatum*)
- 5 Tropfen Wacholderbeere (*Juniperus communis* – ätherisches Öl)
- 4 Tropfen Lavendel fein (*Lavandula angustifolia*)
- 3 Tropfen Lemongrass (*Cymbopogon citratus*)

„TUT GAR NICHT MEHR WEH"-ÖL

- 20 ml Johanniskrautöl (*Hypericum perforatum*)
- 4 Tropfen Lavendel fein (*Lavandula angustifolia*)
- 1 Tropfen Rosengeranie (*Pelargonium graveolens*)
- 2 Tropfen Cajeput (*Melaleuca cajeputi*)
- 1 Tropfen Rosmarin 1,8-Cineol

„SCHMERZ LASS NACH!"-ÖL (SANFTE VARIANTE)

- 20 ml Johanniskrautöl (*Hypericum perforatum*) oder Ringelblumenöl (*Calendula off.*)
- 2 Tropfen Rosmarin verbenon
- 1 Tropfen Lorbeer (*Laurus nobilis*)
- 1 Tropfen Wacholder (*Juniperus communis*)
- 3 Tropfen Bergamotte (*Citrus bergamiae*)

18 Siehe auch „Hydrolate – Sanfte Heilkräfte aus Pflanzenwasser", Freya-Verlag 2012

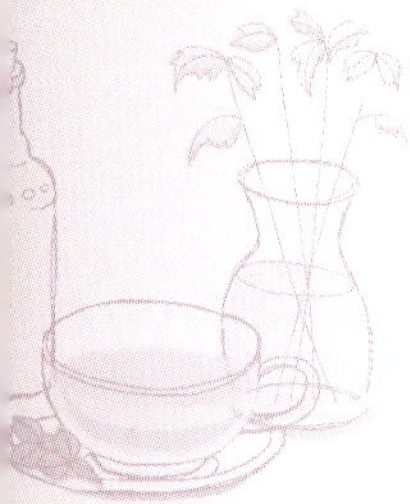

„SCHMERZ LASS NACH!“-ÖL (STARKE VARIANTE)

- 25 ml Johanniskrautöl (*Hypericum perforatum*)
- 10 Tropfen Cajeput (*Melaleuca cajeputi*)
- 5 Tropfen Wintergrün (*Gaultheria fragrantissima*)
- 5 Tropfen Rosmarin 1,8-Cineol
- 5 Tropfen Lavendel fein (*Lavandula angustifolia*)

Da diese Mischung sehr stark ist, bitte niemals großflächig auftragen!

ÖLMISCHUNG GEGEN MUSKELVERSPANNUNGEN (SPORTÖL)

- 100 ml Mandelöl (*Prunus dulcis*)
- 15 Tropfen Grapefruit (*Citrus paradisi*)
- 10 Tropfen Rosmarin 1,8-Cineol

Massageöle gegen Stress und Unruhe

„LASS ES DIR GUT GEHEN!“

- 30 ml Macadamianussöl (*Macadamia integrifolia*)
- 20 ml Jojobaöl (*Simmondsia chinensis*)
- 6 Tropfen Atlaszeder (*Cedrus atlantica*)
- 6 Tropfen Blutorange (*Citrus sinensis Mori*)
- 2 Tropfen Lavendel fein (*Lavandula angustifolia*)
- 1 Tropfen Rose türkisch (*Rosa centifolia*)

„BALSAM FÜR MEINE NERVEN“

- 2 Esslöffel Mandelöl süß (*Prunus dulcis*)
- 1 Tropfen Rosengeranie (*Pelargonium graveolens*)
- 1 Tropfen Sandelholz (*Santalum album*)
- 2 Tropfen Blutorange (*Citrus sinensis Mori*)

„WON'T YOU PLEASE LOVE ME"- PARTNERMASSAGEÖL

- 30 ml Mandelöl süß (*Prunus dulcis*)
- 3 Tropfen Muskatellersalbei (*Salvia sclarea*)
- 2 Tropfen Rose (*Rosa centifolia*)
- 1 Tropfen Jasmin sambac
- 1 Tropfen Rosengeranie (*Pelargonium graveolens*)
- 2 Tropfen Sandelholz (*Santalum album*)

„NERVENSTÄRKE FÜR DEN MANN"

- 20 ml Mandelöl süß (*Prunus dulcis*)
- 2 Tropfen Nagarmotha (*Cyperus scariosus*)
- 5 Tropfen Bergamotte (*Citrus bergamiae*)
- 2 Tropfen Palmarosa (*Cymbopogon martinii*)

Nagarmotha-Öl weckt im Mann den Wunsch nach Wärme und Zuwendung, es regt die Phantasie an und auch ein wenig die Sinnlichkeit. Es duftet nach Leder …

Massageöle bei Bauchweh

MASSAGEÖL GEGEN LEICHTE BAUCHKRÄMPFE

- 10 ml Macadamianussöl (*Macadamia integrifolia*)
- 2 Tropfen Kümmel (*Carum carvi*)

Massageöl leicht anwärmen (nicht heiß werden lassen!) und 10 Minuten entlang des Dickdarms den Bauch im Uhrzeigersinn damit massieren.

Danach eine warme Kompresse (in heißes Wasser getauchtes Gästehandtuch – gut auswringen!) auf den Bauch legen, eventuell ein angewärmtes Kirschkernkissen darauf und mit einem Badehandtuch zudecken. 20 Minuten ruhen.

MASSAGEÖL BEI DARMTRÄGHEIT

- 10 ml Mandelöl süß (*Prunus dulcis*)
- 2 Tropfen Bitterorange (*Citrus aurantium amara*)
- 2 Tropfen Schwarzer Pfeffer (*Piper nigrum*)
- 1 Tropfen Rosmarin verbenon

BEI VERSTOPFUNG

- 25 ml Mandelöl süß (*Prunus dulcis*)
- 3 Tropfen Rosmarin verbenon
- 2 Tropfen Ingwer (*Zingiberus off.*)
- 2 Tropfen Fenchel süß (*Foeniculum dulcis*)

BEI DURCHFALL

- 10 ml Mandelöl (*Prunus dulcis*)
- 1 Tropfen Lavendel fein (*Lavandula angustifolia*)
- 2 Tropfen Ingwer (*Zingiberus off.*)
- 1 Tropfen Rosengeranie (*Pelargonium graveolens*)

Ölmischungen bei Erkältungskrankheiten

Diese Ölmischungen können auf Brust und Rücken eingerieben werden, Sie haben aber auch die Möglichkeit, zusätzlich über die Fußsohlen damit zu unterstützen.

Am Rücken arbeiten Sie bitte großflächig mit beiden Händen von den Schultern in Richtung Gesäß, auf der Brust wird vorsichtig aufgetragen.

NEBENHÖHLENENTZÜNDUNG

- 25 ml Mandelöl (*Prunus dulcis*) oder Olivenöl (*Olea europaea*)
- 3 Tropfen Rosmarin 1,8-Cineol
- 2 Tropfen Zirbelkiefer (*Pinus cembra*)
- 1 Tropfen Cajeput (*Melaleuca cajeputi*)

HALSENTZÜNDUNG

- 25 ml Mandelöl (*Prunus dulcis*)
- 4 Tropfen Thymian linalool
- 2 Tropfen Salbei *(Salvia off.)*
- 1 Tropfen Benzoe Siam *(Styrax tonkinensis)*
- 3 Tropfen Rosenholz *(Aniba rosaeodora)* oder Sandelholz *(Santalum album)*

ERKÄLTUNGEN ALLGEMEIN

- 20 ml Mandelöl (*Prunus dulcis*)
- 10 ml Jojobaöl (*Simmondsia chinensis*)
- 2 Tropfen Cajeput (*Melaleuca cajeputi*)
- 1 Tropfen Angelika (*Angelica archangelica*)
- 4 Tropfen Bergamotte (*Citrus bergamiae*)

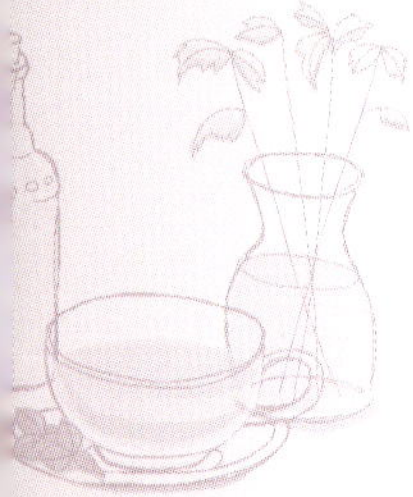

NASENPFLEGEÖL

› 10 ml Mandelöl süß (*Prunus dulcis*)
› 1 Tropfen Lavendel fein (*Lavandula angustifolia*)
› 1 Tropfen Cajeput (*Melaleuca cajeputi*)
› 1 Tropfen Myrte *(Myrtus communis)*

BEI HEUSCHNUPFEN

› 1 Tropfen Eucalyptus globulus
› 2 Tropfen Kamille römisch *(Chamamaelum nobilis)*
› 1 Tropfen Lavendel fein (*Lavandula angustifolia*)

in 10 ml Jojobaöl mischen und in einen Roll-on füllen. Bei Bedarf auf die Handgelenke reiben und daran schnuppern.

Hilfe bei Frauenproblemen

ROSMARIN-ZÄPFCHEN GEGEN VAGINALPILZE

› 6 Tropfen Rosmarin Verbenon
› 6 Tropfen Palmarosa (*Cymbopogon martinii*)
› 6 Tropfen Manuka (*Leptospermum scoparium*)
› 2,5 g Kakaobutter

Die Kakaobutter aufschmelzen, die Öle einrühren, in Zäpfchenformen gießen (bekommen Sie in der Apotheke). Abkühlen und fest werden lassen. Diese Zäpfchen heben Sie am besten einzeln verpackt im Kühlschrank auf. Sie mildern rasch den Juckreiz, brennen nicht und sind hautfreundlich.

KOMPRESSE BEI MONATSBESCHWERDEN

- 2 Tropfen Schafgarbe (*Achillea millefolium*)
- 2 Tropfen Kamille römisch *(Chamamaelum nobilis)*
- 1 Kaffeelöffel Mandelöl (*Prunus dulcis*)

miteinander mischen und auf dem Unterbauch auftragen.

1–2 Esslöffel Lavendelhydrolat mit einer Tasse Wasser gemeinsam anwärmen und einen Waschhandschuh damit tränken, gut auswringen und auf dem Unterbauch auflegen. Ein trockenes Handtuch darüber legen und eventuell noch eine Wärmeflasche darauf geben.

Gut zudecken und etwa 1 Stunde auf dem Sofa ruhen.

INTIMPFLEGE-LOTION

Bereiten Sie als Basis dafür erst eine Mandelmilch zu. Das Rezept dafür habe ich unter den Rezepten meiner Urgroßmutter Theresia gefunden:

- 50 g Mandeln, feinst gerieben, werden mit ¼ Liter Rosenwasser vermischt. Vier Stunden ziehen lassen, danach durch ein Tuch auspressen.

Diese ***Mandelmilch*** dient nun als Basis für unsere Intimpflege-Lotion, die Mandelmasse eignet sich hervorragend für Müsli.

Von dieser Mandelmilch benötigen Sie für die Intimlotion 100 ml.

Dazu kommt 1 Messerspitze Xanthan. Gut verrühren.

Außerdem mischen Sie jetzt noch 30 ml Mandelöl und 10 ml Jojobaöl dazu, rühren 5 Tropfen D-Panthenol (das ist ein Vitamin B5-Präparat) und 10 Tropfen Aloe-Vera-10fach ein und damit es auch gut duftet, empfehlen sich insgesamt 10 Tropfen ätherischer Öle (am besten Bergamotte, Palmarosa, Rose oder ähnliche).

Jetzt ist noch Mandelmilch übrig geblieben: Die können Sie wunderbar als Gesichtslotion einsetzen!

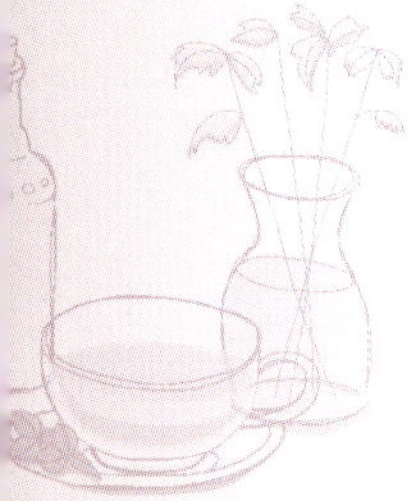

SCHEIDENPFLEGE BEI PILZGEFAHR

Vorbeugend, aber auch, wenn das Malheur bereits passiert ist, hilft ein Sitzbad mit dieser Teemischung:

- 2 Teile Ringelblumenblüten
- 1 Teil Schafgarbe
- 1 Teil Zinnkraut
- 1 Teil Spitzwegerichblätter

Die Teekräuter in ein Leinensäckchen (oder eine Socke) einbinden und ins Badewasser hängen. Die empfehlenswerte Wassertemperatur liegt bei ca. 38 °C.

CELLULITE-PFLEGEÖL

- 50 ml Ringelblumenöl *(Calendula off.)*
- 7 Tropfen Rosmarin 1,8-Cineol
- 5 Tropfen Rosengeranie *(Pelargonium graveolens)*
- 10 Tropfen Grapefruit (*Citrus paradisi)*

CELLULITE-PFLEGEÖL NR. 2

- 20 ml Aloe-Vera-Öl
- 10 ml Jojobaöl *(Simmondsia chinensis)*
- 2 Tropfen Lemongrass *(Cymbopogon citratus)*
- 1 Tropfen Wacholderbeere *(Juniperus communis)*
- 2 Tropfen Zypresse *(Cupressus sempervirens)*
- 1 Tropfen Rosengeranie *(Pelargonium graveolens)*
- 4 Tropfen Grapefruit (*Citrus paradisi)* od. Blutorange *(Citrus sinensis Mori)*

MENSTRUATIONSBESCHWERDEN

- 25 ml Mandelöl *(Prunus dulcis)*
- 4 Tropfen Muskatellersalbei *(Salvia sclarea)*
- 2 Tropfen Majoran *(Origanium majorana)*
- 2 Tropfen Lavendel fein *(Lavandula angustifolia)*

Venenprobleme

Bei Venenproblemen helfen sehr gut Rosskastanien-Produkte. Aber natürlich kann man auch Pflegeöle mit ätherischen Ölen dafür einsetzen. Hier einige Vorschläge:

VENENPFLEGEÖL

- 50 ml Ringelblumenöl *(Calendula off.)*
- 5 Tropfen Niaouli *(Melaleuca viridiflora)*
- 2 Tropfen Lavendel fein *(Lavandula angustifolia)*
- 2 Tropfen Sandelholz *(Santalum album)*

VENENPFLEGEÖL NR. 2

- 50 ml Johanniskrautöl (*Hypericum perforatum*)
- 2 Tropfen Muskatellersalbei *(Salvia sclarea)*
- 2 Tropfen Speiklavendel *(Lavandula latifolia)*
- 2 Tropfen Cajeput *(Melaleuca cajeputi)*
- 1 Tropfen Angelika *(Angelica archangelica)*

VENENPFLEGEÖL NR. 3

- 50 ml Ringelblumenöl *(Calendula off.)*
- 1 Tropfen Lavendel fein *(Lavandula angustifolia)*
- 2 Tropfen Immortelle *(Helichrysum italicum)*
- 2 Tropfen Lemongrass (*Cymbopogon citratus*)
- 2 Tropfen Myrte *(Myrtus communis)*
- 1 Tropfen Wacholderbeere *(Juniperus communis)*
- 2 Tropfen Zypresse *(Cupressus sempervirens)*

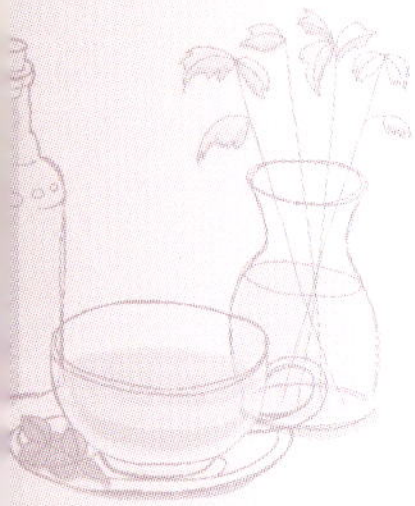

ROSSKASTANIEN-TINKTUR

Die geschälten Rosskastanien *(Aesculus)* werden in kleine Stücke geschnitten und in ein Glas gefüllt. Mit Doppelkorn auffüllen, Glas verschließen. Etwa 3–4 Wochen an einem warmen Platz ziehen lassen. Zwischendurch öfters schütteln. Die Tinktur färbt sich ein wenig gelb. Abfiltern und in eine dunkle Flasche füllen. Diese Tinktur können Sie sowohl für Waschungen einsetzen, als auch in einer entsprechenden Pflegesalbe verwenden. Sie kann – wenn die Beine schmerzen – auch als Kompresse verwendet werden.

ROSSKASTANIEN-SALBE

Auf Basis eines der Salbengrundrezepte können Sie mit Hilfe der Tinktur auch eine Venenpflegesalbe herstellen. Dazu rühren Sie die Tinktur vor dem Erkalten der Salbenmasse ein. Als ätherische Öle empfehlen sich dafür Myrte, Zypresse und Wacholderbeere, unterstützt von ein paar Tropfen Grapefruit.

BADEZUSÄTZE UND PFLEGEPRODUKTE

Fußbad, wenn's im Hals kratzt, die Nase läuft und der Körper innerlich friert:

- 1 Tropfen Manuka *(Leptospermum scoparium)*
- 1 Tropfen Kanuka *(Kunzea ericoides)*
- 1 Tropfen Niaouli *(Melaleuca viridiflora)*
- 1 Esslöffel Totes-Meer-Salz

miteinander vermischen und in eine Fußbadewanne geben. Mit 37 °C warmem Wasser auffüllen, so hoch es möglich ist. Die Füße 2 Mal täglich für 10 Minuten darin baden.

HAARSHAMPOO MIT BIRKENKNOSPENHYDROLAT

Dieses Rezept stammt aus meinem Buch ***„Hydrolate – Sanfte Heilkräfte aus Pflanzenwasser“*** und gehört immer noch zu meinen Lieblingsrezepturen:

- 100 ml Bier (am besten ein Pilsener)
- 1 Eigelb
- 100 ml Birkenknospen-Hydrolat
- 3 Tropfen ätherisches Öl, beispielsweise Rosmarin verbenon oder Lavendel fein *(Lavandula angustifolia)*

Das Eigelb mit dem Bier gut vermischen (geht am besten mit einer Gabel), Hydrolat und ätherische Öle hineinmischen. Ins nasse Haar einmassieren und zwei bis drei Minuten einwirken lassen. Gut ausspülen und mit Apfelessig nachspülen.

Wer eine eigene Heimdestille besitzt, kann im Frühling selbst sein Birkenknospenhydrolat herstellen. Ansonsten erhält man es im guten Fachhandel.

Bitte beachten Sie unbedingt, dass Birkenknospenhydrolat sich nicht zur Einnahme eignet!

GÄNSEBLÜMCHEN-SHAMPOO

Wenn die Haare „fliegen“, dann hilft dieses Shampoo. Bevor Sie es herstellen, benötigen Sie ein Gänseblümchen-Mazerat aus den Blütenköpfchen der Gänseblümchen hergestellt. Auch das Klettenwurzelöl könnten Sie selbst nach meiner Mazerat-Rezeptur dafür vorbereiten.

- 100 ml Basis-Shampoo, neutral (Fertigprodukt aus Kokosöl)
- 5 ml Gänseblümchen-Mazerat
- 2 ml D-Panthenol (Vit. B5-Komplex)
- 5 ml Klettenwurzelöl (Mazerat)
- 3 Tropfen Kamille römisch *(Chamamaelum nobilis)* – nur verwenden,

wenn Sie natürlich blond sind!

- 4 Tropfen Rosmarin verbenon
- 3 Tropfen Orange süß (*Citrus aurantium dulcis*) oder Blutorange (*Citrus sinensis Mori*) oder Zitrone (*Citrus limon*) nach Geschmack

Miteinander gut verschütteln und in eine Spenderflasche füllen.

Unterstützung bei der Frühjahrskur

FÜR IHR FRÜHLINGSBAD MISCHEN SIE

- 1 Tropfen Myrte *(Myrtus communis)*
- 3 Tropfen Grapefruit (*Citrus paradisi)*
- 1 Tropfen Zypresse *(Cupressus sempervirens)*
- 1 Tropfen Wacholderbeere *(Juniperus communis)*
- 1 Tropfen Weihrauch arabisch *(Boswellia sacra)*
- in einen Esslöffel Honig. Ins Badewasser emulgieren.

ENTSPANNUNGSBAD

Wenn man sich erschöpft fühlt, tut diese Mischung gut. Achten Sie bitte darauf, dass die Wassertemperatur möglichst bei 38 ° liegt. Badedauer ca. 10–15 Minuten. (Gegebenenfalls etwas heißes Wasser nachlaufen lassen!)

- 4 Tropfen Muskatellersalbei *(Salvia sclarea)*
- 2 Tropfen Ylang-Ylang (*Cananga odorata*)
- 4 Tropfen Lavendel fein (*Lavandula angustifolia*)
- 10 Tropfen Orange süß (*Citrus aurantium dulcis*)

Mischen Sie die ätherischen Öle in einem Fläschchen und verwenden Sie von dieser Mischung für Ihr Vollbad max. 6 Tropfen. Mit Honig, Sahne oder Totes-Meer-Salz ins Wasser emulgieren.

DUSCHBAD BEI ERSCHÖPFUNG

Nicht immer hat man eine Badewanne zur Verfügung – ich selbst bevorzuge meist eine erfrischende Dusche. Es gibt im Handel sehr gute neutrale und nicht beduftete Duschgels und Shampoos, die sich für ein „Aufpeppen" mit ätherischen Ölen gut eignen.

- 50 ml Duschgel, neutral
- 8 Tropfen Zitrone *(Citrus lemon)*
- 2 Tropfen Pfeffer, schwarz *(Piper nigrum)*
- 4 Tropfen Sandelholz *(Santalum album)*

Ätherische Öle ins Duschgel tropfen, gut verschütteln.

ZAHNCREME

Auch eine Zahncreme kann man selbst herstellen. Im Handel bekommen Sie dafür sogar befüllbare Tuben. Ich verwende dafür eine Dose, aus der ich mit der Zahnbürste die benötigte Menge entnehme.

- 60 ml Salbeihydrolat
- 5 ml pflanzliches Glycerin
- weiße Heilerde
- 2 g Birkenzucker
- 5 Tropfen Grapefruit (*Citrus paradisi*)
- 2 Tropfen Bergamotte *(Citrus bergamiae)*
- 2 Tropfen Pfefferminze *(Mentha piperita)* oder Bergamotteminze (*Mentha citrata*)

Hydrolat und Glycerin mit gerade so viel Heilerde vermischen, bis eine dicke, streichfähige Paste entsteht. Birkenzucker und ätherische Öle einrühren und in die Tube oder Dose füllen.

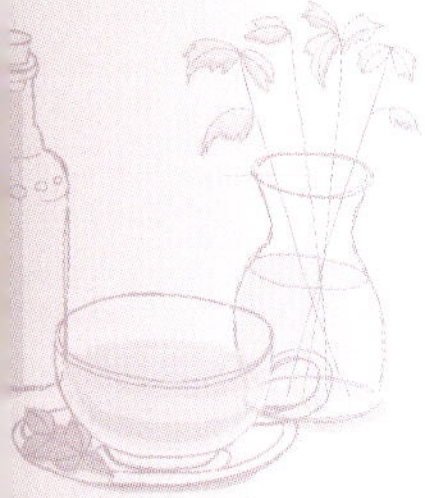

DEOSPRAY

› 10 ml Alkohol (Korn, Wodka)
› 9 Tropfen Myrte *(Myrtus communis)*
› 3 Tropfen Salbei (*Salvia off.*)
› 3 Tropfen Lavandin Super *(Lavandula hybrida)*
› 6 Tropfen Zitrone *(Citrus limon)*
› werden gut verschüttelt und mit
› 90 ml Hydrolat (Salbei, Myrte, Lavendel ...) aufgegossen. In eine Sprayflasche füllen, fertig!

Dieses Rezept kann natürlich nach eigenem Geschmack verändert werden.

EAU DE COLOGNE MIT ROSMARIN

› 12 Tropfen Bergamotte *(Citrus bergamiae)*
› 3 Tropfen Zitrone *(Citrus limon)*
› 4 Tropfen Grapefruit *(Citrus paradisi)*
› 3 Tropfen Neroli *(Citrus aurant. flos.)*
› 2 Tropfen Rosmarin verbenon
› 70 ml mindestens 70%iger Alkohol

gut miteinander vermischen. In einer dunklen Flasche für etwa 3 Wochen „reifen" lassen. Dann kommen noch 30 ml Orangenblüten-Hydrolat (Neroli-Hydrolat) dazu, gut verschütteln, und nochmals etwa 4–6 Wochen nachreifen lassen.

Wirkt sehr erfrischend und erhält durch den Rosmarin einen besonderen, leicht würzigen Kick.

GESICHTSÖL BEI FETTIGER HAUT

- 50 ml Haselnussöl *(Corylus avellana)*
- 2 Tropfen Rosmarin verbenon
- 2 Tropfen Speiklavendel (*Lavandula latifolia, Lavandula spica*)
- 1 Tropfen Eucalyptus dives

GESICHTSMASKE MIT ZITRONE

Gegen müde, abgespannte Haut hilft diese Creme-Packung fürs Gesicht (ein Rezept, das angeblich von Marlene Dietrich stammt und mir von meiner Tante überliefert wurde):

- Zitronensaft von ½ Zitrone
- 1 Teelöffel Honig
- 1 Eigelb
- 2 Teelöffel Schlagobers

miteinander vermischen und im Gesicht auftragen. Wie mein Mann dazu sagte: „Kann dann nach der Einwirkzeit abgeschleckt werden.“

GEGEN HAARAUSFALL

für eine Kopfhautmassage empfiehlt sich folgende Mischung:

- 5 ml Kokosöl
- 25 ml Weizenkeimöl
- 2 Tropfen Lorbeer *(Laurus nobilis)*
- 5 Tropfen Rosmarin verbenon
- 2 Tropfen Lavendel fein (*Lavandula angustifolia*)

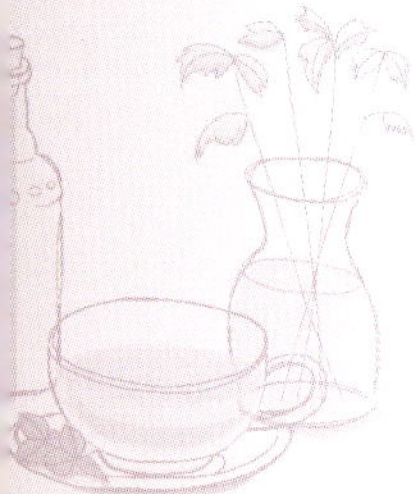

BEI HAUTJUCKEN

- 20 ml Aloe-Vera-Öl
- 10 ml Macadamianussöl *(Macadamia integrifolia)*
- 3 Tropfen Lavendel fein (*Lavandula angustifolia*)
- 3 Tropfen Lavandin Super (*Lavandula intermedia*)
- 5 Tropfen Bergamotte *(Citrus bergamiae)*

BEI NEURODERMITIS UND PSORIASIS (SCHUPPENFLECHTE)

Ich habe festgestellt, dass bei verschiedenen Hautproblemen eine Vogelmierensalbe sehr gute Hilfe leistet. Hier ist mein Rezept dazu:

- 1 Handvoll Vogelmiere, frisch gepflückt (das blühende Kraut)
- 150 ml Mandelöl süß

anwärmen, dann ca. 1 bis 1½ Stunden bei ca. 65 °C „ausziehen“ (wir machen ein Mazerat). Langsam abkühlen und für etwa 12 Stunden stehen lassen. Abfiltern und mit diesem Mazerat eine Salbe herstellen.

Dazu können Sie eines der bereits vorgestellten Grundrezepte verwenden. Diese Salbe ist auch für Kinder verwendbar!

NAGELPILZ-ÖLMISCHUNG 1

ist nicht nur unangenehm und sieht unschön aus, er ist auch relativ schwer in den Griff zu bekommen. Versuchen Sie es einmal mit dieser Ölmischung:

- 10 ml Jojobaöl *(Simmondsia chinensis)*
- 5 Tropfen Thymian linalool
- 5 Tropfen Palmarosa *(Cymbopogon martinii)*
- 5 Tropfen Bohnenkraut *(Satureja montana)*

Täglich mehrmals auf den betroffenen Nagel aufpinseln. Die Behandlung ist langwierig, Sie sollten die Mischung eventuell nach drei Wochen etwas abändern, folgend eine Variante:

NAGELPILZ-ÖLMISCHUNG 2

- 10 ml Jojobaöl *(Simmondsia chinensis)*
- 8 Tropfen Manuka *(Leptospermum scoparium)*
- 4 Tropfen Palmarosa *(Cymbopogon martinii)*
- 5 Tropfen Thymian thymol

GEGEN INSEKTEN (HILFT NICHT GEGEN BIENEN UND WESPEN!)

Mischen Sie in Ihre Sonnenmilch oder Ihre Hautcreme ätherisches Gewürznelkenöl ein.

Pro 25 ml Creme benötigen Sie 2 Tropfen (nicht mehr, sonst wirkt es bei sensibler Haut möglicherweise hautirritierend!). Stechmücken mögen den Duft der Gewürznelke gar nicht!

Alternativ ist es auch möglich, einen Raumspray zu erzeugen, dem Sie drei bis vier Tropfen Gewürznelkenöl beifügen (Bitte nicht bei kleinen Kindern anwenden, da ist diese Dosierung meist schon zu hoch!).

SOLE

stellen Sie einfach her, indem Sie in ein verschließbares Glas einen Brocken Natursalz legen und ihn mit Wasser gut bedecken. Nach einigen Tagen ist der Salzbrocken aufgelöst und in Ihrem Glas befindet sich Sole, die Sie für Mundspülungen gut verwenden können.

MUNDWASSER AUF SOLE-BASIS

- 1 Kaffeelöffel Sole
- 2 Tropfen Bergamotte (oder Salbei, Cajeput oder ein Öl Ihrer Wahl)

gut mischen und in ein Glas mit warmem Wasser einrühren. Schmeckt gut und ist hilfreich auch bei Zahnfleischproblemen.

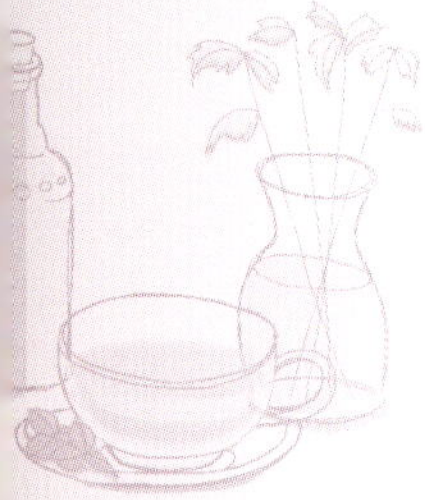

GESICHTSWASSER „GARTENSCHÖNHEIT“

Haben Sie Gurken gerne? Nun, sie benötigen für dieses Gesichtswasser eine kleine Salatgurke bzw. ½ Biogurke, 100 ml Rosenhydrolat und 10 ml frisch gepressten Zitronensaft (bio, versteht sich!).

Die Gurke wird so fein wie möglich geraspelt und durch ein Mulltuch oder einen Stoff-Filter gepresst. Dieses Wasser wird dann mit den restlichen Zutaten vermischt und in eine Sprühflasche gefüllt. Kräftig schütteln und nach der Gesichtsreinigung Gesicht, Hals und Dekolleté damit besprühen – erfrischt und glättet die Haut.

(Der Rest sollte im Kühlschrank aufbewahrt und so rasch als möglich verbraucht werden!)

Mischungen für die Duftlampe

Bitte beachten Sie, dass die hier angegebenen Rezepturen lediglich das Mischungsverhältnis darstellen sollen. Für die Duftlampe bzw. Ihren Diffuser oder Ihren Duft-Streamer verwenden Sie bitte pro Anwendung von diesen Mischungen lediglich 3–4 Tropfen!

GEGEN MÜDIGKEIT

- 2 Tropfen Rosmarin
- 2 Tropfen Litsea Cubeba
- 3 Tropfen Myrte Anden
- 3 Tropfen Zedernholz
- 3 Tropfen Petit Grain Bigar

ODER ALTERNATIV:

- 7 Tropfen Lemongrass
- 2 Tropfen Lavendel fein
- 1 Tropfen Zirbelkiefer

FÜR GEISTIGE FITNESS

- 1 Tropfen Pfefferminze
- 2 Tropfen Rosmarin
- 6 Tropfen Limette

ERFRISCHEND FÜR DEN GEIST

- 5 Tropfen Bergamotte
- 3 Tropfen Lemongrass
- 1 Tropfen Neroli
- 2 Tropfen Thymian Linalool

FÜR KREATIVES DENKEN

- 1 Tropfen Speiklavendel
- 1 Tropfen Rosengeranie
- 1 Tropfen Tonkabohne
- 5 Tropfen Grapefruit

BERUHIGEND UND DESINFIZIEREND

- 3 Tropfen Myrrhe
- 3 Tropfen Blutorange

BEI KUMMER

- 5 Tropfen Orange süß
- 2 Tropfen Neroli
- 1 Tropfen Cistrose
- 2 Tropfen Vanille

BEI HYPERAKTIVITÄT

- 5 Tropfen Mandarine rot
- 1 Tropfen Pfefferminze
- 2 Tropfen Palmarosa

„ICH BIN GANZ ENTSPANNT"

- 5 Tropfen Blutorange
- 2 Tropfen Bergamotte
- 3 Tropfen Vanille

oder:

- 6 Tropfen Linaloeholz
- 2 Tropfen Ylang-Ylang
- 1 Tropfen Zimt

GEGEN BURN-OUT

- 5 Tropfen Bergamotteminze
- 2 Tropfen Rosengeranie
- 1 Tropfen Koriander
- 1 Tropfen Patchouli
- 2 Tropfen Atlaszeder

GEGEN NERVOSITÄT

- 5 Tropfen Lemongrass
- 2 Tropfen Patchouli
- 2 Tropfen Rhododendron

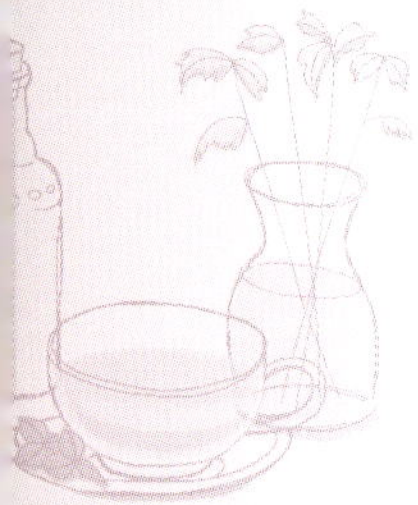

GEGEN ANGST

- 1 Tropfen Rose
- 2 Tropfen Orange süß
- 1 Tropfen Muskatellersalbei
- 1 Tropfen Atlaszeder

Gemeinsam mit 5 ml Jojobaöl können Sie diese Mischung auch in einen Roll-on füllen.

ODER ALTERNATIV:

- 2 Tropfen Rose
- 2 Tropfen Rosengeranie
- 1 Tropfen Mandarine rot
- 1 Tropfen Vetiver

ODER ALTERNATIV:

- 2 Tropfen Sandelholz
- 3 Tropfen Atlaszeder
- 1 Tropfen Vetiver
- 5 Tropfen Blutorange

GEGEN STRESS

- 4 Tropfen Grapefruit
- 2 Tropfen Myrte
- 2 Tropfen Zypresse
- 2 Tropfen Lavendel

BEI ERKÄLTUNG, HUSTEN, GRIPPE

- 10 Tropfen Rosmarin 1,8 Cineol
- 4 Tropfen Lemongrass
- 4 Tropfen Wacholderbeere

ODER ALTERNATIV:

- 5 Tropfen Zirbelkiefer
- 10 Tropfen Grapefruit
- 2 Tropfen Rosenholz

Tinkturen

Tinkturen werden zumeist mit 70%igem Alkohol angesetzt. Man füllt das jeweilige Pflanzenmaterial in ein weithalsiges Glas und übergießt mit Doppelkorn oder Ansatzalkohol. Die Mischung sollte täglich einmal geschüttelt werden.

Die meisten Tinkturen benötigen Wärme, aber nicht unbedingt Sonne, um zu reifen. Ich habe das Glück, ein ostseitiges Fenster zu besitzen, durch das die Morgensonne fällt. In diesem Raum ist es warm, es wird aber nie zu heiß. Und hier dürfen die Tinkturen zwischen vier und sechs Wochen ziehen.

Danach wird gut abgeseiht. Ich empfehle dazu ein Teesieb aus Stoff (Sie erhalten es meist sogar im Supermarkt), weil da auch kleinste Pflanzenreste hängen bleiben und so nicht in meiner fertigen Tinktur landen.

Nachstehend finden Sie einige Tinkturen, die Sie selbst ansetzen können und wofür sie geeignet sind. (Auch bei den einzelnen Problemen finden Sie gelegentlich den Hinweis auf eine bestimmte Tinktur und deren Anwendung.)

BALDRIANTINKTUR *(Valeriana officinalis)*

wird aus Baldrianwurzeln hergestellt. Wurzeln gut reinigen, klein schneiden. Die Baldriantinktur hilft bei Schlafstörungen. Nehmen Sie davon 20 Tropfen in einem Glas Wasser etwa ½ Stunde vor dem Schlafengehen.

Diese Tinktur wirkt auch gegen Panikattacken. In diesem Fall 5 Tropfen auf einem Stück Zucker einnehmen.

ERZENGELWURZ-TINKTUR *(Angelica archangelica)*

Herstellung aus den gereinigten Wurzeln, wie bei der Baldriantinktur. Man nimmt 2–3 x täglich bis zu 10 Tropfen bei Müdigkeit und Konzentrationsschwäche, verdünnt in einem Glas Wasser, jeweils nach den Mahlzeiten.

Bitte nicht anwenden, wenn Sie ein Magen- oder Darmgeschwür haben!

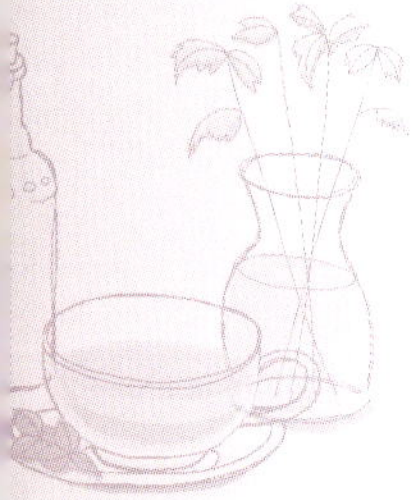

MUTTERKRAUT-TINKTUR (*Tanacetum parthenium*)

Mutterkrautblüten nach dem Tinkturen-Rezept ansetzen.
Gegen Kopfschmerzen (akut) 2 x täglich bis zu 20 Tropfen in einem Glas Wasser einnehmen.

ROSSKASTANIEN-TINKTUR

› bei Venenproblemen und für Salben.

Teerezepte

HILFE BEI BRONCHITIS:

› 1 Teil Rosmarin
› 1 Teil Zitronenthymian oder Quendel

Davon wird 1 gehäufter Teelöffel mit 1 Tasse heißem Wasser übergossen. 5–10 Minuten ziehen lassen, mit Honig süßen und möglichst warm trinken.

ALTERNATIV:

› 1 Teil Thymian
› 1 Teil Spitzwegerichblätter
› 1 Teil Bibernell-Wurzel (Pimpinella)
› 1 Teil Anisfrüchte

FRAUENTEE

- 4 Teile Schafgarbe
- 2 Teile Frauenmantel
- 2 Teile Melisse
- 2 Teile Hopfenblüten
- 1 Teil Lavendel
- 1 Teil Johanniskraut
- 1 Teil Ringelblumen

1–2 gehäufte Teelöffel mit einer Tasse kochendem Wasser übergießen, 10 Minuten ziehen lassen. Eventuell mit Honig süßen.

Dieser Tee hilft gegen Wechselbeschwerden, aber auch bei Prämenstruellem Syndrom, Migräne, Wetterfühligkeit ...

UNTERSTÜTZUNG BEI CELLULITE

- 2 Teile Löwenzahnwurzel
- 2 Teile Wiesenkönigin (Mädesüß)
- 1 Teil Erdbeerblätter
- 2 Teile Basilikum
- 1 Teil Weißdornblüten
- 2 Teile Salbei

2 Teelöffel dieser Mischung werden mit einer Tasse Wasser kalt angesetzt. Nach etwa 3 Stunden kurz aufkochen und 10 Minuten ziehen lassen, dann abseihen und trinken.

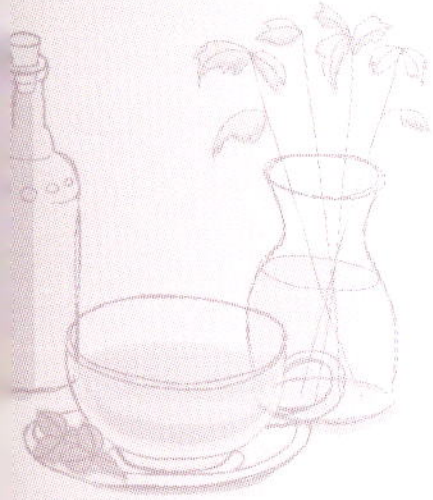

MISCHUNG GEGEN NERVOSITÄT

- 1 Teil Lavendelblüten
- 2 Teile Johanniskraut
- 2 Teile Zitronenmelisse

1 Teelöffel der Mischung mit 150 ml kochendem Wasser übergießen. Maximal 10 Minuten ziehen lassen. Sie können von diesem Tee bis zu drei Tassen täglich zu sich nehmen.

TEE GEGEN LEICHTE DEPRESSIVE VERSTIMMUNGEN (WINTERDEPRESSION)

- 1 Teil Wermutkraut
- 1 Teil Rosmarinblätter
- 1 Teil Passionsblumenkraut (Apotheke!)

1 Teelöffel der Mischung mit 150 ml kochendem Wasser aufgießen, 5–7 Minuten ziehen lassen. Abseihen. Ein bis zwei Tassen täglich.

SCHMERZLINDERUNG BEI MIGRÄNE

- 4 Teile Mädesüßblüten
- 5 Teile Pfefferminzkraut

1 Teelöffel der Mischung mit einer Tasse kochendem Wasser überbrühen, 8–10 Minuten ziehen lassen. Abseihen. Ein bis zwei Tassen täglich.

BLÄHUNGSMINDERNDER TEE

- Pfefferminze, zerstoßener Fenchel, Melisse

TEE ZUR LEBERUNTERSTÜTZUNG

- 4 Teile Mariendistelfrüchte
- 3 Teile Süßholzwurzel
- 3 Teile Löwenzahnkraut und Wurzel

Davon jeweils 1 Teelöffel mit einer Tasse Wasser überbrühen, 10 Minuten ziehen lassen, Abseihen. 2 x täglich eine Tasse trinken.

EINSCHLAFHILFE

- 2 Teile Rosenknospen
- 2 Teile Zitronenmelisse
- 2 Teile Orangenblüten
- 1 Teil Lavendelblüten

Davon 1 Teelöffel mit einer Tasse Wasser überbrühen, 10 Minuten ziehen lassen. Bei Bedarf etwas süßen. Vor dem Schlafengehen in kleinen Schlucken trinken.

Sollten Sie keine Orangenblüten bekommen können, so hilft auch ein Spritzer Orangenblütenwasser (Neroli-Hydrolat) als Zutat im Tee.

Kochrezepte

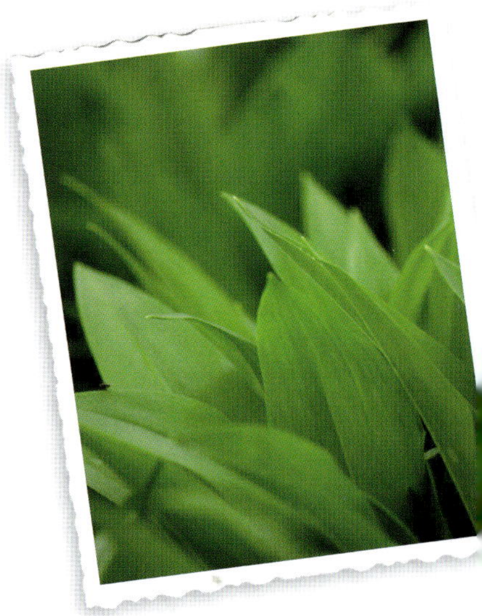

OMAS BÄRLAUCHSÜPPCHEN

Für unsere Bärlauchsuppe brauchen wir:

- 2 gute Handvoll Bärlauchblätter
- 1 mittlere Zwiebel
- 2 Esslöffel Butter
- 1 Esslöffel Mehl
- 1 Liter Gemüsebrühe
- 1 Esslöffel Sauerrahm
- Salz

Die Zwiebel wird fein gehackt und goldgelb angeröstet. Mit dem Mehl macht man eine lichte Einbrenn, die mit der Gemüsebrühe aufgegossen wird. Kurz ankochen lassen.

Die Bärlauchblätter werden fein gehackt und gemeinsam mit dem Rahm in die kochende Suppe eingerührt.

Oma hat diese Suppe immer mit gerösteten Semmelwürfeln serviert. Es passen aber auch beispielsweise kleine Profiteroles dazu.

BÄRLAUCHPESTO

Eines meiner Lieblingsrezepte, weil auch haltbar, ist dieses:

- 2–3 Handvoll Bärlauch als Grundzutat
- 1 Esslöffel Pinienkerne
- 50 g Pecorino- oder Padano-Käse, feinst gerieben
- 10 ml Olivenöl, native, extra virgine
- Pfeffer
- Salz

Den Bärlauch so fein wie möglich hacken, das geht am besten mit einem Wiegemesser. Die Pinienkerne im Mörser zerstampfen. Bärlauch, Pinienkerne, Käse in einer Schüssel gemeinsam vermischen und mit dem Olivenöl übergießen. Alles gut verrühren und ein paar Stunden bei Zimmertemperatur ziehen lassen. Salz und Pfeffer nach Geschmack unterrühren und in kleine Gläser abfüllen. Wenn man das Pesto kühl und dunkel lagert, hält es bis zu zwei Monaten.

OMAS ZIGEUNERKARTOFFELN

Ach, wenn ich daran denke, wie gut uns die als Kinder geschmeckt haben! Dazu gab's meist Bratwurst ...

½ kg mehlige Kartoffeln kocht man in Salzwasser weich, dann werden sie passiert, mit 50 g Butter vermischt und beiseite gestellt. Während die Kartoffeln gekocht werden, wird 1 gehäufte Handvoll Bärlauchblätter grob gehackt, mit ca. 1/8 Liter klarer Suppe kurz weichgekocht, abgeseiht und passiert.

Die passierten Bärlauchblätter in ¼ Liter Milch kurz ziehen lassen und rasch in die Erdäpfelmasse einrühren, mit Salz und Pfeffer abschmecken.

Passt natürlich nicht nur zu Würstchen, sondern auch zu einem Steak.

BRENNNESSELSIRUP

› 25 g frische Brennnesseln
› 75 g Honig

werden gemeinsam in einen Tontopf geschichtet und im Keller (bei gleichbleibender Temperatur) gelagert. Hilft, wenn man erkältet ist.

BRENNNESSELWEIN

1 Liter Wein wird mit 1 Hand voll Brennnesselblättern aufgekocht und nach dem Abkühlen mit Honig nach Geschmack gewürzt.

Hilft dem Immunsystem wieder auf die Beine.

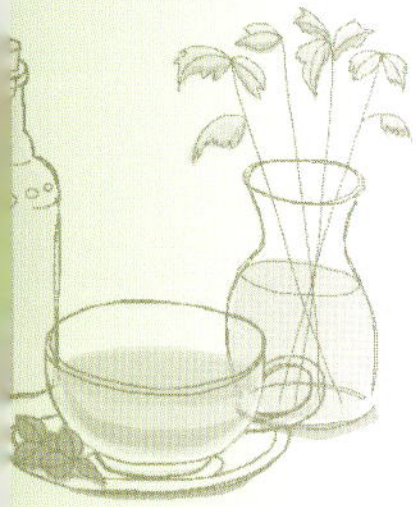

BRENNNESSELSUPPE

Junge Brennnesselblätter werden in Wasser weich gekocht (blanchiert), dann fein geschnitten, mit einer leichten Einbrenn angeschwitzt, mit Wasser übergossen, kurz aufgekocht und mit Sauerrahm zu einer Suppe gerührt. Gut würzen und mit gerösteten Schwarzbrotwürfeln servieren.

NOCH EINE BRENNNESSELSUPPE

Fein gehackte Zwiebel in Fett andünsten, mit Bouillon ablöschen, junge Brennnesseltriebe fein hacken und dazugeben, aufwallen lassen. Ein Ei hineinrühren, würzen und mit Schwarzbrotwürfeln servieren.

BRENNNESSELSAMEN

Brennnesselsamen kann man als Würze aufs Brot, auf Salat streuen oder auch in eine Suppe oder in einen Topfenaufstrich geben. Man kann sie auch in ein Brot einbacken.

BRENNNESSEL-LASAGNE

- 500 g junge Brennnesselblätter
- 500 g Champignons
- 500 g Mozzarella
- 12 Lasagneblätter
- 200 ml Schlagobers
- 400 g passierte Paradeiser
- Kräuter, Salz und Pfeffer zum Würzen

Brennnesseln kurz blanchieren, abtropfen. Mozzarella und Champignons in Scheiben schneiden. Schlagobers mit Paradeisern vermischen und würzen. In eine gefettete Auflaufform Lasagneblätter abwechselnd mit Brennnesseln, Champignons, Soße und Mozzarella belegen, bis alles aufgebraucht ist. Oberste Schicht: Mozzarella. Bei ca. 200 °C im Backrohr garen.

BRENNNESSEL-RISOTTO

Aus Risotto-Reis, Zwiebeln und Olivenöl ein Risotto bereiten und kurz vor dem Fertigwerden grob gehackte Brennnesseln (vorher in etwas Butter andünsten) unterrühren.

Mit Parmesan bestreut servieren.

JAPANISCHE BRENNNESSELTEMPURA

Brennnesselblätter in Palatschinkenteig oder Bierteig eintauchen und im heißen Fett frittieren. Mit Sojasauce servieren.

HOPFENLIKÖR

Auch diese „Einschlafhilfe“ ist ein altes Familienrezept, diesmal von Urgroßmutter Theresia.

Ein Glas mit weitem Hals mit grünen Hopfenzapfen anfüllen (die weiblichen Zapfen werden dafür verwendet) und mit Sherry auffüllen. Die Hopfenzapfen müssen vollkommen bedeckt sein.

Diese Mischung lässt man nun vier Wochen lang im verschlossenen Glas ziehen. Dann wird abfiltriert und mit Läuterzucker gesüßt (nach Geschmack).

Läuterzucker können Sie ganz einfach herstellen: 50 g Zucker werden mit 50 ml Wasser aufgekocht, bis sich der Zucker ganz aufgelöst hat. Fertig.

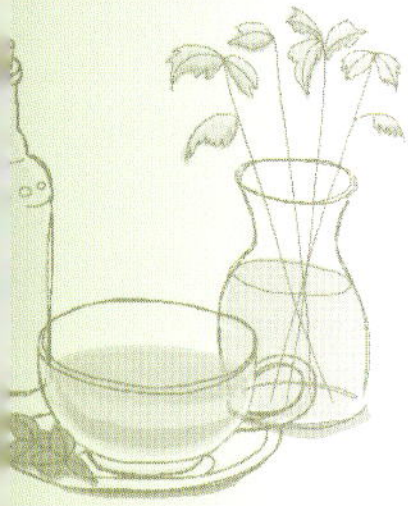

FRÜHLINGSKRÄUTERSALAT

Für einen schmackhaften Frühlingskräutersalat müssten Sie genaugenommen bloß in den Garten gehen, so Sie einen besitzen, denn so ziemlich alle dafür verwendeten Kräuter finden Sie hier:

- 3 Teile Löwenzahnblätter (möglichst zarte)
- 1 Teil Vogelmiere
- 1 Teil Spitzwegerichblätter
- 1 Teil Gänseblümchen (sowohl Blätter, Knospen, als auch Blüten)
- 1 Teil Gierschblättchen (möglichst jung!)
- eventuell pro Person 1 hartgekochtes Ei, in Scheiben geschnitten

Für die Marinade nehme ich – so vorhanden – Veilchenessig und Rapsöl, eine Prise Zucker sowie Salz und Pfeffer.
Wer mag, kann noch mit einem Esslöffel Sauerrahm (= saure Sahne) verfeinern. Dazu frisches Baguette ... Köstlich!

FRÜHLINGSKRÄUTERSUPPE

Für meine Frühlingskräutersuppe verwende ich folgende Pflanzen (die Liste kann nach Belieben abgeändert oder ergänzt werden):

Brennnessel, Gundelrebe, zarte Blättchen der Schafgarbe, wenn möglich Sauerampfer, Giersch (der überwuchert sowieso zu viele meiner Beete und gehört aufgegessen!), Gänseblümchen, Vogelmiere, junge Löwenzahnblättchen und Taubnesselblättchen, wenn vorhanden kommt auch Bärlauch dazu.

Was sich halt so im Garten gerade findet, kommt in meinen Suppentopf hinein! Zuerst wird Butter mit Mehl angeschwitzt, mit Gemüsebrühe aufgießen und die zerkleinerten Kräuter dazugeben. Ich lasse das Süppchen gerne ca. 15 Minuten lang ziehen (bei kleiner Flamme). Mit einem 1/8 Liter Sauerrahm verrühren, mit Gewürzen abschmecken und mit Schwarzbrot servieren.

DIE MAGISCHE KRAUTSUPPE

Dieses Rezept meiner Schwester Sigrid ist für ca. 6-8 Personen berechnet, kann aber auch immer wieder aufgewärmt und über einige Tage hinweg (während der Frühjahrskur?) verspeist werden. Es kann im Kühlschrank ohne Bedenken für mehrere Tage aufbewahrt werden. Hält man sich übrigens mit dem Essen anderer Speisen in dieser Zeit zurück, nimmt man tatsächlich etwas ab!

- 1 ganzer Kopf Weißkraut
- je eine Paprikaschote rot, gelb und grün
- 1 große weiße Zwiebel
- 1 Bund Lauch
- 3-4 Karotten
- 1 Dose geschälte Tomaten
- 1 Würfel Gemüsebrühe
- Gewürze nach Geschmack (Pfeffer, Kümmel, Ingwer, Chili ...)

Gemüse in Stücke schneiden, mit Wasser und Gemüsebrühe aufkochen und mit den Gewürzen verfeinern. Das Kraut sollte bissfest, also nicht zu weich sein. Als Hauptmahlzeit mit einem Stück getoastetem Schwarzbrot.

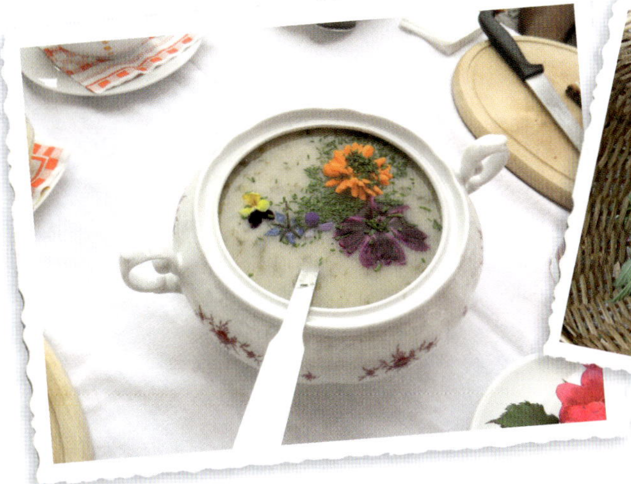

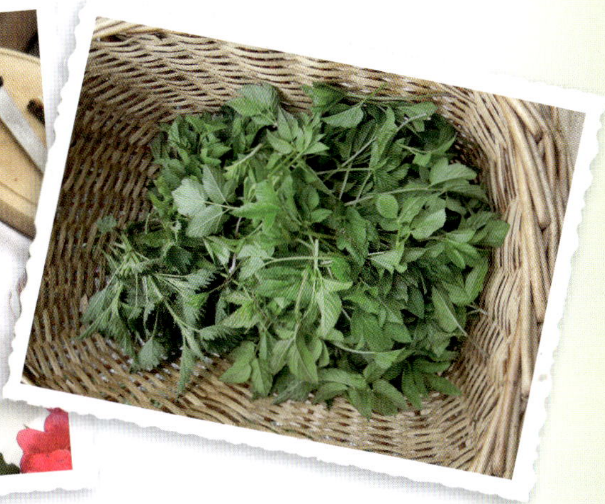

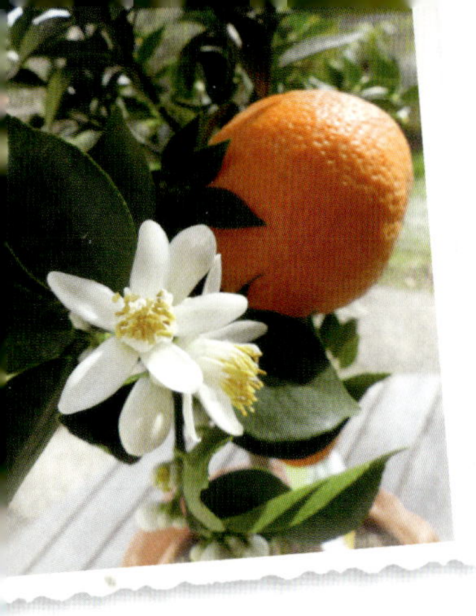

„Ein Tag ohne Dufterlebnisse
ist ein verlorener Tag.“

Spruch aus Ägypten

Was sind die Unterschiede zwischen Duftlampe, Vernebler und Co?

Was muss ich bei der Anwendung beachten?

Immer wieder werde ich gefragt, welche Form der Raumbeduftung vorteilhafter ist. Das ist schwierig zu beantworten, denn das hängt von mehreren Faktoren ab. Wichtig ist in jedem Fall, dass man bedenkt: Hält man sich im bedufteten Raum längere Zeit auf, so hat man das Gefühl, dass nach einer gewissen Zeit der Duft nicht mehr riechbar ist.

Ich empfehle daher, eine Duftlampe nach etwa ½ bis ¾ Stunde für ein Weilchen auszuschalten bzw. die Kerze auszulöschen. „Dann riecht man ja gar nichts mehr,“ werden Sie jetzt sagen.

Dennoch: Die Wirkung ist nach wie vor vorhanden! Verlassen Sie nämlich den Raum für ein paar Minuten und kommen dann wieder zurück, dann werden Sie merken, dass der Duft immer noch im Raum schwingt.

BETRACHTEN WIR DIE EINZELNEN GERÄTE DER REIHE NACH:

Duftlampe mit Teelicht

Die Duftlampe mit Teelicht eignet sich nur dann für Ihre Raumbeduftung, wenn Sie sicher sein können, dass Ihr Kind nicht „neugierig“ ist und die Lampe als Spielzeug betrachtet oder als „Objekt der Begierde“. Offene Flammen sind nichts für kleine Kinderhände!

Bei einer Duftlampe mit offenem Licht – eigentlich die klassische Form, die bis vor einigen Jahren am gebräuchlichsten war – muss man allerdings immer darauf achten, dass die Wasserschale eine ausreichende Größe aufweist und der Abstand zwischen ihr und der Flamme nicht zu knapp bemessen ist. Das Wasser mit dem ätherischen Öl wird sonst zu heiß und verdunstet nicht, sondern beginnt manchmal sogar zu sieden. Und das ist leider ganz und gar nicht günstig ...

Diese Duftlampen eignen sich vor allem für Räume bis zu 30 m^2.

Elektrische Duftlampe

Da gibt es eine ganze Reihe hübscher Objekte, die gleichzeitig auch der Raumgestaltung dienlich sein können, manche mit Glasschirmen in bunten Farben. Eine elektrische Duftlampe besitzt eine Glasphiole, in der Sie Wasser gemeinsam mit ätherischen Ölen zur Verdunstung bringen. Durch die Wärme der Glühbirne wird die Mischung sanft erwärmt und es verbreitet sich der Duft im Raum.

Ich mag diese Art der Raumbeduftung sehr gerne, weil man zumindest für zwei bis drei Stunden nicht besondere Aufmerksamkeit darauf lenken muss, dass die Flüssigkeit zu heiß werden könnte.

Die elektrischen Duftlampen eignen sich für Raumgrößen bis ca. 20 m^2.

Vernebler

Seit einiger Zeit sind sogenannte Vernebler auf dem Markt. Mit diesen elektrisch betriebenen Geräten, die nicht zu heiß werden können, da sie mit Thermostat geregelt sind, hat man eine sehr feine Möglichkeit, ätherische Öle in den Raum zu „vernebeln".

Geformt sind sie meist wie Kegel, die an der Spitze eine Öffnung besitzen, durch die Dampf aufsteigt, der das ätherische Öl im Raum verteilt. Manche sehen aus, wie ein kleiner Vulkan ...

Auch hier wird das ätherische Öl gemeinsam mit Wasser ins Gerät gefüllt. Der Vernebler verdunstet die Mischung in vielen Mikropartikeln in die Raumluft und kann – beinahe ohne Geräusch – Räume bis ca. 30 m^2 beduften. Er schaltet sich automatisch aus, wenn das eingefüllte Wasser verbraucht ist.

Aroma-Stream

Der Aroma-Stream wird ebenfalls elektrisch betrieben, allerdings ohne Wasser, nur mit ätherischem Öl. Das Öl wird auf ein Vlies getropft und mit einem leisen Ventilator-Gebläse im Raum verteilt. Das Vlies ist in einer Kartusche, die auf der Unterseite des Aroma-Streams eingelegt wird und die man leicht wechseln kann. Der Ventilator saugt die Luft durch das Vlies an und verbläst die ätherischen Öle so in die Raumluft.

Diese Geräte besitzen meist zwei Schaltstufen. Sie sind meiner Meinung nach erst sinnvoll ab einer Raumgröße von ca. 30 m^2. Man kann sie einfacherweise auch mit einer Zeitschaltuhr koppeln. Beduften Sie jeweils eine halbe Stunde und dann wieder eine Stunde Pause, das wäre ideal.

Aroma-Steine

Aroma-Steine aus glasierter Keramik gibt es in verschiedenen Formen und Farben. Diese Steine werden ebenfalls elektrisch betrieben. In die kleine Vertiefung wird zuerst etwas Wasser gegeben und darauf werden die ätherischen Öle getropft.

Aroma-Steine werden nicht heiß, sondern nur handwarm und können daher ganz speziell auch in Räumen eingesetzt werden, in denen Kinder spielen, sich ältere gebrechliche Menschen oder auch Tiere aufhalten. Die ätherischen Öle können nicht „anbrennen“.

Aroma-Steine sind lediglich für kleine Räume bis max. 20 m^2 geeignet.

Air-Sticks

Air-Sticks bestehen aus Holzstäbchen (meistens aus Peddigrohr), die in eine Flasche gesteckt werden, die mit einer Mischung aus ätherischen Ölen, Alkohol und pflanzlichem Glyzerin gefüllt ist. Sie eignen sich besonders für eine diskrete Beduftung. Vorsicht ist allerdings geboten, falls sie in Reichweite von kleinen Kindern aufgestellt werden: Die Neugierde könnte zum Austrinken der Flüssigkeit verleiten!

Duftsteine

Dabei handelt es sich um Keramikduftsteine, die nicht glasiert wurden. Auf den Stein wird das ätherische Öl unverdünnt aufgeträufelt und er gibt den Duft langsam wieder an den Raum ab.
Diese Steine eignen sich beispielsweise gut am Nachtkästchen, um einen „Schlafduftimpuls“ zu setzen.

Duftbrunnen

Der Duftbrunnen kombiniert die Luftbefeuchtung eines Raums mit der stimulierenden Wirkung ätherischer Öle. Dadurch entsteht ein sehr angenehmes . Duftbrunnen erhalten Sie in den verschiedensten Varianten.
Kleine eignen sich zur Beduftung von Räumen bis zu ca. 25 m^2, größere Brunnen können auch beispielsweise den Eingangsbereich eines Hotels aromatisieren (Achten Sie daher bitte unbedingt auf die Größe). Leider sind die schönsten Brunnen sehr teuer ...

Name	Botanische Bezeichnung	Wirkung	Kontraindikationen
Amyris „Westindisches Sandelholz"	*Amyris balsamifera*	hautpflegend, harmonisierend, gegen Stress	keine
Angelikawurzel	*Angelica archangelica*	desinfizierend, entzündungshemmend, schleimlösend, verdauungsfördernd, Nervosität, Stress, Angst, Schlafstörungen	wegen der Inhaltsstoffe: nicht vor einem Sonnenbad
Anissamen	*Pimpinella anisum*	antibakteriell, verdauungsfördernd, entkrampfend, entspannend	keine langfristige Anwendung, Dosierung beachten!
Ashwaghanda	*Withania somnifera*	beruhigend, Hilfe gegen Stress, lichtbringend, entzündungshemmend	Dosierung beachten!
Atlaszeder	*Cedrus atlantica*	Schnupfen, Bronchitis, Harnwegsinfektionen, Nervosität, Hautpflege	nicht anwenden bei Epilepsie!
Benzoe Siam	*Styrax tonkinensis*	Hautprobleme, Beruhigung, Schlafunterstützung	nicht bei Babys
Bergamotte	*Citrus bergamia*	Wundheilung, entzündungshemmend, Angst, Depression, Stress, Infektionskrankheiten	nicht vor einem Sonnenbad
Bergamotteminze	*Mentha citrata*	Lernhilfe, Hautpflege, Hilfe gegen Juckreiz	keine
Blutorange	*Citrus sinensis mori*	Hilfe gegen Lichtmangel, Nervosität, Stress	nicht vor einem Sonnenbad
Bohnenkraut Bergbohnenkraut	*Satureja (montana) hortensis*	verdauungsfördernd, pilztötend (Nagelpilz), konzentrationsfördernd	Dosierung beachten!
Cajeput	*Melaleuca cajeputi Melalecuca leucadendron*	Erkältungen, Schmerzlinderung, Konzentrationsförderung	nicht für Babys bis 6 Monat
Champaca	*Michelia champaca*	hautpflegend, Hilfe gegen Depressionen, stresslösend, ausgleichend	Dosierung beachten!
Cistrose	*Cistus ladaniferus L.*	Hautprobleme, Akne, Neurodermitis, Psoriasis, Scharlach, Keuchhusten, Blasenentzündung	Dosierung beachten!
Eucalyptus citriodora Zitroneneukalyptus	*Corymbia citriodora*	Insektenschutz	Dosierung beachten!
Eucalyptus globulus	*Eucalyptus globulus*	Erkältungen	Dosierung beachten!
Eucalyptus radiata	*Eucalyptus radiata*	Erkältungen, rheumatische Beschwerden	Dosierung beachten!
Eucalyptus staigeriana	*Eucalyptus staigeriana*	Erkältungen, psychosomatische Beschwerden	Dosierung beachten!
Fenchel	*Foeniculum vulgare dulcis*	Verdauungsprobleme, Erkältungen, Bronchitis	keine langfristige Anwendung, Dosierung beachten!
Ginster	*Spartium junceum*	entspannend, entkrampfend, beruhigend, einhüllend	Dosierung beachten!
Gewürznelke	*Syzygium aromaticum*	beruhigend, „Weihnachtsduft", konzentrationsfördernd, Insektenschutz	Achtung: hautreizend!
Grapefruit	*Citrus paradisi Citrus decumana*	geistig erfrischend, belebend, durchblutungsfördernd, Keuchhusten, Bronchitis, Pubertätskrisen, Ängste	Keine Kontraindikationen

Name	Botanische Bezeichnung	Wirkung	Kontraindikationen
Ho-Blatt	*Cinnamomum camphora Sieb*	hautpflegend, stärkt Bindegewebe, antibakteriell, antiviral, entspannend, beruhigend	Keine Kontraindikationen
Immortelle	*Helichrysum italicum Helichrysum angustifolia*	Bluterguß, Prellungen, Verletzungen, Psoriasis, Sonnenschutz	Dosierung beachten!
Jasmin	*Jasminum sambac, Jasminum grandiflorum*	Menstruationsprobleme, Prämenstruelles Syndrom, Wechselbeschwerden, Geburtsvorbereitung, Angst, Schlaflosigkeit, Depression	Keine Kontraindikationen, Dosierung beachten!
Kamille römisch	*Chamamaelum nobilis, Anthemis nobilis*	Zahnungsschmerzen, Säuglingskolik, Schnupfen, Hautpflege, Stress, Schlafprobleme, Hyperaktivität	Achtung bei Korbblütlerallergie! Dosierung beachten!
Kanuka	*Leptospermum ericoides, Kunzea ericoides*	entzündungshemmend, venenstärkend, lymphanregend, ausgleichend	Keine Kontraindikationen
Kardamom	*Elettaria cardamomum*	blähungsmindernd, krampflösend, schleimlösend, gegen Haut- und Nagelpilz	In der Schwangerschaft mit Vorsicht einsetzen!
Karottensamen	*Daucus carota*	hautregenerierend, beruhigend, bei roten Äderchen, bei Nagelbettentzündung	Achtung: menstruationsfördernd (nicht in der Schwangerschaft), kann Photosensitivität der Haut erhöhen!
Koriandersamen	*Coriandrum sativum*	Grippale Infekte, Erschöpfung, Konzentrationsstörungen	keine Nebenwirkungen
Kreuzkümmel	*Cuminum cyminum*	krampflösend, blähungswidrig, kann anstelle von Kümmel eingesetzt werden	Dosierung beachten!
Kümmel	*Carum carvi*	krampflösend, blähungswidrig, kann anstelle von Kreuzkümmel eingesetzt werden	Dosierung beachten!
Lavandin Super	*Lavandula intermedia Lavandula hybrida*	belebend, konzentrationsfördernd, wundheilend, bei Erkältungen, gegen Juckreiz, gegen Schmerzen, bei Rheuma, Nebenhöhlenbeschwerden, Insektenschutz	keine
Lavendel fein	*Lavandula angustifolia*	beruhigend, bei Kopfschmerzen, Hautprobleme, Erkältungen, Verbrennungen, Insektenstiche, Schlafprobleme, Angst, Stress	keine
Lemongrass	*Cymbopogon flexuosus Cymbopogon citratus*	regt Immunsystem an, geistig erfrischend, insektenabwehrend, schmerzlindernd, Akne	Hautreizungen möglich! Nicht bei Babys und Kleinkindern anwenden!
Linaloeholz	*Bursera glabrifolia*	gegen Stress, beruhigend, hautpflegend	keine
Litsea cubeba	*Litsea cubeba*	tonisierend, antiseptisch, luftreinigend, erfrischend, anregend	Vorsicht: unverdünnt kann es zu Hautreizungen führen!
Lorbeer	*Laurus nobilis*	Lymphprobleme, Schuppen, Haarausfall, Rheuma, Muskelschmerzen	Dosierung beachten!
Mandarine rot	*Citrus reticulata*	beruhigend, einhüllend, entspannend, Schlafprobleme, Angst, Unruhe	keine
Manuka	*Leptospermum scoparium*	Juckreiz, Hautprobleme, Wunden, Fußpilz, Stress, Erkältung, Stärkung des Immunsystems	keine

Name	Botanische Bezeichnung	Wirkung	Kontraindikationen
Melisse	*Melissa officinalis*	Beruhigend, gegen Stress, Menstruationskrämpfe, entspannend, Schlafprobleme, bei Heuschnupfen und Asthma, Antiviral, Fieberblasen	Dosierung beachten!
Mimose	*Acacia dealbata*	angstlösend, bei Stress, Hautpflege (Akne)	keine
Muskatellersalbei	*Salvia sclarea*	Hautpflege (Akne, Schuppen, Schweiß, Pilze), schenkt Mut, Hormonprobleme	Dosierung beachten!
Myrrhe	*Commiphora molmol, Commiphora myrrha*	stresslösend, hautfreundlich, wundpflegend, harmonisierend	Vorsicht in der Schwangerschaft
Myrte	*Myrtus communis*	Erkältungen, Heuschnupfen, Immunstärkung, Ohrenentzündungen, Hautpflege (Akne)	keine
Narde	*Nardostachys jatamansi*	erdend, krampflösend, entspannend, beruhigend	Dosierung beachten!
Neroli	*Citrus aurantium ssp. aurantium flos.*	Schocköl! Asthma, Pseudo-Krupp, Kehlkopfentzündung, Stress, Angst, krampflösend, einhüllend, stimmungshebend, Hautprobleme	keine
Niaouli	*Melaleuca quinquenervia*	Erkältungen, Verletzungen, Immunsystem, Hautprobleme, Konzentrationsfördernd	Dosierung beachten!
Orange süß	*Citrus sinensis*	Stress, Angst, Beruhigung, krampflösend	keine
Palmarosa	*Cymbopogon martinii*	fiebersenkend, antiviral, krampflösend, Akne, Hautprobleme allgem., Pilze	keine
Patchouli	*Pogostemon patschuli*	wundheilend, erkältungswirksam, hautpflegend, Akne!, Pilze, Nervosität, kraftspendend	Dosierung beachten!
Pfefferminze	*Mentha piperita*	erfrischend, klärend, antibakteriell, wundheilend	NIE für Bäder! Nicht an die Augen bringen!
Ravintsara	*Ravintsara aromatica*	Gürtelrose, Grippaler Infekt, Krämpfe, Stress	Dosierung beachten!
Rhododendron	*Rhododendron anthopogon*	bei Erkältungen, Grippe, antiviral, antibakteriell, entzündungshemmend, schmerzstillend	Dosierung beachten!
Rose	*Rosa damascena, Rosa centifolia*	beruhigend, angstlösend, einhüllend, hautpflegend, erkältungswirksam	Dosierung beachten!
Rosengeranie	*Pelargonium graveolens Pelargonium odoratissimum*	Erkältungen, Hautprobleme, Ekzeme, Hormonregulierung, Stress, Ärger, Erschöpfung, Insektenschutz	Dosierung beachten!
Rosenholz	*Aniba rosaeodora*	hautpflegend, erkältungswirksam (HNO-Erkrankungen), Angst, Schlafprobleme, Unruhe	keine
Rosmarin 1,8-Cineol	*Rosmarinus officinalis* Cineol	erkältungswirksam, schleimlösend, anregend, bei Muskelschmerzen	Dosierung beachten!
Rosmarin verbenon	*Rosmarinus officinalis verbenon*	hautpflegend, erkältungswirksam, krampflösend	keine
Salbei (Lavendelsalbei)	*Salvia triloba*	Muskelschmerzen, Rheuma	Dosierung beachten!

ame	Botanische Bezeichnung	Wirkung	Kontraindikationen
andelholz	*Santalum album*	Immunsystem, hautpflegend, juckreizstillend, Akne, Bronchitis, Kehlkopfentzündung, Blasenentzündung	Dosierung beachten!
chafgarbe	*Achillea millefolium*	entzündungshemmend, antiseptisch	Achtung bei Korbblütler-allergie! Dosierung beachten!
hymian linalool **tronenthymian**	*Thymus vulgaris ct. linalool*	Immunsystem, Harnwegsinfektion, HNO-Probleme, Stärkung Selbstbewußtsein	keine
hymian thymol	*Thymus vulgaris ct. Thymol*	Erkältungen, Grippale Infekte, Stärkung Immunsystem	nicht bei hohem Blutdruck!
onka	*Dypterix odorata*	beruhigend, einhüllend, entspannend, Schlafprobleme, Angst, Unruhe	Dosierung beachten!
anille	*Vanilla planifolia* *Vanilla fragrans*	beruhigend, einhüllend, entspannend, Schlafprobleme, Angst, Unruhe	Dosierung beachten!
eilchen	*Viola odorata*	bei seelischen Blockaden, Stress, Hautpflege, Akne	keine
etiver	*Vetiveria zizanioides*	erdend, krampflösend, entspannend, beruhigend, hautpflegend, stärkt Selbstbewußtsein	Dosierung beachten!
irginia-Zeder	*Juniperus virginiana*	Akne, Ekzeme, Atemwegsinfektionen, Bronchitis, Blasenentzündungen	nicht bei Epilepsie
acholderbeere	*Juniperus communis*	durchblutungsfördernd, Rheuma, niedriger Blutdruck, krampflösend, bei Hautentzündungen, Ekzemen, Akne	nicht bei hohem Blutdruck!
eihrauch **rabisch**	*Boswellia carterii (sacra)*	hautpflegend, erkältungswirksam, beruhigend, antidepressiv	keine
eißtanne	*Abies alba*	Erkältungen, Raumluftdesinfektion	Dosierung beachten!
intergrün	*Gaultheria procumbens*	Muskelschmerzen, Rheuma	Dosierung beachten!
lang-Ylang	*Cananga odorata*	entspannend, entkrampfend, beruhigend, einhüllend, blutdrucksenkend	Dosierung beachten!
sop decumbens	*Hyssopus off. decumbens*	schleimlösend, erkältungswirksam, Herpes, Asthma, nervenstärkend, angstlösend	keine
mtblatt	*Cinnamomum ceylanicum Cinnamomum verum*	entspannend, entkrampfend, beruhigend, einhüllend	nur in der Duftlampe!
rbelkiefer	*Pinus cembra*	Erkältungen, Raumluftdesinfektion, schenkt Lebenskraft	keine
trone	*Citrus limon L.*	Hautpflegend, Raumluftdesinfektion, Verdauungsbeschwerden, fiebersenkend, Warzenbehandlung, Konzentrationsförderung	keine
ypresse	*Cupressus sempervirens*	Verletzungen, krampflösend, schweißhemmend, schmerzlindernd, beruhigend, Unruhe, Selbstvertrauen, Keuchhusten, Insektenabwehr	Nicht bei Epilepsie!

Name	Botanische Bezeichnung	Wirkung
Augentrost	*Euphrasia rostkoviana*	Augenpflege bei müden Augen
Bergamotteminze	*Mentha citrata*	antiinfektiös, aktivierend, Duftlampe, Raumspray, Haarpflege
Hamamelis	*Aqua hamamelidis*	Hautpflege (unreine Haut), Deo
Holunder	*Sambucus nigra*	Hautpflege
Kamille	*Anthemis nobilis*	Hautpflege
Lavandin	*Lavandula hybrida*	antiviral - Hautpflege, Duftlampe
Lavendel	*Lavandula angustifolia*	entzündungshemmend, antiinfektiös, beruhigend, Hautpflege, Duftlampe
Melisse	*Melissa officinalis*	antiinfektiös, beruhigend, entzündungshemmend, antiviral
Orangenblüte (Neroli)	*Citrus aurantium fol.*	Hautpflege - Raumbeduftung
Pfefferminze	*Mentha piperita*	desinfizierend, kühlend
Rose	*Rosa centifolia, Rosa damascena*	entzündungshemmend, antiinfektiös, beruhigend, Bindehautentzündung, Hautpflege, Duftlampe
Rosmarin	*Rosmarinus officinalis*	entzündungshemmend, antiinfektiös, aktivierend, Hautpflege, Duftlampe
Rotklee	*Trifolium pratense*	Wechselbeschwerden, Hautpflege
Salbei	*Salvia officinalis*	antiinfektiös, entzündungshemmend, erfrischend
Teebaum	*Melaleuca alternifolia*	Hautpflege (unreine Haut), Deo
Thymian	*Thymus officinalis*	Hautpflege (unreine Haut), Duftlampe

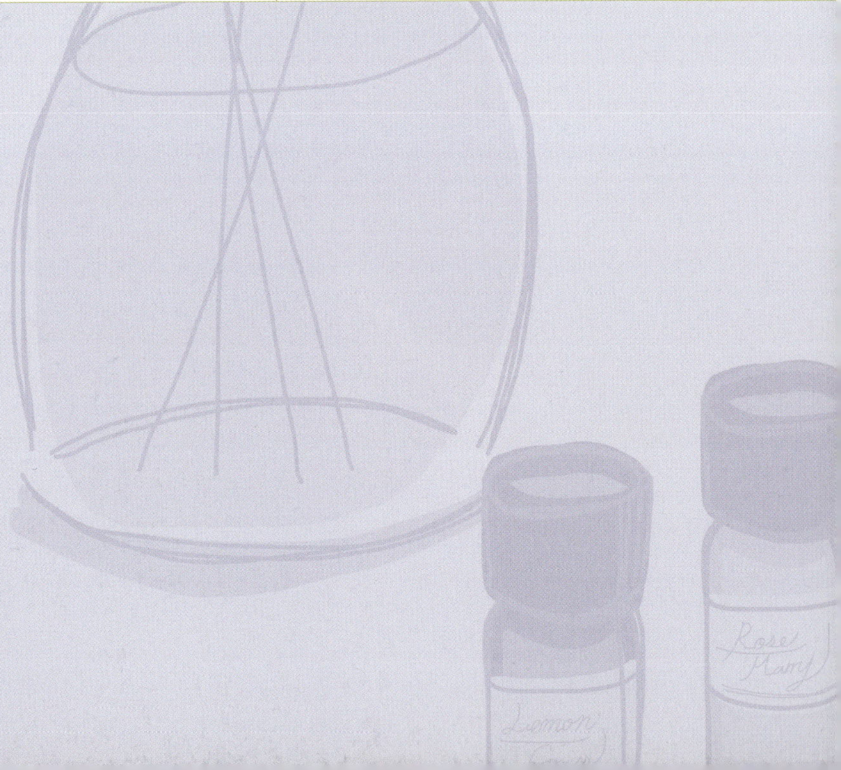

TRÄGERÖLE, gepresst		
Aprikosenkernöl	*Prunus armeniaca*	Hautpflege - gleichwertig mit Mandelöl
Avocadoöl	*Persea americana*	Hautpflege
Hagebuttensamenöl	*Rosa mosqueta*	Hautpflege, Wundheilung
Hanföl	*Cannabis sativa*	Hautpflege, Erkältungskrankheiten
Haselnussöl	*Corylus avellana*	Hautpflege, Sonnenschutz, Erkältungen
ojobaöl	*Simmondsia chinensis*	Hautpflege und Schutz
Kokosöl	*Cocos nucifera*	Hautpflege
Macadamianussöl	*Macadamia integrifolia*	Hautpflege
Mandelöl	*Prunus dulcis*	Hautpflege
Nachtkerzenöl	*Oenothera biennis*	Hautpflege bei Neurodermitis und Psoriasis, Hilfe bei Wechselbeschwerden
Olivenöl	*Olea europaea*	Hautpflege
Rapsöl	*Brassica napus*	Hautpflege, Salben
Sonnenblumenkernöl	*Helianthus annuus*	Hautpflege, Bad
Traubenkernöl	*Vitis vinifera*	Hautpflege

MAZERATE (Ölauszüge in Olivenöl, Mandelöl, Jojobaöl, Erdnussöl ...)		
Aloe vera	*Aloe barbadiensis Miller*	Hautpflege bei Neurodermitis und Psoriasis, Sonnenbrand
Ringelblumenöl	*Calendula officinalis*	Hautpflege
avendelöl (Mazerat)	*Lavandula angustifolia*	Hautpflege
Thymianöl (Mazerat)	*Thymus officinalis*	Erkältungen
ohanniskrautöl	*Hypericum perforatum*	Hilfe bei Sonnenbrand, Ohrenschmerzen, Schmerzen allgemein
Gänseblümchen-Mazerat	*Bellis perennis*	Hautpflege
Ackerstiefmütterchen	*Viola arvensis*	Hautpflege
Vogelmieren-Mazerat	*Stellaria media*	Hautpflege
Schafgarbenblüten-Mazerat	*Achillea millefolium*	Hautpflege
lettenwurzelöl	*Arctium lappa*	Haarpflege

BUTTERN		
Sheabutter	*Butyrospermum parkii*	Hautpflege, Cremes, Salben
Kakaobutter	*Theobroma cacao*	Hautpflege, Cremes, Salben

Name	Botanische Bezeichnung	Verwendete Teile	Wirkung/Einsatz
Anis	*Pimpinella anisum*	Samen	Verdauung, Erkältung
Apfelminze	*Mentha gentilis*	Kraut	Erfrischung
Arnika	*Arnica montana*	Blüten	durchblutungsfördernd, heilsam
Augentrost	*Euphrasia rostkoviana*	Kraut	müde Augen, Hautpflege
Baldrian	*Valeriana officinalis*	Wurzel	beruhigend, Stress
Bärenträubel	*Arctostaphylos uva-ursi*	Blätter	Blasenprobleme
Beifuß	*Artemisia vulgaris*	Kraut	Leber, Galle, Verdauung, Nerven, Menstruation
Beinwell	*Symphytum officinalis*	Wurzel	Prellungen, Schmerzen, Blessuren, Rheuma
Bergamotteminze	*Mentha citrata*	Kraut	Erfrischung
Birkenblätter	*Betula lenta, Betula pendula*	Knospen, Blätter	Frühjahrskur, Haarpflege, Harnwege
Brennnessel	*Urtica dioica*	Kraut	Blasenprobleme
Brombeerblätter	*Rubus fructiosus*	Blätter	Verdauung
Eberesche	*Sorbus aucuparia*	Beeren	Wechsel, Niere, Blase
Eibisch	*Althaea officinalis*	Wurzel, Blätter und Blüten	Husten
Eichenrinde	*Quercus robur*	Rinde	Hautprobleme, Hämorrhoid Frostbeulen, Ekzeme
Fenchel	*Foeniculum vulgaris*	Samen	Verdauung, Husten
Frauenmantel	*Alchemilla vulgaris*	blühendes Kraut	Menstruation
Goldmelisse (Monarde)	*Monarda didyma*	blühendes Kraut	Erkältungen, Menstruation, Kopfschmerzen, Schlaf, Nerven
Goldrute	*Solidago virgaurea*	blühendes Kraut	Niere, Blase, Rheuma
Hagebutte	*Fructus cynosbati*	Früchte	Erkältungen
Heidelbeeren	*Vaccinium myrtillus*	Beeren, getrocknet	Durchfall
Himbeerblätter	*Rubus idaeus*	Blätter	Verdauung
Holunder, schwarz	*Sambucus niger*	Blüten	Erkältungen, Fieber

Teeherstellung	Tinktur/ Likör/Wein	Kompresse/Bad	Salbe/Balsam
mit kochendem Wasser übergießen, 5-8 Min. ziehen lassen	„Anislikör"	-	-
mit kochendem Wasser übergießen, 5-8 Min. ziehen lassen	-	-	-
-	Tinktur	ja	ja
mit kochendem Wasser übergießen, 5-8 Min. ziehen lassen	Tinktur	ja	-
kalt ansetzen	Tinktur/Wein	Bad	-
kalt ansetzen	Elixier	-	-
mit kochendem Wasser übergießen, 5-8 Min. ziehen lassen	Wein, Likör	ja	-
-	Tinktur	ja	ja
mit kochendem Wasser übergießen, 5-8 Min. ziehen lassen	-	-	-
mit kochendem Wasser übergießen, 5-8 Min. ziehen lassen	Saftkur, Hydrolat	-	-
mit kochendem Wasser übergießen, 5-8 Min. ziehen lassen	Tinktur, Essenz	ja	ja
mit kochendem Wasser übergießen, 5-8 Min. ziehen lassen	-	-	-
getrocknete und zerkleinerte Beeren kurz aufkochen und ca. 10 Min. ziehen lassen	Likör	-	-
mit kaltem Wasser ansetzen, kurz erwärmen	Tinktur, Sirup	-	-
mit kaltem Wasser ansetzen, kurz erwärmen	-	ja	ja
mit kochendem Wasser übergießen, 5-8 Min. ziehen lassen	-	-	-
mit kochendem Wasser übergießen, 5-8 Min. ziehen lassen	ja	ja	-
mit kochendem Wasser übergießen, 5-8 Min. ziehen lassen	Sirup	-	-
mit kaltem Wasser ansetzen, kurz erwärmen	-	-	-
mit kochendem Wasser übergießen, 5-8 Min. ziehen lassen	Tinktur, Likör	-	-
mit kochendem Wasser übergießen, 5-8 Min. ziehen lassen	-	-	-
mit kochendem Wasser übergießen, 5-8 Min. ziehen lassen	-	-	-
mit kochendem Wasser übergießen, 5-8 Min. ziehen lassen	-	-	-

Name	Botanische Bezeichnung	Verwendete Teile	Wirkung/Einsatz
Hopfen	*Humulus lupulus*	weibliche Zapfen	Stress, Schlafförderung, Nervenprobleme
Ingwer	*Zingiber officinalis*	Wurzel (Rhizom)	wärmend, Verdauung, Hautprobleme
Johanniskraut	*Hypericum perforatum*	Blüten	Stress, Depression
Kamille römisch	*Chamaemelum nobile*	Blüten	Erkältung, Verdauung
Königskerze	*Verbascum thapsiforme*	Blüten	Erkältung allgemein, harntreibend
Lavendel	*Lavandula angustifolia*	Blüten	Schlafprobleme, Erkältungen
Lindenblüten	*Tilia grandifolia, Tilia cordata*	Blüten	Fieber, Erkältungen
Löwenzahn	*Taraxacum officinalis*	Blüte und Wurzel	Entschlackung, Galle, Leber
Lungenkraut	*Pulmonaria officinalis*	Kraut	Erkältungen
Mädesüß	*Filipendula ulmaria*	Blüten	Kopfschmerzen, Fieber
Malve (Käsepappel)	*Malva sylvestris, Malva neglecta*	Blätter und Blüten	Magen, Darm, Husten, Ausschläge, Durchfall, Gelenksrheumatismus
Mönchspfeffer	*Vitex agnus castus*	Samen	Frauenprobleme, Wechselbeschwerden
Mutterkraut	*Tanacetum parthenium*	Kraut	Migräne, Frauenprobleme, Schmerzlinderung
Orangenblüten	*Citrus aurantium*	Blüten	Immunstärkung
Pappel	*Populus nigra*	Knospen	Muskelschmerzen, Rheuma
Pfefferminze	*Mentha piperita*	Kraut	Erfrischung
Quendel	*Thymus serpyllum, Thymus pulegioides*	Kraut	Erkältungen, Rheuma, Muskelschmerzen
Ringelblume	*Calendula officinalis*	Blüten	Hautpflege, Wundheilung
Rosenblüten	*Rosa centifolia*	Blütenköpfchen	Halsschmerzen
Rosmarin	*Rosmarinus officinalis*	Kraut	Schmerzen, Erkältungen
Rotklee	*Trifolium pratense*	Blütenköpfchen	Wechselbeschwerden, Blutreinigung
(Wiesen-) Salbei	*Salvia officinalis, Salvia pratense*	Blätter	Halsschmerzen, Zahnfleischprobleme

Teeherstellung	Tinktur/ Likör/Wein	Kompresse/Bad	Salbe/Balsam
mit kochendem Wasser übergießen, 5-8 Min. ziehen lassen	Tinktur	-	ja
mit kochendem Wasser übergießen, 5-8 Min. ziehen lassen	Sirup	-	-
in kaltem Wasser ansetzen, erhitzen, ca. 4-5 Min. ziehen lassen	Tinktur	-	ja
mit kochendem Wasser übergießen, 5-8 Min. ziehen lassen	Tinktur	ja	ja
mit kochendem Wasser übergießen, 5-8 Min. ziehen lassen	Tinktur	-	-
mit kochendem Wasser übergießen, 5-8 Min. ziehen lassen	ja	ja	ja
mit kochendem Wasser übergießen, 5-8 Min. ziehen lassen	Hydrolat, Essenz, Wein	-	-
mit kochendem Wasser übergießen, 5-8 Min. ziehen lassen	„Wurzelschnaps"	-	-
mit kochendem Wasser übergießen, 5-8 Min. ziehen lassen	Wein, Essenz	-	-
mit kochendem Wasser übergießen, 5-8 Min. ziehen lassen	Tinktur, Hydrolat	ja	ja
mit warmem Wasser übergießen und einige Stunden ziehen lassen	Tinktur, Sirup	ja	ja
nur als Zusatz zu anderen Teekräutern	Pulver	-	-
mit kochendem Wasser übergießen, 5-8 Min. ziehen lassen	Tinktur, Sirup	ja	-
mit kochendem Wasser übergießen, 5-8 Min. ziehen lassen	-	-	-
-	-	-	ja
mit kochendem Wasser übergießen, 5-8 Min. ziehen lassen	-	-	-
-	Tinktur, Sirup	ja	ja
mit kochendem Wasser übergießen, 5-8 Min. ziehen lassen	Tinktur	ja	ja
mit kochendem Wasser übergießen, 5-8 Min. ziehen lassen	ja	ja	ja
mit kochendem Wasser übergießen, 5-8 Min. ziehen lassen	Tinktur, Wein	ja	ja
mit kochendem Wasser übergießen, 5-8 Min. ziehen lassen	Tinktur, Wein, Hydrolat	ja	ja
mit kochendem Wasser übergießen, 5-8 Min. ziehen lassen	Tinktur, Wein	ja	-

Name	Botanische Bezeichnung	Verwendete Teile	Wirkung/Einsatz
Schafgarbe	*Achillea millefolium*	blühendes Kraut	Frauenkraut, Menstruation, Wechsel
Schlüsselblume	*Primula veris*	Blüten, Blätter, Wurzeln	Erkältungen, Gicht, Rheuma, Kopfschmerzen
Spitzwegerich	*Plantago lanceolata*	Blätter	Erkältungen
Stiefmütterchen	*Viola arvensis*	Kraut	Hautprobleme, Akne, Ekzeme
Taubnessel, weiß	*Lamium album*	Blühendes Kraut	Frauenprobleme, Regelbeschwerden, Juckreiz, Schlafprobleme
Tausendgüldenkraut	*Centaurium erythraea*	Blüten und Stängel	Magen, Darm, Husten, Galle, Leber, niederer Blutdruck, Nerven
Thymian	*Thymus vulgaris*	Kraut	Erkältungen
Veilchen	*Viola odorata*	Blüten	Erkältungen
Wacholder	*Juniperus communis*	Blätter, Beeren	appetitanregend, verdorbene Magen, Gicht, Rheuma, Galle, Leber
Weidenrinde	*Salix alba, Salix fragilis*	Rinde	Fieber, Erkältungen, Gurgelmittel
Weidenröschen, kleinblütiges	*Epilobium parviflorum*	obere Pflanzenteile	Blase, Prostata, Harnwegsinfekte, Frauenprobleme
Ysop	*Hyssopus officinalis*	Kraut	Erkältungen, Hautprobleme, Juckreiz
Zinnkraut	*Equisetum arvense*	Kraut	Haut, Bindegewebe
Zitronenmelisse	*Melissa officinalis*	Kraut	Schlafprobleme

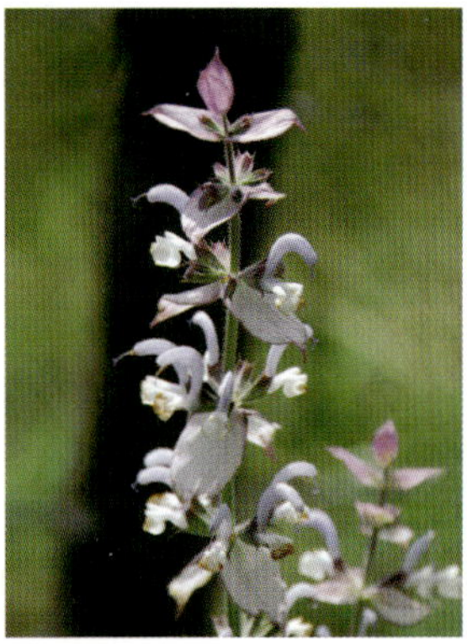

Weiterbildungen

AROMATHERAPIE

Ausbildungsinstitut für Aromatologie und Blütenberatung
Kurse in Österreich, Seminare und Vorträge auch in der Schweiz und in Deutschland
Ingrid Kleindienst-John, Buchbacherstrasse 91,
A-2630 Buchbach bei Ternitz, E-Mail: ingrid@aromaexperten.at
www.aromaexperten.at

Teeherstellung	Tinktur/ Likör/Wein	Kompresse/Bad	Salbe/Balsam
mit kochendem Wasser übergießen, 5-8 Min. ziehen lassen	Tinktur, Sirup	ja	ja
Blüten mit kochendem Wasser übergießen, 5-8 Min. ziehen lassen	Tinktur, Sirup, Wein	-	-
mit kochendem Wasser übergießen, 5-8 Min. ziehen lassen	Tinktur, Sirup	ja	-
in kaltem Wasser ansetzen, erhitzen, ca. 4-5 Min. ziehen lassen	Tinktur, Sirup	ja	ja
in kaltem Wasser ansetzen, erhitzen, ca. 4-5 Min. ziehen lassen	Sirup	-	-
kalt ansetzen und über Nacht ziehen lassen, abseihen und leicht erwärmen	Tinktur, Wein	-	-
mit kochendem Wasser übergießen, 5-8 Min. ziehen lassen	Tinktur, Sirup, Likör	ja	ja
mit kochendem Wasser übergießen, 5-8 Min. ziehen lassen	Sirup, Tinktur, Hydrolat	ja	ja
mit kochendem Wasser übergießen, 5-8 Min. ziehen lassen	Hydrolat	ja	-
mit kaltem Wasser ansetzen, kurz erwärmen, 5 Min. ziehen lassen	Hydrolat	ja	-
mit kochendem Wasser übergießen, 5-8 Min. ziehen lassen	Tinktur	ja	ja
mit kochendem Wasser übergießen, 5-8 Min. ziehen lassen	Tinktur	ja	-
mit kaltem Wasser ansetzen, ca. 12 Stunden ziehen lassen, leicht erwärmen	Tinktur, Wein	ja	-
mit kochendem Wasser übergießen, 5-8 Min. ziehen lassen	Likör, Essenz, Tinktur, Hydrolat	ja	ja

A

B

C

D

E

F

G

H

M

N

O

P

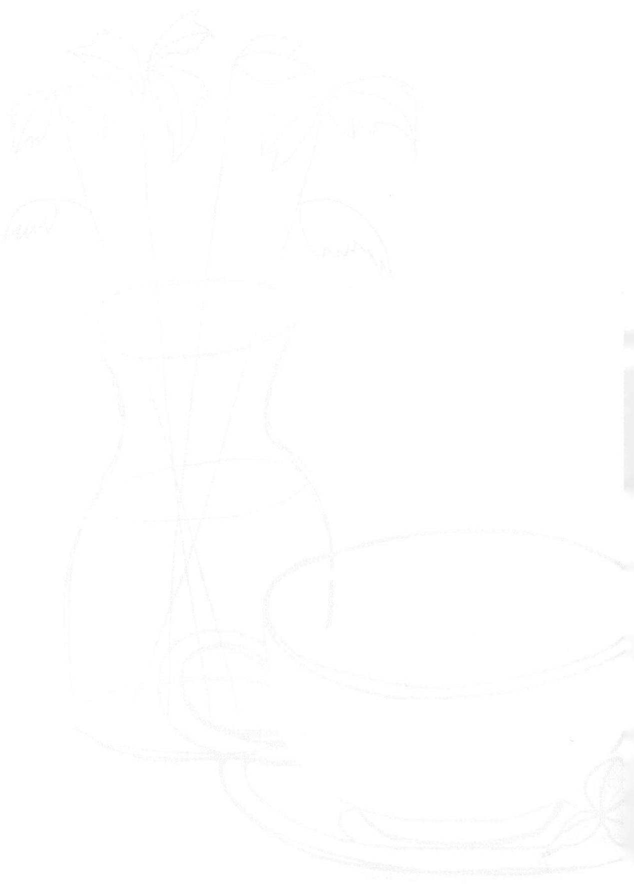

freya BUCHTIPPS

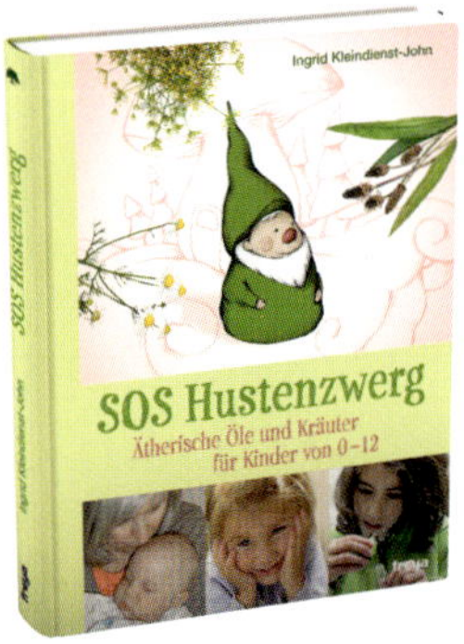

Ingrid Kleindienst-John

SOS Hustenzwerg

Ätherische Öle und Kräuter für Kinder von 0–12

Kräuter können auch Kindern gute Dienste leisten – nur muss man wissen, welche Pflanze ab welchem Lebensalter die richtige ist. Dies ist das erste Buch mit einer umfassenden Auflistung jener Kräuter, die für Babys, Kleinkinder, Schulkinder oder Teenager einsetzbar sind. Omas, Mamas und Papas lernen gemeinsam mit den Kindern den richtigen Umgang mit den Schätzen der Natur, mit ätherischen Ölen, Hydrolaten, Tees und vielen anderen Kräuterpräparaten, die auf die Bedürfnisse junger Familien abgestimmt sind.

ISBN 978-3-99025-159-1

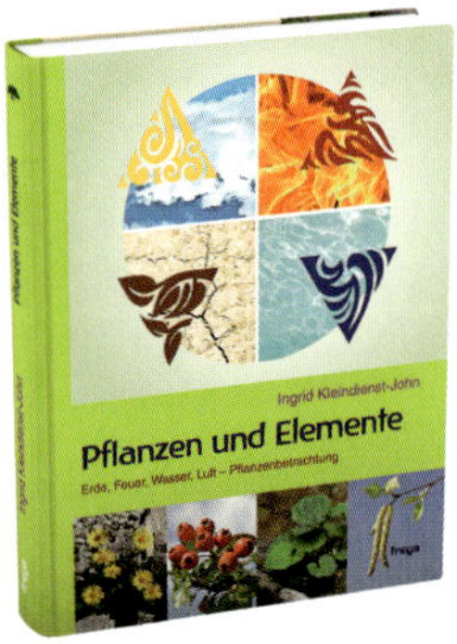

Ingrid Kleindienst-John

Pflanzen und Elemente

Erde, Feuer, Wasser, Luft – Pflanzenbetrachtung

Die verschiedenen Heilpflanzen werden seit altersher einem der 4 Elemente zugeordnet. Die traditionelle europäische Medizin suchte immer nach Gemeinsamkeiten zwischen Heilkraut und einer Krankheit oder einem bestimmten Menschen. Und so gibt es Kräuter, die unsere Lufteigenschaften nähren und uns Ideen zufliegen lassen. Es gibt Pflanzen, die unsere Erdgebundenheit unterstützen und uns auf den Boden der Wirklichkeit zurückbringen. Es gibt grüne, wässrige Freunde, mit denen unsere Gefühle erblühen und es gibt eine Reihe von Gewächsen, die ein wärmendes Feuer in uns entfachen.

ISBN 978-3-99025-090-7

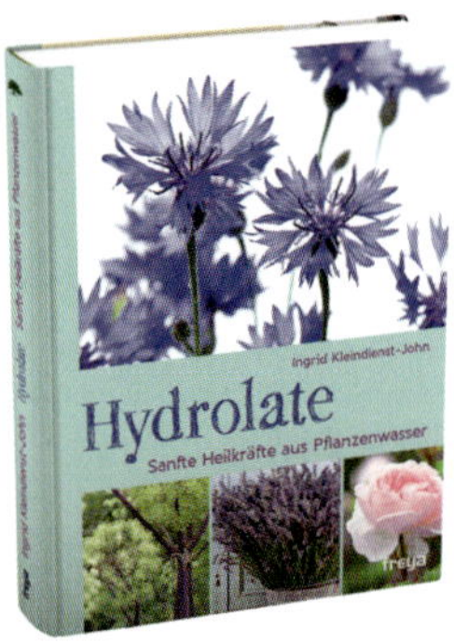

Ingrid Kleindienst-John

Hydrolate

Sanfte Heilkräfte aus Pflanzenwasser

Hydrolate sind Nebenstoffe, die bei der Destillation ätherischer Öle entstehen. Es handelt sich bei den Pflanzenwässern um hochwirksame Produkte. Die wasserlöslichen Inhaltsstoffe der Pflanze sind darin gelöst. Damit können Hydrolate die Heilwirkung der korrespondierenden ätherischen Öle sogar übertreffen. Neben der naturheilkundlichen Verwendung finden sich Hydrolate häufig in Kosmetika und sind besonders in der Aromatherapie beliebt.

ISBN 978-3-99025-053-2

In Ihrer Buchhandlung & E-Book Store: www.freya.at www.freya-verlag.de

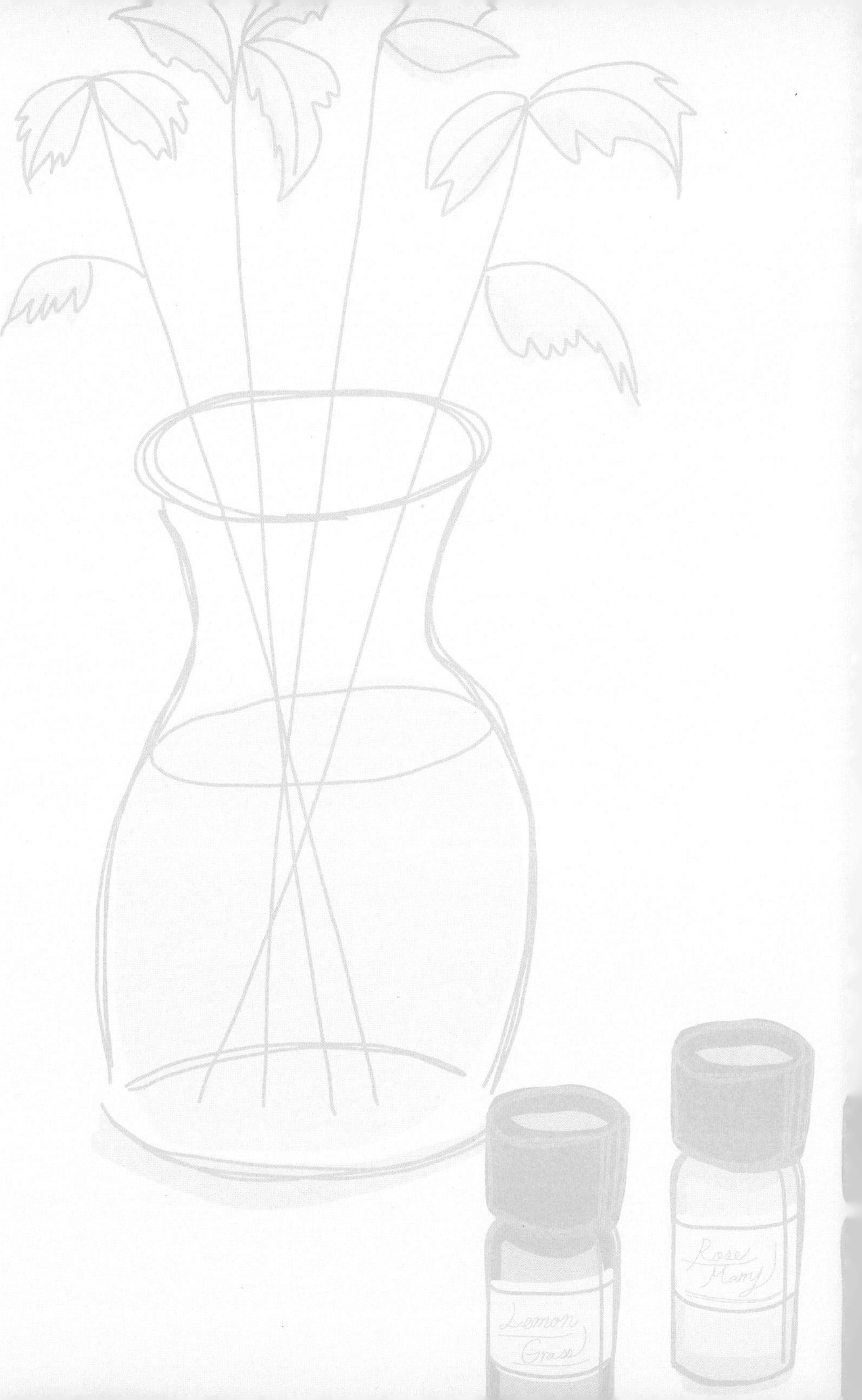
Lemon Grass
Rose Mary